中国科学院科学出版基金资助出版

新生物学丛书

围产期干细胞

韩忠朝 主 编
李宗金 韩之波 副主编

科 学 出 版 社
北 京

内 容 简 介

围产期干细胞是指人脐带、胎盘羊膜和绒毛膜、脐血和羊水等胎儿生产附属物组织来源的干细胞。其富含多种干细胞，主要包括的干细胞种类有造血干细胞、间充质干细胞、上皮干细胞、内皮祖细胞、亚全能干细胞等。由于围产期干细胞来源于生产的废弃物，无伦理问题，便于研究、临床应用以及药物开发。本书主要涉及各种围产期干细胞的分离培养、鉴定和基本生物学特性，围产期干细胞建库，围产期干细胞临床应用，围产期干细胞相关实验方法，以及围产期干细胞药物开发。

本书内容丰富，是国内第一本系统地对围产期干细胞的国内外研究成果进行总结和综述的专著，可供相关专业的研究人员、干细胞或组织工程药物开发人员、临床医生以及在校研究生阅读参考。

图书在版编目(CIP)数据

围产期干细胞/韩忠朝主编.—北京：科学出版社，2014.1
(新生物学丛书)
ISBN 978-7-03-039394-4

Ⅰ.①围…　Ⅱ.①韩…　Ⅲ.①围产期-干细胞-研究　Ⅳ.①R714.7

中国版本图书馆 CIP 数据核字(2013)第 310964 号

责任编辑：罗　静　刘　晶 / 责任校对：张怡君
责任印制：徐晓晨 / 封面设计：美光制版

科学出版社 出版
北京东黄城根北街 16 号
邮政编码：100717
http://www.sciencep.com
北京凌奇印刷有限责任公司 印刷
科学出版社发行　各地新华书店经销
*
2014 年 1 月第　一　版　开本：787×1092 1/16
2018 年 1 月第六次印刷　印张：17 3/4
字数：399 000
定价：98.00 元
(如有印装质量问题，我社负责调换)

《新生物学丛书》专家委员会成员名单

《围产期干细胞》编写人员名单

主　　编　韩忠朝　中国医学科学院血液病医院（血液学研究所）

编写人员（按姓氏汉语拼音排序）

池　颖　中国医学科学院血液病医院（血液学研究所）
杜文静　中国医学科学院血液病医院（血液学研究所）
冯晓明　中国医学科学院血液病医院（血液学研究所）
龚　伟　中国医学科学院放射医学研究所
官子楸　康宁公司
韩之波　中国医学科学院血液病医院（血液学研究所）
及月茹　第四军医大学唐都医院
李丽娜　广州医科大学第二附属医院
李宗金　南开大学
李建平　青海省人民医院
梁　璐　细胞产品国家工程研究中心
孙凌云　南京鼓楼医院
王　斌　细胞产品国家工程研究中心
王继明　细胞产品国家工程研究中心
王有为　北京汉氏联合干细胞研究院
吴晓雄　中国人民解放军总医院第一附属医院
武开宏　南京儿童医院
杨少光　中国医学科学院血液病医院（血液学研究所）
杨雪良　中国人民解放军总医院第一附属医院
杨舟鑫　浙江医院浙江省老年医学研究所
张　灏　济宁医学院附属医院
张　磊　细胞产品国家工程研究中心

《新生物学丛书》丛书序

当前，一场新的生物学革命正在展开。为此，美国国家科学院研究理事会于 2009 年发布了一份战略研究报告，提出一个“新生物学”(New Biology)时代即将来临。这个“新生物学”，一方面是生物学内部各种分支学科的重组与融合，另一方面是化学、物理、信息科学、材料科学等众多非生命学科与生物学的紧密交叉与整合。

在这样一个全球生命科学发展变革的时代，我国的生命科学研究也正在高速发展，并进入了一个充满机遇和挑战的黄金期。在这个时期，将会产生许多具有影响力、推动力的科研成果。因此，有必要通过系统性集成和出版相关主题的国内外优秀图书，为后人留下一笔宝贵的“新生物学”时代精神财富。

科学出版社联合国内一批有志于推进生命科学发展的专家与学者，联合打造了一个 21 世纪中国生命科学的传播平台——《新生物学丛书》。希望通过这套丛书的出版，记录生命科学的进步，传递对生物技术发展的梦想。

《新生物学丛书》下设三个子系列：科学风向标，着重收集科学发展战略和态势分析报告，为科学管理者和科研人员展示科学的最新动向；科学百家园，重点收录国内外专家与学者的科研专著，为专业工作者提供新思想和新方法；科学新视窗，主要发表高级科普著作，为不同领域的研究人员和科学爱好者普及生命科学的前沿知识。

如果说科学出版社是一个“支点”，这套丛书就像一根“杠杆”，那么读者就能够借助这根“杠杆”成为撬动“地球”的人。编委会相信，不同类型的读者都能够从这套丛书中得到新的知识信息，获得思考与启迪。

《新生物学丛书》专家委员会

主　任：蒲慕明

副主任：吴家睿

2012 年 3 月

前　言

干细胞是一类具有自我复制和多向分化能力的细胞，是人体组织器官的起源细胞。干细胞技术及其应用被认为是21世纪的人类健康工程。作为继药物和手术疗法之后最有应用前景的生物医药技术，干细胞的应用几乎涵盖了临床上绝大多数疑难病症。根据所处的发育阶段，干细胞分为胚胎干细胞和成体干细胞。与胚胎干细胞相比，成体干细胞获取相对容易，源于患者自身的成体干细胞在应用时不存在组织相容性的问题，避免了移植排斥反应和使用免疫抑制剂。理论上，成体干细胞致瘤风险很低，而且所受伦理学争议较少。

由于胚胎干细胞和成人组织中的干细胞存在来源受限、安全性和伦理学等问题，胚胎发育分化后到出生期间的组织便可能成为最重要和最有效的干细胞来源。由于人脐带、胎盘羊膜和绒毛膜、脐血和羊水等与出生相关的这些组织在婴儿出生后便成为废弃物，收集来自这些组织中的各种干细胞便成为一种简单、无害、合伦理、安全的行为。目前，国际上将上述组织来源的干细胞称为围产期干细胞。

围产期干细胞是存在于脐带、胎盘羊膜和绒毛膜、脐血和羊水等与新生儿出生相关的组织中的干细胞。围产期这个术语指的是出生时期，技术层面涵盖怀孕后第12周一直到婴儿出生这段时期。大量的研究发现，围产期干细胞是介于胚胎干细胞和成人干细胞之间的干细胞，其增殖和分化能力比胚胎干细胞低，但明显高于成人干细胞。

已发现的围产期干细胞种类包括：造血干细胞、间充质干细胞、上皮干细胞、内皮祖细胞、亚全能干细胞等。临床上应用最早、最多的围产期干细胞是脐带血造血干细胞。自Gluckman于1988年通过脐带血造血干细胞移植成功治愈1例Fanconi贫血患儿以来，至今已有上万名患者接受了脐带血造血干细胞移植治疗，取得显著的疗效。近年来研究发现胎盘也是一个造血组织，从胎盘组织提取的造血干细胞，其数量是脐带血中的10倍。此外，从围产期组织提取的间充质干细胞也逐步走向临床，用于多种难治性疾病的治疗。

本书由长期直接从事围产期干细胞研究的科研人员和临床医生撰写，分20章阐述，内容涉及各种围产期干细胞的分离培养和基本生物学特性、围产期干细胞建库、围产期干细胞的临床应用和部分研究人类围产期干细胞相关实验，以及围产期干细胞药物开发的介绍。书中除了向读者介绍本领域的国内外研究进展之外，还报告了作者们本身的最新研究进展，其中不少成果系国际首创。例如，国际首创的胎盘、脐带间充质细胞库及其构建方法；首创应用脐带间充质干细胞治疗自身免疫性疾病；首次发现具有高免疫抑制活性的间充质干细胞新亚群；等等。

本书的作者们系统地研究了围产期干细胞与胚胎干细胞以及成人骨髓、脂肪组织干细胞生物学特性和功能的异同，发现围产期干细胞不具致瘤性。与成人骨髓干细胞相比，围产期干细胞具有来源广泛、取材方便、增殖分化能力更强、免疫原性更低等优势。围产期干细胞的提取和应用能变废为宝且不存在伦理问题，特别易于规模化制备和产业化操作，以及进行干细胞新药的开发。临床用围产期干细胞库的建立为其在临床中的广泛应用奠定了更坚实的基础。可以预料，围产期干细胞库既可以为孩子保存将来需要的宝贵的干细胞种子，用于自身的细胞治疗和组织器官修复治疗，也可以为围产期干细胞药物的开发提供保障。

本书的出版需要感谢各位作者的辛勤工作，特别需要感谢韩之波在本书出版过程中负责联络、排版、校对等工作。同时，需要感谢细胞产品国家工程研究中心的郑重在文字和图片处理方面的工作。本书在撰写过程中难免会有不足之处，敬请各位读者批评指正。

我们期待本书的出版能为干细胞科学技术的发展提供正能量，使人们充分认识到围产期干细胞的科学重要性及其潜在的应用前景。

韩忠朝

2013 年 8 月

目　　录

第一章　围产期干细胞概论

干细胞是一类保持未分化状态、具有高度自我更新和多向分化潜能的细胞，是机体所有功能细胞的祖宗细胞，在人体的发育及发育成熟后组织器官的维护中起重要作用。

根据所处的发育阶段不同，干细胞可以分成胚胎干细胞、胎体干细胞、围产期干细胞，以及成体干细胞。早期未分化的胚胎细胞为胚胎干细胞，胎儿组织中的干细胞为胎体干细胞，胎儿发育伴随的胎盘脐带组织中的干细胞为围产期干细胞，而出生后留存体内的干细胞为成体干细胞。这几类干细胞维持和伴随人体的生长发育、成熟及衰老，同时也是目前获取人体干细胞的主要来源。干细胞研究在 21 世纪取得了突破性进展，但由于伦理、细胞来源、制备规模化，以及用于个体化治疗或通用性治疗的干细胞种类和质量标准等问题产生了巨大的分歧，干细胞技术的研究和开发何去何从成为当前干细胞研究领域的关注重点。

从研究干细胞的生理学和病理学特征及其临床意义的角度来看，无论哪一类干细胞的研究都具有其独特的科学意义。但是，从临床应用的角度分析，所应用的干细胞制剂必须是无伦理障碍、安全、适应证和疗效明确、质量可控的。从产业化的角度看，临床应用的干细胞制剂还需要是可规模化制备、疗效确切和价格可接受的。

在干细胞临床应用上，造血干细胞移植已持续半个多世纪，治愈了数以万计的白血病患者，技术日渐成熟。目前，其他干细胞的应用虽大多数在全球范围内仍处于实验性治疗和临床试验阶段，包括有效性、安全性、质量可控性在内的很多问题依然有待进一步研究，但其进展快速，新成果如雨后春笋般不断涌现。2011 年以来，全球已有 5 种干细胞药物获得所在国家的药监局批准进入市场，其中 2 种干细胞药物系围产期干细胞，表明干细胞的研发进入快速发展期，临床应用的范围在不断扩大。

围产期干细胞（perinatal stem cell，PSC）又称出生相关组织来源的干细胞（birth-associated tissues-derived stem cell），是指人和动物怀孕后伴随胎儿发育产生的胎盘、脐带、脐血和羊水等围产期组织中含有的干细胞，国际学术界简称为围产期干细胞[1~3]。

第一节　围产期干细胞的种类及特性

围产期组织主要是指胎盘、脐带及其所含有的血液等。胎盘是胎儿与母体进行物质交换的器官，是由胚胎的胎膜和母体子宫内膜联合长成的过渡性器官。胎儿在子宫内发育，依靠胎盘从母体取得营养，而双方保持相当的独立性。胎盘由羊膜、叶状绒毛膜和底蜕膜构成。脐带是连接胎儿和胎盘的绳索样管状结构，由两根动脉和一根静脉构成（也有的由动脉和静脉各一根构成），外面包裹有结缔组织华通氏胶（Wharton's jelly）。图 1.1 是胎盘脐带与胎儿身体的连接关系和结构示意图。

胎盘脐带和胎儿都是从同一细胞——受精卵演变而来的，但胎盘脐带是胚外结构，发

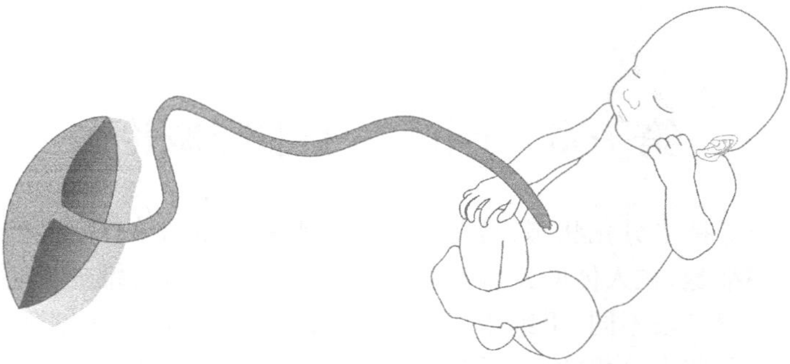

图 1.1　胎盘脐带结构图及其与胎儿的连接关系

挥物质交换和储存、代谢调节、激素分泌和造血、抑制母子免疫排异等多种功能，使胎儿在子宫内正常发育。胎盘脐带血是从胎儿娩出、脐带结扎并离断后残留在胎盘和脐带中的血液。分娩后的胎盘、脐带及脐带血通常是废弃不用的。近十多年的研究发现，胎盘脐带等围产期组织在分娩后短时间内仍有生命，可作为药理和生物研究的材料，更是干细胞的宝贵来源。

围产期组织被认为是干细胞的天然宝库，所含的干细胞种类较多，包括胚胎干细胞样的亚全能干细胞、间充质干细胞、造血干细胞、神经干细胞、上皮干细胞、血管干细胞等。胎盘等围产期组织干细胞具有高度的潜在医疗应用价值，被认为是细胞治疗的新希望[4~6]。

围产期干细胞是伴随胎儿发育的围产期组织中的干细胞，具有与胚胎干细胞和成人体内组织干细胞不同的特性。图 1.2 显示围产期干细胞是介于胚胎干细胞和成人干细胞之间的亚全能干细胞和多能干细胞，其增殖和分化能力比胚胎干细胞低，但明显高于成体干细胞。

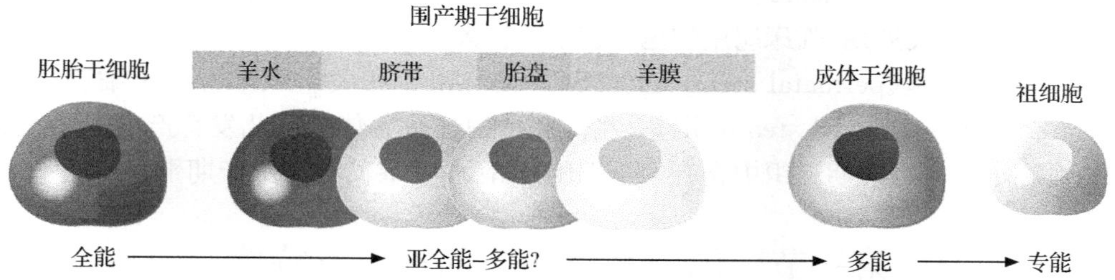

图 1.2　围产期干细胞所处发育地位[3]

其中，亚全能干细胞和间充质干细胞经过上百次倍增后端粒长度不变，高表达胚胎干细胞标志物 Oct4、Nanog、SSEA-3 和 TRA-1-60；可分化为三胚层的细胞：外胚层来源的神经样细胞，中胚层来源的脂肪细胞、成骨细胞、内皮样细胞，内胚层来源的肝细胞等；实验证明，可有效促进肝、肺组织损伤的修复。Rapp 等报道，人胎盘干细胞拥有更强的血管生成潜力。研究人员比较了来自人胎盘和来自人脐带血的内皮集落形成细胞，发现来自人胎盘的细胞能更好地产生新血管[7]。

目前已进入临床应用的围产期干细胞主要是造血干细胞和间充质干细胞。

1. 造血干细胞

造血干细胞是血细胞(红细胞、白细胞、血小板等)的鼻祖，是一切血细胞(其中大多数是免疫细胞)的原始细胞。临床上使用造血干细胞治疗恶性血液病已经有几十年的历史，但以往造血干细胞的来源主要是成人骨髓。1988 年，法国医学家 Gluckman 首次应用脐带血移植治疗一种遗传性血液病取得成功，此后脐带血便开始为人们所重视，成为造血干细胞的主要来源之一[8]。脐带血采集方便，配型要求相对不严格，因此临床应用逐渐扩大，至今全球已有 2 万名患者接受了脐带血移植[9]。但由于一份脐带血中所含的造血干细胞数量有限，大多只能满足儿童使用一次，因而脐带血造血干细胞的使用率较低。

对人类胎盘的研究发现，胎盘是一个造血器官。从怀孕第三周开始直至出生，胎盘在发挥物质交换、免疫调控、活性因子分泌等功能的同时，也承担着造血功能。图 1.3 所示为胎盘造血与其他组织造血的关系。

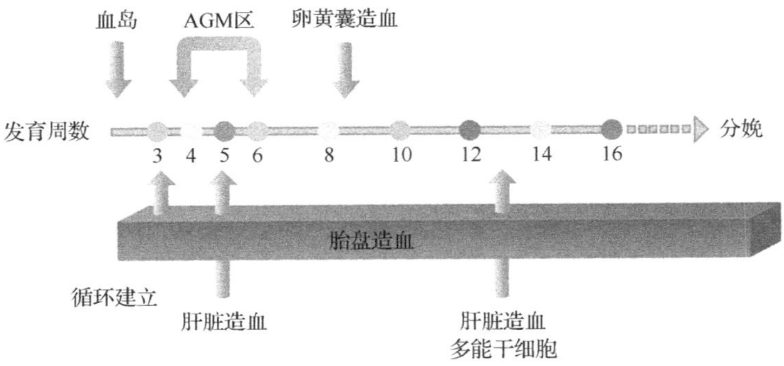

图 1.3　胎盘造血与其他组织造血的关系

胎盘绒毛膜组织实质是由毛细血管群构成的。早在一百年前，人们就发现造血干细胞与血管内皮细胞有共同的祖细胞——血液血管干细胞。近年来的研究指出，造血干细胞源自血管内一种数量很少的内皮细胞，像葡萄藤蔓一样的造血干细胞簇沿着胎盘血管的内壁开始产生。一旦从血管壁脱落，造血干细胞就进入胎盘脐带血液循环，并流动至胎儿的肝脏。胎儿出生后，造血干细胞就转移到骨髓。

Serikov 等[10]从一个胎盘组织分离出来的 AC133/CD34 阳性的造血干细胞数量是同一来源脐带血中得到的造血干细胞的 10 倍，足以供给 2～3 个成人患者使用，因而有可能有效地取代骨髓、动员后外周血和脐带血，解决临床应用时常见的造血干细胞来源和数量不足等技术瓶颈问题。

从胎盘中提取的造血干细胞不但具有含量丰富和移植后排斥反应低、无伦理障碍等优点，还有以下优点：胎盘中的造血干细胞更为早期，增殖能力强；胎盘众多的造血干细胞还可用来大规模制备红细胞和巨核细胞/血小板，从而替代输血。鉴于胎盘造血干细胞的这些优点，一些研究机构已开始研制可以满足临床需求的胎盘组织造血干细胞提取技术。胎盘组织造血干细胞库技术的发展是干细胞研究领域的一大进展，将有效解决移植时骨髓或动员后外周血来源不足、脐带血数量不够等技术难题，有望取代骨髓、动员后外周血和脐带血用于造血干细胞移植治疗恶性血液系统疾病。

2. 间充质干细胞

间充质干细胞(mesenchymal stem cell, MSC)是来源于中胚层的具有高度自我更新能力和多向分化潜能的多能干细胞。MSC能在特定条件下分化为包括神经细胞、成骨细胞、软骨细胞、肌肉细胞、脂肪细胞在内的多组织系统的细胞。此外，MSC在造血、免疫、炎症反应、血管新生等人体重要功能中起重要调节作用。图1.4所示为MSC的生物学功能及其临床适应疾病。

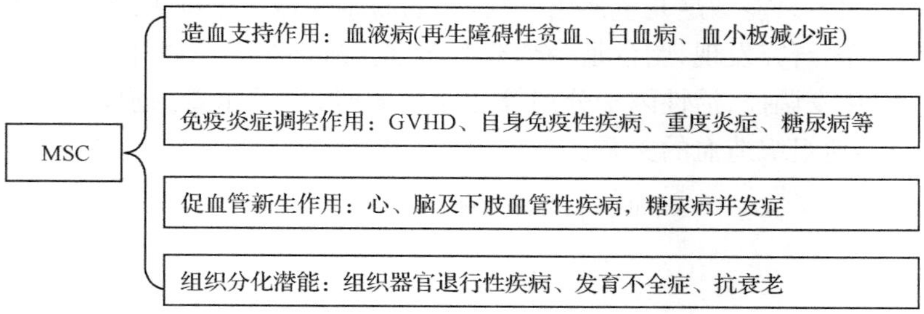

图1.4　MSC的生物学作用及其临床适应疾病

MSC因具有广阔的临床应用前景，其技术产品的开发已经成为全球生物医药领域的竞争热点。然而，从何种组织、用什么技术去分离培养出高纯度、安全、有效、稳定、可规模化制备、质量可控、数量足够的MSC，这是干细胞领域的关键技术。骨髓是以前公认的MSC主要来源，但实际上骨髓中MSC的含量极少，仅占成人骨髓单个核细胞的0.002%～0.005%。研究还发现，人体内MSC的数量随着年龄的增大而减少，在骨髓细胞中的含量分别是出生时的1/10 000，10岁时的1/10万，30岁时的1/25万，50岁时的1/40万，80岁时的1/200万[11]。由于人体内MSC是供一生中组织修复和再生所必需的，从伦理学、医学、细胞工程学的角度来看，成人体内的MSC显然不能作为一种可以批量化生产用于常规治疗的MSC供应源，新来源的临床适用型MSC亟待开发。

研究发现，人脐带、胎盘羊膜和绒毛膜、脐血和羊水等与出生相关的围产期组织富含间充质干细胞。我们实验室以及其他国家的一些实验室系统地研究了围产期间充质干细胞(perinatal mesenchymal stem cell, P-MSC)与骨髓MSC生物学特性和功能的异同，发现P-MSC与骨髓MSC有类似特性，但增殖能力更强，分化骨的能力较弱，免疫原性更低，具有很好的造血支持、免疫调节功能，其机制与P-MSC分泌众多因子和PGE2等有关。P-MSC不具致瘤性，也无明显促瘤性，对白血病生长有抑制等作用，但对某些肿瘤细胞的迁移有刺激作用。由于胎盘脐带取材方便，P-MSC的提取和应用系变废为宝且不存在伦理问题，胎盘中P-MSC数量丰富，易于规模化制备和产业化操作，因而是干细胞药物的最佳种子干细胞来源。

第二节　围产期干细胞库

干细胞作为一种细胞治疗产品，属于治疗医药产品范畴。为了确保产品的质量，必须遵循人体细胞治疗医药产品制备和质量控制要求，包括应按要求进行捐赠、获取、检测、培养、扩增、储存、分发、跟踪、标记、不良反应报告等。

所谓干细胞库，就是深低温储存干细胞的实验室或登记捐赠者相关资料的机构。治疗用干细胞库按其所储存的干细胞的来源、种类和采集方式分为脐带血造血干细胞库、骨髓及外周血造血干细胞库、脂肪干细胞库、脐带胎盘间充质干细胞库等。

骨髓及外周血造血干细胞库主要是资料库，其主要工作是将志愿捐献者的相关个人资料和体检结果输入信息系统，并在一定范围内公布这些信息，供急需干细胞治疗的患者所在的医疗机构查询，待需要时再采集骨髓。截至 2011 年 10 月 31 日，中华骨髓库库容总计 1 427 573 人，经查询和配型后，最终捐献造血干细胞的人数总计 2466 例，实际使用率为 1.7‰。较低的使用率对全国近百万计亟待移植救命的患者群来说是杯水车薪。

围产期干细胞库是实物库，在进行 HLA 配型和资料登记的同时采集储存可供移植用的干细胞。围产期干细胞库是将新生儿的胎盘、脐带组织或胎盘脐带中所含有的血液采集起来，并处理制备成可供临床和科研使用的干细胞产品，然后深低温保存待用。

干细胞库按干细胞的提供方式又可分为公共库和自体库。公共库的干细胞是供者捐赠的，谁先需要先给谁，人人平等，所花经费由建库单位先出，以后由受者支付。自体库是给供者的一种技术服务，所花费用由供者出，干细胞给谁使用由供者决定，可以给自己使用，也可给供者指定的患者用。公共库有由政府、研究机构和大学出资办的，也有由红十字会和公共血库办的；自体库则主要由企业、基金会和私人投资建立。中国、美国、英国、日本等许多国家分别建立了干细胞公共库和自体库。公共库满足那些需要移植的患者需要。自体库是在自己健康时将干细胞采集一部分予以保存，在自己生病时用来治病。从医疗的角度来看，使用别人的干细胞不仅花费大，而且还要承担免疫排斥反应的危险。为了抗排斥，就需使用免疫抑制剂来控制，这无形中又增加了医疗费用。所以，自体干细胞库将在治疗除遗传相关性疾病外的许多疾病，特别是在再生医学治疗中发挥很大的作用。

围产期干细胞库最成功的实例是脐带血造血干细胞库。自 20 世纪 90 年代初美国纽约血站建立了世界第一个脐带血造血干细胞库以来，全世界目前至少建有 100 多个脐带血造血干细胞库，储存了大约 100 万份脐血，其中约 70％为自体库所储存。公共库已经为 2 万多位患者提供了造血干细胞。近年来出现的胎盘组织造血干细胞库，虽然因刚起步，尚无临床应用的报道，但由于胎盘所含的造血干细胞数量多，必然在不久的将来发挥其优势，为成人患者的治疗带来更多的希望。

围产期干细胞库将来应用最广泛的是胎盘脐带组织间充质干细胞库。胎盘脐带组织间充质干细胞的增殖能力远远大于成人骨髓和脂肪来源的间充质干细胞。例如，在同一常规培养条件下，成人骨髓间充质干细胞通常只能传 6～8 代，而胎盘脐带组织间充质干细胞可以传 30 代以上，且高代次的细胞与低代次的细胞在功能上差异不大。我们实验室与其他国家一些实验室都发现，胎盘脐带组织间充质干细胞表达 Nanog、Sox2、Nestin 等胚胎干细胞标志，能向三个胚层的细胞分化。

与骨髓 MSC 一样，胎盘脐带来源的间充质干细胞注射入体内没有成瘤性，也不具备明显的促瘤性[12,13]，同时具有来源丰富、采集方便、无伦理障碍、干细胞数量多、免疫原性低、增殖分化能力强、易于规模化制备等优点，使得围产期间充质干细胞库的实际应用范围大于脐带血造血干细胞库。

第三节　围产期干细胞的临床应用

围产期干细胞的临床应用始于 1988 年世界上第一例脐带血造血干细胞移植。截至 2012 年 5 月底，在美国国立卫生研究院正式登记注册的围产期干细胞临床试验已达 302 项，其中造血干细胞移植 236 项，间充质干细胞临床试验 66 项(脐带 37 项、脐血 23 项、胎盘 6 项)，涉及近 100 种疾病。围产期干细胞的临床应用大致分为个体化治疗和药物式通用型治疗。前者系一个供体提供的干细胞给一个患者治疗，如脐带血造血干细胞移植；后者则为一个供者提供的干细胞经在 GMP 实验室里培养扩增、规模化制备一批干细胞制剂，给多个患者使用。一般来说，造血干细胞主要用于个体化治疗；而间充质干细胞既可用于个体化治疗，又可用于通用型治疗。围产期干细胞还可作为组织工程的种子细胞用于组织工程产品的研制和应用。据统计，全球至少有近 30 种围产期干细胞制剂进入不同阶段的临床试验，可以预见在不久的将来会有一批围产期干细胞相关药物和产品进入市场。

围产期干细胞可以单用也可以共用，如造血干细胞和间充质干细胞共移植，可以促进造血干细胞的植活并减少移植物抗宿主病的发生，产生更好的临床效果。

围产期干细胞既可以提供给别人进行异基因干细胞移植，也可通过干细胞库技术，将出生时分离的围产期干细胞保存起来，在供者今后患病需要时解冻，进行自体干细胞移植或组织再生医学使用。最近，中国医学科学院血液病医院儿童血液病中心医治了一个儿童急性重症再生障碍性贫血患者，常规治疗病情未见好转，幸好该患儿 3 年前出生时由干细胞库保存了他的脐血造血干细胞和脐带间充质干细胞，在征得家属的同意和伦理委员会的批准后，医生给他进行了自体脐血造血干细胞和脐带间充质干细胞共移植，患者的病情很快得以完全改善(图 1.5)[14]。

移植前，患者先接受 2 天(－7～－8 天)的环磷酰胺 40mg/(kg · d)的治疗，再接受 5 天(－6～－2 天)兔胸腺球蛋白(ATG)2.5mg/(kg · d)的治疗。患者(体重 20kg)接受 5.31×10^8 脐带血造血干细胞(CD34＋HSC 含量为 1.05×10^6)和 2×10^7 脐带间充质干细胞(UC-MSC)共移植。移植前后分别接受数次血小板输注(PLT，白色箭头)和红细胞输注(RBC，灰色箭头)(图 1.5)。移植后第 5～20 天接受粒细胞集落刺激因子(G-CSF，150μg/d)治疗。共移植后 36 天造血恢复。

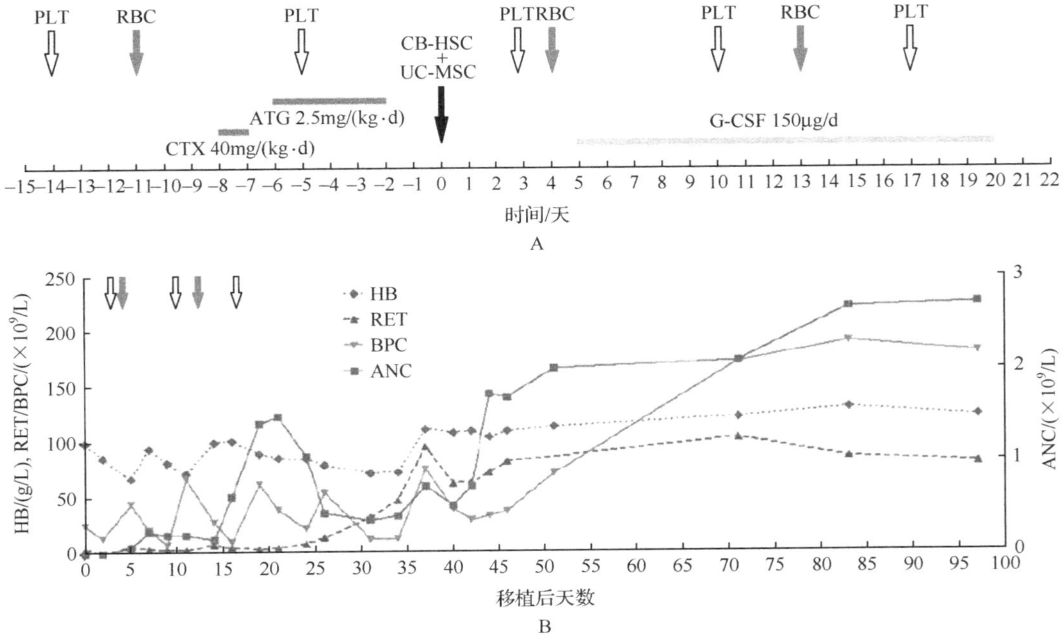

图 1.5　急性重症再生障碍性贫血患者的治疗方案和疗效反应摘要(另见图版)

第四节　围产期干细胞应用所面临的问题

围产期干细胞的临床应用仅仅迈出了第一步,还有大量的工作待做,至少有以下几个方面的问题需要深入研究阐明。

(1) 干细胞的来源、种类、纯度、活力、是否分化或扩增、制剂类型、剂量、质量控制、安全性等;

(2) 给药途径的选择:静脉输注、皮下或肌肉注射、椎管注射、导管介入等;

(3) 受体体内反应:细胞存活、迁移、归巢、分化、基因变异、免疫反应、活性发挥、结构与功能的整合、长期植入等。

总之,干细胞从获得到移植使用的过程复杂,上述问题的阐明将加快干细胞技术的临床转化及干细胞药物的开发和规范使用。围产期干细胞由于其来源丰富、无伦理学障碍、免疫原性低、可以进行自体干细胞移植和异基因干细胞移植、易于规模化生产等优势,必将在再生医学领域发挥其应有的作用。

(韩忠朝)

参 考 文 献

1. Curtis L, Cetrulo Jr, Cetrulo K. Perinatal Stem Cells. America: Wiley-Blackwell. 2009: xv-xvii.

2. Witkowska-Zimny M, Wrobel E. Perinatal sources of mesenchymal stem cells: Wharton's jelly, amnion and

chorion. Cell Mol Biol Lett, 2011,16:493-514.

3. Pappa K I, Anagnou N P. Novel sources of fetal stem cells: where do they fit on the developmental continuum? Regen Med,2009,4(3):423-433.
4. Evvangelista M, Soncini M, Parlini O. Placenta-derieved stem cells: new hope for cell therapu? Cytotechnology, 2008,58(1):33-42.
5. Nazarow I, Lee J W, Soupere E, et al. Multipotent stromal cell from human placenta demonstrate high therapeutic potential. Stem Cells Transl Med, 2012,5(1):359-372.
6. Gong W, Han Z, Zhao H, et al. Banking human umbilical cord derived mesenchymal stromal cells for clinical use. Cell Transplant,2012,21(1):207-216.
7. Rapp B M,Saadatzedeh M R,Ofstein R H, et al. Resident endothelial progenitor cells from human placenta have greater vasculogenic potential than circulating endothelial progenitor cells from umbilical cord blood. Cell Medicine, 2011,2(3):85-96.
8. Guardiola P, Socié G, Pasquini R, et al. Allogeneic stem cell transplantation for Fanconi Anaemia. Severe Aplastic Anaemia Working Party of the EBMT and EUFAR. European Group for Blood and Marrow Transplantation. Bone Marrow Transplant,1998,21 Suppl 2:S24-27.
9. Gluckman E, Ruggeri A, Volt F, et al. Milestones in umbilical cord blood transplantation. Br J Haematol, 2011, 154(4):441-447.
10. Serikov V, Hounshell C, Larkin S, et al. Human term placenta as a source of hematopoietic cells. Exp Biol Med (Maywood),2009,234(7):813-823.
11. Caplan A I. Why are MSCs therapeutic? New data: new insight. J Pathol,2009,217(2):318-324.
12. Wang Y W, Han Z B, Ma J L, et al. A Toxicity study of multiple-administration human umbilical cord mesenchymal stem cells in cynomolgus monkeys. Stem Cell & Dev,2012,21(9): 1401-1408.
13. Wang Y, Han Z B, Song Y P, et al. Safety of mesenchymal stem cells for clinical application. Stem Cells Int, 2012:652034.
14. Zhong C Han,et al. Regenerativw Medicine in China. Senders Ed(science/AAAs, Washington DC, 2012:22-23.

第二章 脐带间充质干细胞

第一节 脐带间充质干细胞概况

间充质干细胞(mesenchymal stem cell,MSC)是来源于发育早期中胚层的一类多能干细胞,具有高增殖、多分化潜能的特性,属于成体干细胞中的一种。早期的间充质干细胞研究主要集中在骨髓来源的间充质干细胞。随着研究的深入,人们发现 MSC 广泛分布于其他组织中,包括脐带、脂肪、脐血、胎儿组织和宫内膜等。其中,脐带来源的 MSC 由于来源广泛、取材方便、对供者没有影响而日益受到研究者的重视,其在细胞治疗和组织工程中具有广泛的应用前景。目前,MSC 的研究很多,但在命名方面大家并没有达成一致意见,不同研究机构采取了不同的命名方式。所以,脐带来源的一类具有 MSC 特点的细胞,存在多种命名方式,如脐带成纤维样细胞(umbilical fibroblast-like cell)[1]、脐带间充质干细胞(umbilical cord-mesenchymal stem cell)[2]、人脐带血管周细胞(human umbilical cord perivascular cell)[3]、人脐带基质细胞(human umbilical cord matrix cell)[4]、脐带来源的间充质干细胞(mesenchymal stem cell derived from umbilical cord)[5]、华通氏胶细胞(Wharton's jelly cell)[6]、脐带来源干细胞(umbilical cord-derived stem cell)[7]、脐带基质细胞(umbilical cord matrix cell)[8]、华通氏胶来源间质细胞(mesenchymal cell in Wharton's jelly)[9]。这些细胞都符合国际细胞治疗协会(The International Society for Cellular Therapy)提出的 MSC 的最低标准[10]:①贴壁(塑料材质培养器皿)生长能力;②细胞表型:应该表达的一类表面标记 CD73、CD90 和 CD105 必须为阳性,阳性率不低于 95%;同时为了确保 MSC 中没有混杂原代分离培养物中存在的一些细胞,选取一组已知的 MSC 不表达的表型作为辅助的排查标准,CD34(造血祖细胞和内皮细胞标记)、CD45(白细胞标记)、CD14/CD11b(单核细胞和巨噬细胞标记)、CD79α/CD19(B 细胞标记)和 HLA-DR 阴性,阳性率不高于 2%;③多向分化潜能,包括向骨、软骨、脂肪分化的能力。我们可将其统一命名为脐带间充质干细胞(umbilical cord mesenchymal stem cell, UC-MSC)。

第二节 脐带间充质干细胞的生物学特性

脐带是连接胎儿与胎盘间的索状结构,其外包被羊膜,内含黏液性的结缔组织,该结缔组织内有脐动脉和脐静脉。血管周围被黏蛋白样组织所包裹,后者被称为华通氏胶(Wharton's jelly),它富含透明质酸,形成了成纤维细胞周围的水凝胶结构,图 2.1 所示为脐带剖面。目前已有众多研究组从脐带中分离出能形成成纤维细胞集落形成单位(CFU-F)的细胞。da Silva 等[11]报道,MSC 几乎存在于所有的成体组织器官中,认为

MSC存在于血管周，称为血管周干细胞。Crisan等[12]也从成体的肺、心脏、脑、小肠、骨髓中分离出MSC，并且证明其具有多向分化的能力，满足MSC的鉴定标准，组织切片原位染色发现MSC位于血管周区域，进一步证实了da Silva的结果。但脐带组织的MSC不仅来源于血管周，目前的研究结果显示，脐带组织中的间充质干细胞主要分布在：①脐带血管周(perivascular)，Covas等[13]从人脐带血管内皮和内皮下分离出形态学及免疫表型类似于BM-MSC的细胞，并表现出多向分化潜能；②华通氏胶，Wang等[9]在华通氏胶中发现了一种细胞，具有较高的分化潜能，可向多个方向进行分化。

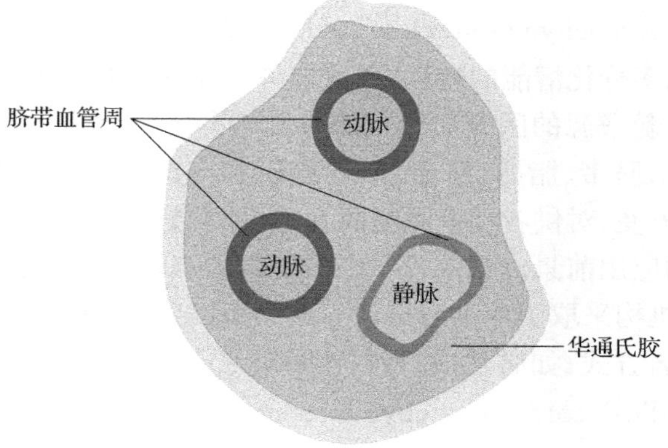

图 2.1 脐带剖面

一、UC-MSC的生长特点和形态特征

与其他成体来源的MSC相比，UC-MSC更原始，是介于胚胎干细胞和成人干细胞之间的干细胞，其增殖和分化能力比胚胎干细胞低但明显高于成人干细胞[14]。所以，与成体干细胞相比，UC-MSC具有更高的克隆形成率[5]，倍增时间更短[15,16]，具有更强的扩增能力，7代后可扩增300倍[17]。我们实验室的研究结果显示，经过7次传代，UC-MSC细胞总数可以扩增近2000倍。Lund等[15]的研究认为一条人脐带共可扩增到10^{15}个细胞。

原代贴壁的脐带来源细胞相对较杂，但经过1～2次的传代，我们就可获得较纯的间充质干细胞(图2.2)，在形态上就会呈现相对均一的成纤维细胞样形态。胎儿来源的UC-MSC与BM-MSC的形态特点相似(图2.3)，但较成人BM-MSC小。经长期传代，到了传代后期，UC-MSC的体积也会慢慢变大。

相对于其他成体来源的MSC，UC-MSC的来源更早期，具有更高的增殖速率。Lu等[5]研究UC-MSC的倍增时间，发现从第1代到第10代，UC-MSC对数生长期的倍增时间均明显短于BM-MSC(图2.4)，第1代UC-MSC的平均倍增时间约为24h，且直到第10代基本保持此水平；而BM-MSC在第1代时平均倍增时间约为40h，第6代后明显延长。这表明UC-MSC较BM-MSC具有更强的增殖能力。UC-MSC虽更具有增殖优势，但其本质还是成体干细胞，具有有限的增殖能力和传代次数。我们研究发现UC-MSC在体外传代能力平均约为47个世代，未发生恶性转化。

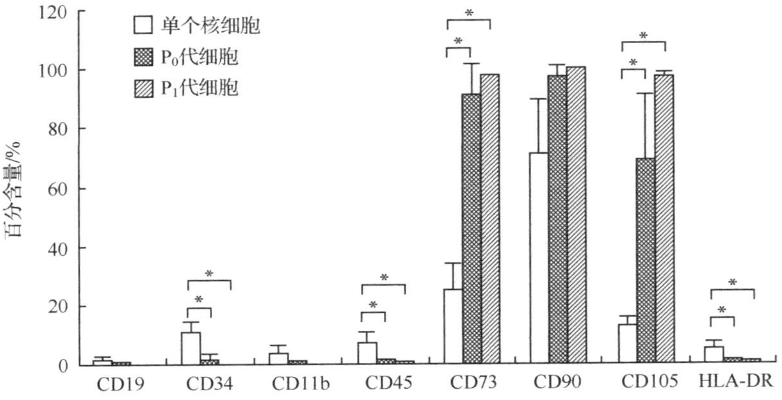

图 2.2　细胞传代过程中流式表型的变化[18]

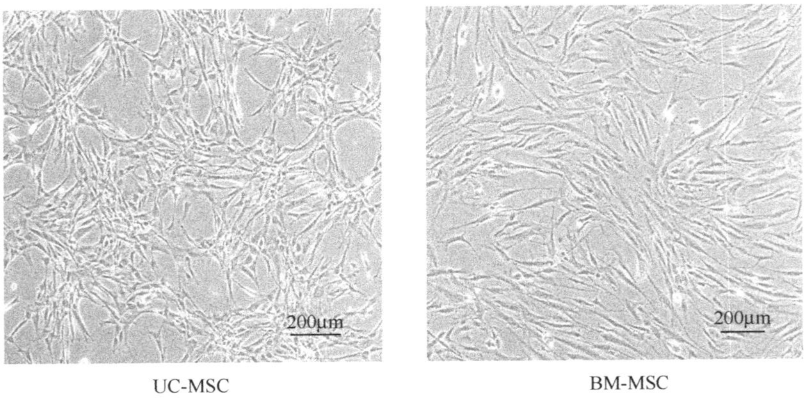

图 2.3　显微镜下的细胞形态

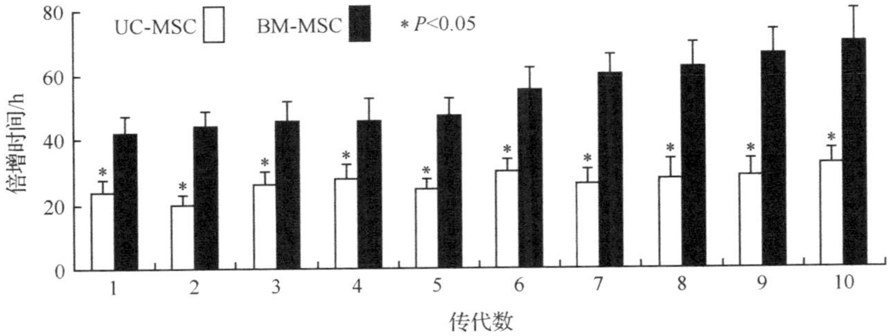

图 2.4　UC-MSC 和 BM-MSC 倍增时间比较

二、UC-MSC 的表面标志

MSC 目前尚没有特异的表面抗原，研究显示 MSC 具有异质性，其表达的表面标志较为复杂。目前，主要通过流式细胞仪检测一系列间充质细胞表面标记。UC-MSC 表达低水平的主要组织相容性复合物(MHC) Ⅰ类分子，但是并不表达 MHC Ⅱ类分子及共刺激分子 B7-1、B7-2、CD40 和 CD40L 等[19]。

经过多次传代纯化后的 UC-MSC 在流式表型上变得相对稳定[18]，免疫表型分析显示 UC-MSC 与 BM-MSC 基本一致，CD29、CD44、CD73、CD90、CD105 等与 MSC 相关的表面标志物为强阳性，而 CD31、CD34、CD45 等与内皮和造血相关的表面标志物则为阴性。当然，不同组织来源的 MSC 之间会有一些差异，以下是 UC-MSC 与 BM-MSC 的表面标志物对照(表 2.1)。

表 2.1　UC-MSC 和 BM-MSC 表面标志物对照

表面标记	UC-MSC	BM-MSC
CD3	−	−
CD7	−	−
CD13	++++	++++
CD14	−	−
CD29	+++	+++
CD31	−	−
CD33	−	−
CD34	−	−
CD38	−	−
CD40	−	−
CD44	++++	++++
CD45	−	−
CD49b	++	−
CD49d	++++	+++
CD58	+++	+++
CD73	++++	++++
CD80	−	−
CD86	−	−
CD90	++++	++++
CD105	++++	++++
CD106	+	++
CD117	−	−
CD133	−	−
CD166	+++	+++
HLA-ABC	+++	++++
HLA-DR	−	−
STRO-1	−	−/+

三、UC-MSC 的分化

UC-MSC 是介于胚胎干细胞与成体干细胞之间的一种干细胞，Carlin 等证明猪脐带间充质干细胞表达 Oct4、Sox2、Nanog 等胚胎干细胞的特有分子标记[20]。我们实验室也证明人 UC-MSC 的表达胚胎干细胞标记 Nanog、Oct4 和 Sox2，但 Oct4 主要表达在胞浆，且以 Oct4B 为主。Nanog、Oct4A 和 Sox2 的表达量明显低于胚胎干细胞[21]。虽然，其胚胎相关转录因子表达量比胚胎干细胞低，但这并不影响其多向分化能力。众多研究结果显示，在特定的诱导条件下，MSC 不仅能分化为骨、软骨、脂肪、肌腱等中胚层组织细胞，而且能够向内胚层组织细胞（如心肌细胞、肝细胞）和外胚层组织细胞（如神经细胞）分化。同样，UC-MSC 也能分化为三个胚层来源的细胞，能分化为多种组织细胞。研究发现其能分化成脂肪、骨、成软骨、神经、内皮、心肌、肝细胞和胰岛细胞等。这也证明脐带来源的 MSC 属于成体干细胞，其具有多向分化能力（表 2.2），可以作为组织损伤修复或组织工程的种子细胞。

表 2.2　已证明的 UC-MSC 分化能力

中胚层	内胚层	外胚层
骨[5,17,22]	神经[6,31～35]	肝[36,37]
成骨细胞	少突胶质细胞	肝细胞
	星形胶质细胞	肝细胞样细胞
软骨[9,17,4]	多巴胺能神经元	
软骨细胞	神经元	
	施万细胞	胰岛[38～40]
脂肪[5,17]		β 细胞
脂肪细胞		胰岛素产生细胞
		胰岛成簇状细胞
骨骼肌[23,24]		生殖细胞分化[41]
骨骼肌细胞		生殖细胞样细胞（蝌蚪状）
心肌[25,26]		
心肌细胞		
血管[27～30]		
内皮细胞		

有研究者比较了脐带与其他组织来源的 MSC 分化能力的差异。Baksh 等比较了脐带与骨髓来源的 MSC 向三个方面分化的能力，发现 UC-MSC 向成骨、成脂分化的速度较 BM-MSC 快，而分化成软骨的水平相似[16]。也有报道指出脐带源的间充质干细胞分化成脂肪细胞较骨髓源的困难[5]。

Karahuseyinoglu 等报道称，人 UC-MSC 作为一个异质的细胞群，从表型上至少有两种不同类型的细胞[17]：Ⅰ型和Ⅱ型。波形蛋白在两型细胞均表达，而Ⅰ型细胞还表达角蛋白中间丝，Ⅰ型细胞主要来源于血管周细胞。两型细胞在向软骨和脂肪谱系的分化上没有区别，但在神经谱系的分化上有区别，I 型细胞体外不能向神经元细胞分化。有报道称，与 BM-MSC 相比，UC-MSC 分化为软骨和骨的能力更强[17]，成骨分化速度更快[16]，而分化为脂肪的能力更弱[17]。

四、UC-MSC 分泌的细胞因子

MSC 除了能分化为组织细胞修复组织损伤外，还有一个更重要的再生医学功能就是旁分泌细胞因子进行组织修复，如分泌神经细胞营养因子、促血管新生因子、造血支持因子、免疫调节因子、抗凋亡因子和趋化因子等。

MSC 可以通过旁分泌作用促进血管的增生，它不仅能分泌 VEGF、bFGF、HGF 等促血管新生的活性因子[42~45]，还可以分泌血管新生所需要的细胞外基质成分如整合素、钙黏素等，从而参与血管的生成。MSC 还可以分泌多种具有神经营养作用的细胞因子[42, 46]，如 NGF、BDGF、G-CSF，这些因子对于神经细胞的再生修复具有重要的作用。

UC-MSC 和 BM-MSC 还具有相似的细胞因子分泌谱，Lu 等[5]通过 RT-PCR 检测了 UC-MSC 的细胞因子表达，发现 UC-MSC 表达 G-CSF、GM-CSF ，而 BM-MSC 却没有；Friedman 等[43]则用 ELISA 方法比较两者的细胞蛋白因子表达水平，发现 TPO 、IL-7、IL-15、IL-18、IFN-α、IFN-γ 和 TNF-α 两者分泌水平相当，G-CSF、GM-CSF、HGF、LIF、IL-1α、IL-6、IL-8 及 IL-11 表达水平 UC-MSC 高于 BM-MSC。根据我们和 Friedman[43] 等的研究，结果如表 2.3 所示。

表 2.3 UC-MSC 和 BM-MSC 细胞因子表达水平

表达水平相当	UC-MSC 表达水平高	BM-MSC 表达水平高
TPO	G-CSF	VEGF
TGFβ	GM-CSF	SDF1β
TNF-α	HGF	
IFN-α	LIF	
IFN-γ	IL-1a	
IL-2	IL-6	
IL-7	IL-8	
IL-12	IL-11	
IL-15		
IL-18		

在上述 UC-MSC 中高表达的因子中，G-CSF、GM-CSF、HGF、LIF、IL-11 属于造血因子，有促进造血作用；HGF、IL-1a、IL-6、IL-8 属于免疫调节因子。从这些因子组合看来，UC-MSC 较 BM-MSC 而言，理论上在造血支持和免疫调节方面可能有优势；而 UC-MSC 低表达的 VEGF 和 SDF1β 分别与血管新生和趋化有关。

第三节　UC-MSC 的分离和培养

一、组织块培养法

组织块培养法是一种简便易行、成功率较高的原代培养方法。利用组织块培养法可以将其中一部分迁移能力强的细胞分离出来。

（一）翻　转　法

(1) 用无菌 PBS 缓冲液清洗组织 3 次以上。

(2) 将组织剪成 5～10mm^3 左右的组织块，并用无菌 PBS 缓冲液清洗组织块 3 次以上。

(3) 将体积相对较小且大小相对均匀的组织块按照一定间距转入培养瓶内。

(4) 轻轻将培养瓶翻转过来，将适量培养液加到非细胞生长面上，注意翻转培养瓶时防止组织块移动，盖好培养瓶置 37℃恒温 CO_2 培养箱中培养 2～3h，使组织块周围液体挥发，以便组织块很好地黏附于培养瓶底部。

(5) 从培养箱中取出培养瓶，瓶口向上约 45°倾斜培养瓶，向培养瓶底部轻轻注入适量培养液，然后再缓缓把培养瓶翻转过来，让培养液慢慢覆盖黏附在培养瓶底上的组织块，小心放置于培养箱中培养。

(6) 待从组织块中游离出来的细胞较多后，再补加培养液；培养 4 天后更换培养液。

（二）直　接　法

(1) 用无菌 PBS 缓冲液清洗组织 3 次以上。

(2) 将组织剪成 5～10mm^3 左右的组织块，并用无菌 PBS 缓冲液清洗组织块 3 次以上。

(3) 将体积相对较小且大小相对均匀的组织块按照一定间距转入培养瓶内，静置 30min。

(4) 每个 T25 细胞培养瓶中加入 2.0ml 新鲜培养液，操作要缓慢，防止组织块浮起；盖好瓶盖置 37℃恒温 CO_2 培养箱内培养 24～36h 后，缓慢补充液体至 7ml，小心操作防止组织块浮起。

(5) 待从组织块中游离出来的细胞较多后，再补加培养液；培养 4 天后更换培养液。

二、酶 消 化 法

相对于组织块培养法而言，酶消化法步骤繁琐，分离成本高，但其能快速分离得到较多的单个细胞，通过短期培养就可获得大量的原代 UC-MSC（图 2.5）。

步骤简述如下：

(1) 用无菌缓冲液尽可能清洗掉脐带表面的血液。

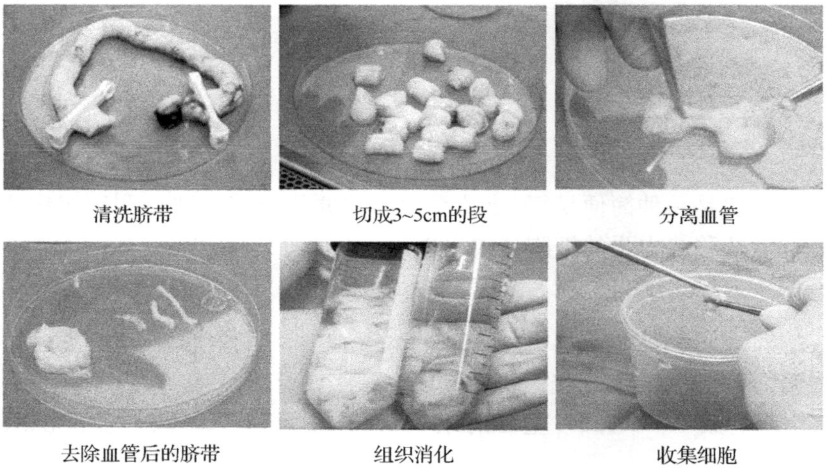

图 2.5　酶消化法分离 UC-MSC[47]

(2) 用无菌刀片将脐带切成 3～5cm 的段。

(3) 纵向切开脐带，并分离剔除其中的血管。

(4) 在一个 15ml 无菌的离心管中，用 3ml 消化酶（Ⅰ型胶原酶和透明质酸酶混合液）37℃消化 1h。1h 后，用镊子将细胞尽可能挤到溶液中。组织块被移动到一个新的无菌 10cm 培养皿中，清洗后再移动到一个新的含有酶溶液的离心管中（胰酶-EDTA），37℃孵育 30min。

(5) 第二次酶消化完成后，尽可能将细胞挤入溶液中。

(6) 离心管在 1000r/min 离心 5min。去上清，加入 3ml 培养基重悬细胞。当然，也可以在该步骤前先裂解红细胞。

(7) 使用血细胞计数器计数活细胞，按每平方厘米 3×10^4 细胞的密度接种在细胞培养皿中。

(8) 在 37℃、5%CO_2 培养箱内培养 24～72h 后，将未贴壁细胞转移到一个新的培养皿中。原培养皿中的细胞补充新鲜培养基。

(9) 2～3 天后，当细胞融合度达 80%时，可以进行传代工作。

Lu 等[5]也采用的是酶消化法，不过主要差异是，Lu 采用的是全脐带消化法，并没有像 Seshareddy 等的方法那样剥离血管。该方法的优势在于操作简单、高效，且最大限度地获得了脐带中血管周和华通氏胶中存在的间充质干细胞。该方法被其他学者认为可能是从脐带组织中分离 MSC 的最有效方法[48]。

不同酶消化法中消化酶消化的时间相差很大，可以从 30min 到 16h 不等，消化温度有 37℃也有 4℃，这主要是因为使用的消化酶不同或消化酶浓度不同，不同来源的酶消化能力也不同，具体选择何种酶、何种浓度、何种消化温度、多长消化时间，还需要根据实验室具体实验结果进行选择。

第四节　UC-MSC 的应用潜能

一、UC-MSC 与缺血性疾病

Zacharek 等报道了 MSC 可以通过提高 angiopoiten-1/tie-2 来促进脑缺血后组织的血管新生[49]。血管形成实验也发现，间充质干细胞在 Matrigel 上能够形成血管样结构[50,51]。MSC 或其培养上清和脑血管内皮细胞共培养都能促进内皮细胞增殖[44,49]。MSC 的成血管能力在其他的缺血模型如心梗、下肢缺血中也得到了证实[7,52~54]，例如，将 MSC 移植到猪慢性心肌缺血体内，发现其可以分化为内皮细胞和血管平滑肌细胞。这些结果都说明了 MSC 具有血管源性[52]。此外，MSC 本身可以通过旁分泌作用促进血管的增生。MSC 不仅能分泌 VEGF、bFGF、HGF 等促血管新生的活性因子[43~46]，还可以分泌血管新生所需要的细胞外基质成分如整合素、钙黏素等，从而参与血管的生成。廖文斌等将人 UC-MSC 移植到脑缺血大鼠损伤局部[27]，发现干细胞广泛地掺入到血管壁中，参与血管的形成；免疫学染色还发现，部分 MSC 表达血管内皮细胞特异性蛋白 vWF。体外诱导分化实验证明，MSC 在低氧或 VEGF 和 bFGF 的条件培养基条件下，能够获得内皮细胞特征性地吸收 ac-LDL 的功能。

二、UC-MSC 与自身免疫系统疾病

就免疫抑制作用而言，张浪辉等的研究显示 UC-MSC 与 T 细胞共培养条件下，丝裂原对 T 细胞增殖的刺激效应受到抑制，且对不同亚型 T 细胞（$CD4^+/CD8^+$）的激活均有抑制作用[55]。目前，MSC 用于造血干细胞移植和移植物抗宿主病（GVHD）治疗方面已经由实验研究阶段步入临床试验阶段，各国研究者开展的多项临床试验均证实 MSC 可以促进大部分患者的造血恢复，而且可以有效地降低移植副反应，预防和减少 GVHD。美国 Osiris 公司的间充质干细胞药物 Prochymal，在 2012 年 5 月 17 日获得加拿大卫生部的上市批准，用于治疗对激素类药物无反应的 GVHD 儿童患者。天津昂赛细胞基因工程有限公司已经申报一类新药——脐带间充质干细胞注射液用于治疗 GVHD。

除了 GVHD 以外，硬皮病、系统性红斑狼疮等自身免疫系统疾病也成为 UC-MSC 的适应证。南京鼓楼医院孙凌云教授的小组进行了 UC-MSC 治疗 16 例严重、难治性 SLE 患者的临床研究，经静脉输注 UC-MSC 治疗，平均随访 15 个月。研究结果显示，患者临床症状获得显著性改善，并且这些临床疗效通过检查相关生化指标获得进一步确认，如血清 ANA 水平、anti-dsDNA 抗体、血清白蛋白、补体 C3 及肾功能等。所有入组患者获得持续的临床疗效，至文章发表时未有患者复发，或发生与治疗相关的死亡，提示脐带间充质干细胞在自身免疫性疾病方面的良好应用前景[56]。

三、UC-MSC 的造血支持作用

Lu 等做的体外实验，显示脐血 $CD34^+$ 细胞与脐带贴壁细胞共同培养 6 周，非贴壁细

胞在甲基纤维素培养基仍可形成 CFU-U，而对照组 2 周后即无 CFU-U 的形成[5]。张浪辉等将 UC-MSC 与脐带血 MNC 共移植入 NOD/SCID 小鼠模型，通过细胞示踪技术，与单独脐带血移植比较，结果显示共移植可以提高人脐带血 MNC 在 NOD/SCID 小鼠骨髓有核细胞中的含量，提示 UC-MSC 可能具有引导造血细胞在 NOD/SCID 小鼠体内向造血龛——骨髓富集（归巢）的作用[57]。Friedman 等[43]也指出 UC-MSC 可以产生多种造血支持因子，将人 UC-MSC 与数量有限的脐血细胞或 $CD34^+$ 细胞通过静脉注射的方式共移植入 NOD/SCID 小鼠体内，可以加速造血干细胞的恢复。

四、UC-MSC 用于组织损伤修复

Yu 等发现 UC-MSC 可以改善阿扑吗啡诱导试验小鼠的旋转行为，且 UC-MSC 植入正常鼠并不产生肿瘤和免疫排斥反应[34]。Wu 等用 UC-MSC 移植到下肢缺血的裸鼠模型，可明显改善缺血部位的血流，增加新生血管[58]。Conconi 等通过试验证明 UC-MSC 不仅能在体内分化成肌细胞，而且能促进肌肉再生进程。用布比卡因损害试验动物胫骨前肌，注射细胞 2 周后，骨骼肌出现完全修复[23]。Lund 等[15]将 UC-MSC 移植到光感受器退变模型的老鼠视网膜下，发现其不仅明显降低光感受器功能退化的程度，而且有效地修复视觉功能，保留感光能力，从而让人们看到了 UC-MSC 在治疗视网膜疾病方面的巨大优势。

中国医学科学院血液病医院的赵钦军等研究发现，UC-MSC 能够分化为功能性肝细胞样细胞，仍保留其免疫原性低的特点。更重要的是，UC-MSC 移植到小鼠体内可以治疗四氯化碳诱导的肝损伤[59]，这也提示 UC-MSC 可以在临床用于肝损伤疾病。

对于神经系统损伤疾病，UC-MSC 也有应用潜能。Weiss 等[60,61]将猪的 UC-MSC 移植到接受过神经毒素 6-羟基多巴胺注射的大鼠脑纹状体，结果提示 UC-MSC 移植是安全的，没有明显的宿主免疫应答，UC-MSC 能够增殖，不形成畸胎瘤；移植的 UC-MSC 可以分化为酪氨酸羟化酶阳性细胞。

五、UC-MSC 用于基因治疗

利用脐带间充质干细胞能靶向肿瘤的特点，Rachakatla 等用能表达 IFN-β 的腺病毒感染 UC-MSC，感染后的 UC-MSC 能显著抑制 MDA-MB-231 肺转移瘤的质量。而且，$2\times10^6\sim10\times10^6$ 的人脐带混合干细胞通过皮下或静脉注射进 SCID 小鼠体内，50 天后处死小鼠，未发现肿瘤形成[62]。

六、UC-MSC 用于组织工程

Kadner 等将剪碎的脐带血管或整个脐带衍生出的成肌纤维细胞源性细胞用于心肌组织工程研究[63]；Honsawek 等用 UC-MSC 与脱钙骨基质共培养，研究 UC-MSC 的骨分化和脱钙骨基质对 UC-MSC 的影响，UC-MSC 能作为骨组织工程的细胞来源[64]。Hoerstrup 等的研究表明，利用人脐带细胞在血管生物反应器内成功地构建出了人工血管，通过透射电镜及组织学等检测，发现构建出的人工血管的形态及机械强度均与人的肺动脉

相近[67]。

第五节　UC-MSC 的安全性研究

由于 UC-MSC 表达一些胚胎干细胞的标志，所以相对于 BM-MSC 而言，其更接近胚胎来源细胞。是否其也像胚胎干细胞那样具有致瘤性？在体内应用是否会发生畸胎瘤或其他肿瘤的风险？有报道称将转有腺病毒的脐带 MSC 注射入免疫缺陷鼠体内，50 天后处死小鼠，未发现肿瘤形成[62]。Bernardo 等[66]也报道人 MSC 没有致瘤性。

为了评价 UC-MSC 是否具有潜在致瘤性，我们实验室选用 NOD/SCID 进行致瘤性的研究。结果发现：不同脐带来源、不同代次的 MSC 分别以 1×10^7 个/只剂量皮下接种给予 NOD/SCID 小鼠，未见肿瘤形成。但由于局部注射细胞量比较大，部分小鼠注射后的细胞不能被机体完全吸收或清除，因此对注射部位及其周围组织产生刺激，导致炎性细胞浸润，进而坏死，周围纤维组织不断增生将其包裹，形成纤维组织增生性伴坏死的结节，但非肿瘤性结节。

随后，我们在食蟹猴中，对人 UC-MSC 在灵长目动物中的整体毒性进行了研究[67]。高低代次的细胞分别以静脉注射的方式，每两周一次、一共四次注射入食蟹猴。共检测了如下指标：体重、体温、眼科检查、血细胞计数、临床生化、尿检、骨髓涂片、淋巴细胞增殖、IF-γ 分泌、IL-4 分泌、CD3/CD4/CD8 T 细胞百分比、组化等，研究结果显示人 UC-MSC 对食蟹猴的各项生理指标无明显影响。从目前的数据看，静脉输注符合临床使用要求的 UC-MSC 是安全的。

第六节　问题与展望

到目前为止，还未发现 MSC 表面的特异性标志物，由于缺乏一个分离、纯化、扩增 MSC 的统一标准，所以不同实验室所分离得到的 UC-MSC 在功能上存在差异，加之不同来源的 UC-MSC 存在个体差异，甚至性别对细胞功能是否有影响还无明确的定论，这使得如何控制临床应用的 UC-MSC 的质量成为一个迫切需要解决的问题。

同时，在 UC-MSC 治疗疾病的机制方面，目前说法仍不统一。我们认为，到目前为止，MSC 直接转化并替代受损细胞并不是主要的机制，不仅 MSC 在细胞替代这个功能上不甚理想，应用胚胎干细胞移植的实验室研究中，细胞转化率以及转化后与宿主细胞发生功能联系的效率都不如预期的高。但庆幸的是，MSC 的旁分泌机制对于保护受损的组织、促进疾病的恢复能起到显著的作用。MSC 具有极强的分泌活性，它们所分泌的细胞因子能够作用于血管新生和生成、抗凋亡、免疫调节和抗炎等多个方面。最近的研究认为 MSC 体内“干细胞龛”(niche)是血管周区域[12]，这种特殊的体内位置赋予了 MSC 多方面的调节功能。一旦发生损伤后，毛细血管的破坏使得那里的 MSC 激活，分泌多种细胞因子发挥多种功能：血管活性因子促进血管新生、抑制性免疫因子降低机体的自身免疫反应、组织特异性的营养因子的释放保护受损的细胞以及激活内源干细胞，这些对损伤的修复无疑都是有利的。考虑到 MSC 的广泛分布和多功能性，我们认为 MSC 可能是体内的一种普遍性的保护性干细胞，在组织损伤后发挥促修复和维持稳态的作用。因此我们在外源性补充 MSC 后，或许能够放大这种保护性作用，从而达到治疗的效果。

多种成体组织及胎儿组织均存在 MSC，通过对各种组织来源 MSC 的比较，我们发现脐带较其他组织具有更多的优点。脐带属于出生后所废弃的器官，不存在伦理学上的争议和采集所带来的损伤，同时又具有组织 MSC 含量高和体外培养得率高的特点。由于脐带组织处于胎盘屏障后方，病毒感染风险低，而这对于 GVHD 治疗来讲是非常重要的，因为异基因干细胞移植的患者如果出现病毒感染的话，很容易罹患间质性肺炎，影响患者生活和生存。因此，脐带有望代替骨髓来源的 MSC 用于基础和临床医学研究。由于 UC-MSC 具有抑制免疫、修复组织损伤、支持造血、作为基因治疗载体和作为组织工程种子细胞等作用，我们可以建立 UC-MSC 库，规范脐带采集、分离以及细胞纯化和扩增的操作流程，保存 UC-MSC，用于自体或异体细胞治疗和组织工程。

（池 颖 韩之波）

参考文献

1. Yarygin K N，Suzdal'tseva Y G，Burunova V V，et al. Comparative study of adult human skin fibroblasts and umbilical fibroblast-like cells. Bull Exp Biol Med，2006，141(1)：161-166.
2. Panepucci R A，Siufi J L，Silva W A Jr，et al. Comparison of gene expression of umbilical cord vein and bone marrow-derived mesenchymal stem cells. Stem Cells，2004，22(7)：1263-1278.
3. Sarugaser R，Lickorish D，Baksh D，et al. Human umbilical cord perivascular (HUCPV) cells：a source of mesenchymal progenitors. Stem Cells，2005，23(2)：220-229.
4. Bailey M M，Wang L，Bode C J，et al. A comparison of human umbilical cord matrix stem cells and temporomandibular joint condylar chondrocytes for tissue engineering temporomandibular joint condylar cartilage. Tissue Eng，2007，13(8)：2003-2010.
5. Lu L L，Liu Y J，Yang S G，et al. Isolation and characterization of human umbilical cord mesenchymal stem cells with hematopoiesis-supportive function and other potentials. Haematologica，2006，91(8)：1017-1026.
6. Mitchell K E，Weiss M L，Mitchell B M，et al. Matrix cells from Wharton's jelly form neurons and glia. Stem Cells，2003，21(1)：50-60.
7. Wu K H，Zhou B，Yu C T，et al. Therapeutic potential of human umbilical cord derived stem cells in a rat myocardial infarction model. Ann Thorac Surg，2007，83(4)：1491-1498.
8. Weiss M L，Mitchell K E，Hix J E，et al. Transplantation of porcine umbilical cord matrix cells into the rat brain. Exp Neurol，2003，182(2)：288-299.
9. Wang H S，Hung S C，Peng S T，et al. Mesenchymal stem cells in the Wharton's jelly of the human umbilical cord. Stem Cells，2004，22(7)：1330-1337.
10. Dominici M，Le Blanc K，Mueller I，et al. Minimal criteria for defining multipotent mesenchymal stromal cells. The International Society for Cellular Therapy position statement. Cytotherapy，2006，8(4)：315-317.
11. da Silva Meirelles L，Chagastelles P C，Nardi N B. Mesenchymal stem cells reside in virtually all post-natal organs and tissues. J Cell Sci，2006，119(Pt 11)：2204-2213.
12. Crisan M，Yap S，Casteilla L，et al. A perivascular origin for mesenchymal stem cells in multiple human organs. Cell Stem Cell，2008，3(3)：301-313.
13. Covas D T，Siufi J L，Silva A R，et al. Isolation and culture of umbilical vein mesenchymal stem cells. Braz J Med Biol Res，2003，36(9)：1179-1183.

14. Pappa K I, Anagnou N P. Novel sources of fetal stem cells: where do they fit on the developmental continuum? Regen Med, 2009,4(3):423-433.

15. Lund R D, Wang S, Lu B, et al. Cells isolated from umbilical cord tissue rescue photoreceptors and visual functions in a rodent model of retinal disease. Stem Cells, 2007,25:602-611.

16. Baksh D, Yao R, Tuan R S. Comparison of proliferative and multilineage differentiation potential of human mesenchymal stem cells derived from umbilical cord and bone marrow. Stem Cells, 2007, 25:1384-1392.

17. Karahuseyinoglu S, Cinar O, Kilic E, et al. Biology of stem cells in human umbilical cord stroma: *in situ* and *in vitro* surveys. Stem Cells, 2007,25:319-331.

18. Gong W, Han Z, Zhao H, et al. Banking human umbilical cord derived mesenchymal stromal cells for clinical use. Cell Transplant,2012,21(1):207-216.

19. Klyushnenkova E, Mosca J D, Zernetkina V, et al. T cell responses to allogeneic human mesenchymal stem cells: immunogenicity, tolerance, and suppression. J Biomed Sci,2005,12(1):47-57.

20. Carlin R, Davis D, Weiss M, et al. Expression of early transcription factors Oct-4, Sox-2 and Nanog by porcine umbilical cord (PUC) matrix cells. Reprod Biol Endocrinol, 2006,4:8.

21. 韩之波,池颖,杨少光,等. 人脐带间充质干细胞表达胚胎干细胞相关转录因子. 中国组织工程研究, 2012, 16(32): 5897-5902.

22. Ciavarella S, Dammacco F, De Matteo M, et al. Umbilical cord mesenchymal stem cells: role of regulatory genes in their differentiation to osteoblasts. Stem Cells Dev, 2009,18(8):1211-1220.

23. Conconi M T, Burra P, Di Liddo R, et al. CD105(+) cells from Wharton's jelly show *in vitro* and *in vivo* myogenic differentiative potential. Int J Mol Med,2006,18(6):1089-1096.

24. Vieira N M, Zucconi E, Bueno C R Jr, et al. Human multipotent mesenchymal stromal cells from distinct sources show different *in vivo* potential to differentiate into muscle cells when injected in dystrophic mice. Stem Cell Rev, 2010,6(4):560-566.

25. Kadivar M, Khatami S, Mortazavi Y, et al. *In vitro* cardiomyogenic potential of human umbilical vein-derived mesenchymal stem cells. Biochem Biophys Res Commun,2006,340(2):639-647.

26. Zhao Z, Chen Z, Zhao X, et al. Sphingosine-1-phosphate promotes the differentiation of human umbilical cord mesenchymalstem cells into cardiomyocytes under the designated culturing conditions. J Biomed Sci,2011,18:37.

27. Liao W, Xie J, Zhong J, et al. Therapeutic effect of human umbilical cord multipotent mesenchymal stromal cells in a rat model of stroke. Transplantation,2009,87(3):350-359.

28. Chen M Y, Lie P C, Li Z L, et al. Endothelial differentiation of Wharton's jelly-derived mesenchymal stem cells in comparison with bone marrow-derived mesenchymal stem cells. Exp Hematol,2009,37(5):629-640.

29. Xu Y, Meng H, Li C, et al. Umbilical cord-derived mesenchymal stem cells isolated by a novel explantation technique can differentiate into functional endothelial cells and promote revascularization. Stem Cells Dev, 2010, 19(10):1511-1522.

30. Wu K H, Zhou B, Lu S H, et al. *In vitro* and *in vivo* differentiation of human umbilical cord derived stem cells into endothelial cells. J Cell Biochem,2007,100(3):608-616.

31. Fu Y S, Shih Y T, Cheng Y C, et al. Transformation of human umbilical mesenchymal cells into neurons *in vitro*. J Biomed Sci,2004,11(5):652-660.

32. Zhang H T, Fan J, Cai Y Q, et al. Human Wharton's jelly cells can be induced to differentiate into growth factor-secreting oligodendrocyte progenitor-like cells. Differentiation,2010,79(1):15-20.

33. Matsuse D, Kitada M, Kohama M, et al. Human umbilical cord-derived mesenchymal stromal cells differentiate into functional Schwanncells that sustain peripheral nerve regeneration. J Neuropathol Exp Neurol,2010,69(9): 973-985.

34. Fu Y S, Cheng Y C, Lin M Y, et al. Conversion of human umbilical cord mesenchymal stem cells in Wharton's jelly to dopaminergic neurons *in vitro*: potential therapeutic application for Parkinsonism. Stem Cells, 2006,

24(1):115-124.

35. Koh S H, Kim K S, Choi M R, et al. Implantation of human umbilical cord-derived mesenchymal stem cells as a neuroprotective therapy for ischemic stroke in rats. Brain Res, 2008,1229:233-248.
36. Zhao Q, Ren H, Li X, et al. Differentiation of human umbilical cord mesenchymal stromal cells into low immunogenic hepatocyte-like cells. Cytotherapy,2009,11(4):414-426.
37. Campard D, Lysy P A, Najimi M, et al. Native umbilical cord matrix stem cells express hepatic markers and differentiate into hepatocyte-like cells. Gastroenterology, 2008,134(3):833-848.
38. Chao K C, Chao K F, Fu Y S, et al. Islet-like clusters derived from mesenchymal stem cells in Wharton's Jelly of the human umbilical cord for transplantation to control type 1 diabetes. PLoS One,2008,16;3(1):e1451.
39. Kadam S S, Bhonde R R. Islet neogenesis from the constitutively nestin expressing human umbilical cord matrix derivedmesenchymal stem cells. Islets,2010,2(2):112-120.
40. Wu L F, Wang N N, Liu Y S, et al. Differentiation of Wharton's jelly primitive stromal cells into insulin-producing cells in comparison with bone marrow mesenchymal stem cells. Tissue Eng Part A, 2009,15(10):2865-2873.
41. Huang P, Lin L M, Wu X Y, et al. Differentiation of human umbilical cord Wharton's jelly-derived mesenchymal stem cells into germ-like cells *in vitro*. J Cell Biochem,2010,109(4):747-754.
42. Friedman R, Betancur M, Boissel L, et al. Umbilical cord mesenchymal stem cells: adjuvants for human cell transplantation. Biol Blood Marrow Transplant,2007,13(12):1477-1486.
43. Kinnaird T, Stabile E, Burnett M S, et al. Local delivery of marrow-derived stromal cells augments collateral perfusion through paracrine mechanisms. Circulation,2004,109 (12):1543-1549.
44. Honczarenko M, Le Y, Swierkowski M, et al. Human bone marrow stromal cells express a distinct set of biologically functional chemokine receptors. Stem Cells, 2006,24(4):1030-1041.
45. Schmal H, Niemeyer P, Roesslein M, et al. Comparison of cellular functionality of human mesenchymal stromal cells and PBMC. Cytotherapy,2007,9(1):69-79.
46. Ding D C, Shyu W C, Chiang M F, et al. Enhancement of neuroplasticity through upregulation of beta1-integrin in human umbilical cord-derived stromal cell implanted stroke model. Neurobiology of Disease, 2007, 27 (3): 339-353.
47. Seshareddy K, Troyer D, Weiss M L. Method to isolate mesenchymal-like cells from Wharton's Jelly of umbilical cord. Methods Cell Biol,2008,86:101-119.
48. Malgieri A, Kantzari E, Patrizi M P, et al. Bone marrow and umbilical cord blood human mesenchymal stem cells: state of the art. Int J Clin Exp Med,2010,3(4):248-269.
49. Zacharek A, Chen J, Cui X, et al. Angiopoietin1/Tie2 and VEGF/Flk1 induced by MSC treatment amplifies angiogenesis and vascular stabilization after stroke. J Cereb Blood Flow Metab,2007,27(10):1684-1691.
50. Al-Khaldi A, Eliopoulos N, Martineau D, et al. Postnatal bone marrow stromal cells elicit a potent VEGF-dependent neoangiogenic response *in vivo*. Gene therapy,2003,10(8):621-629.
51. Oswald J, Boxberger S, Jørgensen B, et al. Mesenchymal stem cells can be differentiated into endothelial cells *in vitro*. Stem Cells,2004,22(3):377-384.
52. Silva G V, Litovsky S, Assad J A, et al. Mesenchymal stem cells differentiate into an endothelial phenotype, enhance vascular density, and improve heart function in a canine chronic ischemia model. Circulation, 2005, 111(2):150-156.
53. Halkos M E, Zhao Z Q, Kerendi F, et al. Intravenous infusion of mesenchymal stem cells enhances regional perfusion and improves ventricular function in a porcine model of myocardial infarction. Basic Research in Cardiology, 2008,103(6):525-536.
54. Ishikane S, Ohnishi S, Yamahara K, et al. Allogeneic injection of fetal membrane-derived mesenchymal stem cells induces therapeutic angiogenesis in a rat model of hind limb ischemia. Stem Cells,2008,26(10):2625-2633.
55. 张浪辉,刘拥军,吕璐璐,等. 脐带源间充质干细胞对异源性脐带血 T 淋巴细胞激活与增殖的抑制作用。中国肿瘤生物治疗杂志，2006，13(3)：191-195.
56. Sun L，Wang D，Liang J，et al. Umbilical cord mesenchymal stem cell transplantation in severe and refractory systemic lupus erythematosus. Arthritis. Rheum，2010，62(8)：2467-2475.
57. 张浪辉，陈志哲，吕璐璐，等. 脐带源间充质干细胞促进造血细胞在 NOD /SCID 小鼠归巢。福建医科大学学报，2006，40(3)：203-206.
58. Wu K H，Zhou B，Mo X M，et al. Therapeutic potential of human umbilical cord-derived stem cells in ischemic diseases. Transplant Proc，2007，39(5)：1620-1622.
59. Ren H，Zhao Q，Cheng T，et al. No contribution of umbilical cord mesenchymal stromal cells to capillarization and venularization of hepatic sinusoids accompanied by hepatic differentiation in carbon tetrachloride-induced mouse liver fibrosis. Cytotherapy，2010，12(3)：371-383.
60. Medicetty S，Bledsoe A R，Fahrenholtz C B，et al. Transplantation of pig stem cells into rat brain：proliferation during the first 8 weeks. Exp Neurol，2004，190(1)：32-41.
61. Weiss M L，Mitchell K E，Hix J E，et al. Transplantation of porcine umbilical cord matrix cells into the rat brain. Exp Neurol，2003，182(2)：288-299.
62. Rachakatla R S，Marini F，Weiss M L，et al. Development of human umbilical cord matrix stem cell-based gene therapy for experimental lung tumors. Cancer Gene Ther，2007，14(10)：828-835.
63. Kadner A，Zund G，Maurus C，et al. Human umbilical cord cells for cardiovascular tissue engineering：a comparative study. Eur J Cardiothorac Surg，2004，25(4)：635-641.
64. Honsawek S，Dhitiseith D，Phupong V. Effects of demineralized bone matrix on proliferation and osteogenic differentiation of mesenchymal stem cells from human umbilical cord. J Med Assoc Thai，2006，89 Suppl 3：S189-195.
65. Hoerstrup S P，Kadner A，Breymann C，et al. Living，autologous pulmonary artery conduits tissue engineered from human umbilical cord cells. Ann Thorac Surg，2002，74(1)：46-52.
66. Bernardo M E，Zaffaroni N，Novara F，et al. Human bone marrow derived mesenchymal stem cells do not undergo transformation after long-term *in vitro* culture and do not exhibit telomere maintenance mechanisms. Cancer Res，2007，67(19)：9142-9149.
67. Wang Y，Han Z B，Ma J，et al. A toxicity study of multiple-administration human umbilical cord mesenchymal stem cells in cynomolgus monkeys. Stem Cells Dev，2012，21(9)：1401-1408.

第三章　胎盘间充质干细胞

间充质干细胞是机体中的一种成体干细胞，最早在骨髓中发现。根据对骨髓 MSC 的研究发现，骨髓 MSC 具有多向分化能力，能分化产生骨、脂肪、软骨、骨髓基质细胞等多种间质细胞，并且可能在维持造血干细胞的持续造血活性、维持骨髓微环境的稳定中起重要作用。随着研究的深入，人们在其他的多种器官和组织也发现了间充质干细胞。其中，脐带、胎盘、脐带血等围产期间充质干细胞来源没有伦理学障碍，并且含量巨大、容易扩增，因而也越来越引起人们的关注。胎盘来源的间充质干细胞具有骨髓间充质干细胞的绝大多数生物学活性，并且相对于骨髓间充质干细胞还具有很多独特的性质，在应用上具有良好的前景。

第一节　胎盘间充质干细胞的分离培养

胎儿附属器官主要是胎盘（placenta）、胎膜（fetal membranes）和脐带（umbilical cord）。足月产的胎盘是一个圆形或椭圆形的盘状器官，重约 500～600g，直径 15～20cm，厚度为 2～3cm。胎盘是妊娠期间由胚胎的胚膜和母体子宫内膜联合长成的母子间交换物质的过渡性器官，分为子体面和母体面。脐带附着于子体面的中央或者偏心附着。脐动脉、脐静脉从脐带附着点分支向四周呈放射状分布，直到胎盘边缘，然后再分成细支成为绒毛血管。

胎盘由羊膜、绒毛膜和底蜕膜构成(图 3.1)。羊膜是胎盘靠近胎儿的一层，附着于绒毛膜上，是光滑的且无血管、神经、淋巴管的透明薄膜。绒毛膜是构成胎盘的主要部分，处于胎盘的中层，它属于胎儿所有。底蜕膜是胎盘靠近子宫壁的一层，其中流动着母体血液。底蜕膜被绒毛钻出许多小洞，洞内浸满了母体血，而绒毛就浸在其中，这个结合部就是胎盘执行功能的具体单位。母体通过这一结构向胎儿提供营养物质和氧，并且获得代谢产物；母体和胎儿的免疫耐受也主要是通过这一结构实现的。在分娩时，由于子宫肌层收缩，会使胎盘剥离而挤出子宫。

在收集脐血后，绝大多数情况下胎盘会被作为医疗废弃物而被丢弃。目前的一些研究表明，胎盘中存在大量干细胞，并且可以在细胞治疗中使用。从人的胎盘中可以提取羊膜上皮细胞、羊膜间充质干细胞、绒毛膜间充质干细胞、绒毛膜滋养层细胞、底蜕膜间充质干细胞和造血干细胞等。本章主要讨论从胎盘组织提取绒毛膜间充质干细胞和底蜕膜间充质干细胞。

对于胎盘间充质干细胞的分离培养，最早报道于 2004 年[1, 2]。从胎盘中可以得到与骨髓间充质干细胞相似的细胞群体，可以在塑料培养瓶中迅速扩增，它们表达干细胞标记，并能在适当的情况下向脂肪和骨髓分化，说明这些细胞具有间充质干细胞的性质[2]。胎盘间充质干细胞可以被用于组织损伤修复，后来的研究也表明，胎盘间充质干细胞也具

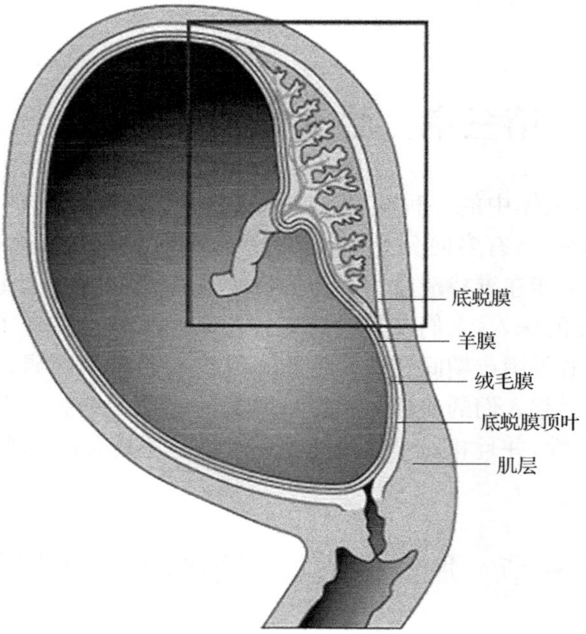

图 3.1　人类的胎盘[1]

有免疫调节性质[3]。通过适当的分离方法，可以得到胎盘绒毛膜和底蜕膜的间充质干细胞，操作中应尽量避免母体和胎儿细胞相互污染。

（一）实验准备

在分离培养胎盘间充质干细胞之前，需要准备无菌的器械，配制无菌的磷酸盐缓冲液(PBS)、胰酶、DMEM/F12 完全培养液和红细胞裂解液。

（二）人胎盘绒毛膜、底蜕膜来源的间充质干细胞的原代培养

(1) 无菌条件下得到新生儿的胎盘，4℃保存。

(2) 从胎盘中将绒毛膜或底蜕膜机械分离，分离时需要注意，尽量防止有底蜕膜母体来源细胞和绒毛膜婴儿来源细胞的相互污染。

(3) 胎盘中存在大量红细胞，需要将其去除。可以使用 PBS 缓冲液冲洗以去除大部分的红细胞。

(4) 用组织剪将绒毛膜或底蜕膜剪成 10～20mm^3 大小的组织块，加入胶原酶消化液，37℃磁力搅拌 30min。

(5) 将消化后的组织块悬液移入离心管中，室温 2000r/min 离心 30min，弃上清。用 PBS 重悬后，再加入终浓度为 0.125%的胰酶，37℃水浴下持续磁力温和搅拌消化 5min，加入终浓度为 10%的牛血清终止反应。

(6) 消化混合物使用 100 目的滤网过滤，收集滤液到离心管中，室温 2000r/min 离心

20min，弃上清。

(7) 用 DMEM/F12 完全培养基重悬收集的细胞，对细胞进行计数。按照 $1\times10^6/cm^2$ 的量，将细胞悬液接种于 T75 细胞培养瓶中，置于 37℃、5%CO_2、饱和湿度的细胞培养箱内培养。

(8) 培养 72h 后，间充质干细胞会黏附在培养瓶上，通过更换培养基去除悬浮细胞。之后每隔 3～4 天半量更换培养基。

（三）人胎盘绒毛膜、底蜕膜来源的间充质干细胞的传代培养与扩增

(1) 当细胞生长到大约 80%融合时，弃去培养液，加入 10ml PBS 缓冲液清洗细胞，弃去 PBS 洗液。

(2) 加入胰酶消化液 2ml，轻柔移动培养瓶使胰酶均匀覆盖于细胞表面。当长梭形的间充质干细胞变圆、变亮时，加入 1ml 牛血清终止消化反应。

(3) 加入 10ml PBS 缓冲液反复吹打细胞，将悬液转移至离心管中，室温 1000r/min 离心 5min。

(4) 弃上清，加入 DMEM/F12 完全培养基重悬细胞，按 1∶3 比例传代培养。将培养瓶置于 37℃、5% CO_2、饱和湿度的细胞培养箱中培养，此为 P_1 代 MSC。

(5) 待细胞生长至约 80%融合时，重复上述操作进行细胞传代培养扩增。

分离培养的细胞需要经过鉴定来确定其间充质干细胞的性质。根据 ISCT 的间充质干细胞最低标准，绒毛膜和底蜕膜来源的 MSC 至少需要满足以下条件：

(1) 黏附于塑料培养瓶表面。

(2) 能形成成纤维细胞样的克隆形成单位。

(3) 特异性的表面抗原表达，即表达 CD73、CD90、CD105，不表达 CD14、CD34、CD45、HLA-DR。

(4) 具有向骨、脂肪、软骨分化的能力。

第二节　胎盘间充质干细胞的生物学特性

胎盘 MSC 具有很多和骨髓 MSC 相似的性质，除了符合间充质干细胞的最低标准外，其他一些特征也表现出与骨髓 MSC 相似之处。但是，由于胎盘 MSC 所处的特殊微环境，它也必然表现出很多与骨髓及脐带 MSC 的不同之处。本章将从 MSC 的免疫表型、增殖能力、分化能力、迁移能力、分泌可溶性因子能力、免疫调节能力、造血支持能力等角度来阐释胎盘绒毛膜和底蜕膜来源间充质干细胞的生物学性质。

一、外观和免疫表型

胎盘 MSC 具有典型的 MSC 的形态，贴壁生长，具有成纤维细胞的形态，其外观形态与骨髓 MSC 的差异并不十分明显；不过在亚显微结构上，两者却存在明显差异，胎盘 MSC 显得更加原始并且在代谢上比较静止[4]。这些细胞亚显微结构上的差异从一个侧

面反映了胎盘 MSC 可能是比骨髓 MSC 更加原始的一群细胞。

免疫表型是鉴定 MSC 的重要指标，并且细胞表面分子往往与细胞的功能密切相关，一定程度上反映了细胞的特性。胎盘来源的 MSC 具有典型的 MSC 表型，即表达 CD166、CD105、CD90、CD73、CD49e、CD44、CD29、CD13、MHC Ⅰ，不表达 CD14、CD19、CD40、CD45、CD80、CD83、CD86、CD34、CD117、MHC Ⅱ[5~8]。但不同来源的 MSC 在表型上还是有差异的。和其他组织来源的 MSC 一样，胎盘绒毛膜和底蜕膜 MSC 表达 Sox2、Oct4、SSEA-4 等干细胞相关表面标志，并且它的表达要高于在骨髓 MSC 的表达，说明各种干细胞的干细胞标记还是有差异的。其他的标记也是存在差异的，如胎盘 MSC 表达 CD56，而骨髓 MSC 不表达[9]；骨髓 MSC 表达 CD271，但是胎盘 MSC 表达的 CD271 就比较少[10]。有研究表明胎盘 MSC 表达一个特异性标记 frizzled9(FZD9，CD349)，这为从胎盘中提取 MSC 提供了一个简单的方法[10]。胎盘 MSC 的表型是相对稳定的，其 MSC 基本的表面标记不易受到影响。但是在炎症因子或者其他刺激的作用下，其表面标记特别是黏附分子也会发生一些变化。

二、增 殖 能 力

贴壁后快速生长是间充质干细胞的又一个重要的特性，它反映了细胞自我更新的能力，是干细胞性质的一个指标。能否经过体外扩增得到足够的 MSC 在临床的应用中至关重要。目前的研究都倾向于认为围产期来源的胎儿间充质干细胞具有比成体来源的间充质干细胞更强的增殖能力。相对于骨髓 MSC 而言，胎盘绒毛膜间充质干细胞具有更强的增殖能力和长期培养能力，且在经过长期传代后仍有较强增殖能力和干细胞性质[11, 12]。而底蜕膜来源的 MSC 也具有很强的扩增能力，能够进行长期传代，并且在长期传代后保留其干细胞的性质[13]。

胎盘间充质干细胞的增殖受多种生长因子影响，在合适的生长因子条件下胎盘 MSC 可以迅速增殖。此外，胎盘 MSC 的增殖也可以受到炎症因子的调节。低浓度的炎症因子如白细胞介素(interleukin，IL)-1、白细胞介素-6 和白细胞介素-8 可以刺激胎盘 MSC 的增殖，然而抗炎因子白细胞介素-4 以及肝生长因子(hepatocyte growth factor，HGF)可以抑制胎盘 MSC 的增殖[14]。另外，出于大规模生产 MSC 的考虑，有时会使用其他条件来扩增 MSC。例如，把 MSC 放在搅拌生物反应器中增殖而基本不改变免疫表型[15]，这可能是高效扩增 MSC 的一种途径。

三、分 化 能 力

间充质干细胞具有一定的分化能力，这是它作为干细胞的基本特性。和骨髓 MSC 一样，胎盘 MSC 可以向骨、脂肪、软骨分化，符合间充质干细胞的最低标准。不过，可能由于它是比成体 MSC 更加原始的细胞，它的分化能力与骨髓 MSC 或脂肪 MSC 还是有一定差异的。胎盘 MSC 和骨髓 MSC 一样，具有很强的向骨和软骨分化的能力；但是胎盘来源的 MSC 的成脂分化能力要弱于骨髓 MSC[16]。胎盘 MSC 和脐带 MSC 分化能力也不一样，绒毛膜间充质干细胞与脐带间充质干细胞相比，具有较强的成脂能力，却具有较弱的成骨能力和向肝细胞分化的能力[9]。这些分化能力的差异可能提示了其不同的特性，也说明在不同的损伤中使用不同的间充质干细胞治疗可能是比较重要的。

间充质干细胞除了最基本的向骨、脂肪、软骨分化的潜能外，还具有向其他组织细胞分化的能力。MSC 被认为是管周细胞，与内皮细胞关系密切，并且有研究表明间充质干细胞可以向内皮细胞分化。同样，在多种诱导因子的作用下，胎盘间充质干细胞可以向内皮分化[17~19]，证明了其在修复内皮损伤中的潜力。而通过使用合适的分化条件，底蜕膜来源的 MSC 可以表现出类似于神经细胞的形态，表达神经特异性蛋白，可以表达多巴胺[20]。动物实验也说明胎盘间充质干细胞可以修复小鼠神经损伤[21]。这些研究为胎盘间充质干细胞用于治疗神经系统疾病，如帕金森病(Parkinson's disease，PD)提供了一些提示。有研究表明，胎盘间充质干细胞还可以向功能性的胰岛分化，这为使用胎盘间充质干细胞治疗糖尿病提供了依据[22, 23]。这些研究说明胎盘 MSC 具有向间质细胞以外的细胞分化的能力，可能可以用于多种组织损伤。

四、迁 移 能 力

间充质干细胞具有很强的向机体损伤部位和肿瘤部位迁移的能力。当机体发生损伤和炎症反应时，会分泌很多炎性因子和趋化因子。MSC 会根据体内的信号向损伤部位迁移[24, 25]，在迁移到达损伤部位后才能有效发挥其免疫调节、组织修复或者其他方面的作用，因此 MSC 的迁移对于 MSC 功能的发挥至关重要。MSC 可以向肿瘤组织趋化，目前把 MSC 作为肿瘤基因治疗载体的研究就是与 MSC 特异性地向肿瘤组织迁移密切相关的。

不同来源间充质干细胞的迁移能力并不一致。相对于脐带间充质干细胞，骨髓和胎盘 MSC 具有更强的迁移能力。比较这三种 MSC 的蛋白表达谱并通过相关实验，最终证明 MSC 迁移能力的差异与纤溶酶原激活物抑制剂 1(plasminogen activator inhibitor-1，PAI-1)的表达量密切相关[26, 27]。胎盘 MSC 的强迁移能力可能与其在微环境中需要通过迁移到达合适的区域来发挥作用有关。

五、可溶性因子分泌和对其他细胞的营养作用

胎盘间充质干细胞还分泌大量可溶性因子，包括趋化因子、生长因子和免疫相关的因子等。胎盘间充质干细胞可以分泌基质细胞衍生因子(stromal cell-derived factor-1，SDF-1)、血小板衍生生长因子(platelet derived growth factor，PDGF)、肝细胞生长因子和单核细胞趋化蛋白- 1(monocyte chemotactic protein-1，MCP-1)、白细胞介素 6、白细胞介素 8、干细胞因子(stem cell factor ，SCF)等[28]，这些可溶性因子对于维持体内微环境至关重要，并且与间充质干细胞参与的损伤修复、免疫调节、造血支持密切相关。不同来源的 MSC 分泌的可溶性因子是有很大差异的，胎盘 MSC 和骨髓 MSC 相比，在 IL-8、CXCL1、IL-6、MCP-1 的分泌上差异不大，但是 sICAM-1 在胎盘底蜕膜中要比在骨髓中多，而骨髓 MSC 表达较高的 SDF-1[29]。

MSC 在组织修复中的功能并不是仅仅依靠其分化能力，其分泌的因子对于个体原来

存在的干细胞的营养作用、促进自身干细胞的增殖和分化作用也是 MSC 组织修复功能中的一个相当重要的功能[30]。有研究表明，胎盘间充质干细胞可以被用于大鼠缺血性中风实验模型的恢复，主要促进大鼠自身干细胞和前体细胞向损伤部位迁移增殖，而不是通过胎盘间充质干细胞的分化[31]。这说明胎盘 MSC 和其他 MSC 一样，可以分泌因子来促进其他干细胞的作用。

六、免疫调节能力

对免疫系统的调节功能是间充质干细胞的一个重要功能，目前 MSC 被认为可以用于治疗移植物抗宿主病(graft-versus-host disease，GVHD)[32]，也可以被用于治疗自身免疫性疾病[33, 34]。研究表明，MSC 的免疫调节功能主要是通过分泌可溶性因子而实现的，通过调节 T 淋巴细胞、B 淋巴细胞、自然杀伤细胞和树突状细胞的免疫反应，使免疫反应不过于激烈[35]。在 MSC 免疫调节过程中，MSC 分泌的 PGE2[36, 37]、IDO1[38]、Galetin-1[39]和 sHLA-G[40]是其中几种重要的可溶性免疫调节因子。研究表明，这几种因子也被发现在胎盘组织液大量存在，并可能在胎儿胚胎发育或者母婴耐受中具有重要作用[41~44]。

胎盘绒毛膜是胎儿的组织，而底蜕膜是母体的部分。胎盘作为胎儿和母体物质交换的关键区域，有大量物质和能量的交换发生在这里，同时胎盘也是血液流动比较活跃的区域。胎儿具有一半母体的基因和一半父亲的基因，因此，如果没有免疫耐受的诱导，那么理论上胎儿就有可能被母体免疫系统识别而发生排异反应。因此，胎儿和母体之间免疫耐受的诱导是至关重要的事件。

胎盘 MSC 是否在诱导母婴耐受中具有作用仍有待证实，不过胎盘间充质干细胞和其他来源的间充质干细胞一样，确实也是具有免疫调节功能的。胎盘间充质干细胞可以抑制异源 T 细胞增殖，在这一过程中，IFN-γ 诱导的 IDO 可能起到了重要的作用，使用 IDO 的特异性抑制剂 1-MT 或者补充色氨酸，可以减弱胎盘间充质干细胞的免疫抑制作用[45]。胎盘间充质干细胞可以抑制细胞或者丝裂原诱导的正常人外周血和脐血单个核细胞或 T 淋巴细胞的增殖[46, 47]，提示胎盘间充质干细胞可以降低 GVHD。我们实验室前期从胎盘绒毛膜中分离出一群 CD106 阳性的间充质干细胞，其分泌更多的 PGE2、HGF 等免疫抑制因子，也具有更强抑制活化单个核细胞分泌 IFN-γ 等免疫调节能力[48]，提示胎盘间充质干细胞在免疫系统疾病中可能具有更大的优势。

由于处于特殊的微环境，和其他来源的 MSC，如骨髓或者脂肪来源的 MSC 相比，胎盘来源的 MSC 可能具有某些独特的性质。胎盘 MSC 表达的细胞因子与骨髓来源的 MSC 有一定差异[29]，有研究表明，胎盘来源的 MSC 表达更多的 HLA-ABC 和 HLA-G；并且在与 anti-CD3、CD28 活化的 T 细胞共培养后，胎盘干细胞的反应也与骨髓和脂肪来源的间充质干细胞有所差异，能更好地诱导 Th2 相关细胞因子的表达[49]。此外，胎盘间充质干细胞还能抑制脐血 $CD8^+$ 细胞的活化和增殖，促进 IL17 的分泌[50]。胎盘绒毛膜和底蜕膜 MSC 分别处于母婴免疫耐受发生的胎儿面和母体面，长期处于耐受环境，并且可能参与耐受环境的产生，因此，它可能表现出与其他来源 MSC 在免疫调节功能上的差异，并且可能更加适用于 GVHD 或者自身免疫性疾病的治疗。

七、造血支持能力

人体处于不同的时期，其造血器官有所不同。一般认为1～2个月的胎儿，其造血细胞来源于卵黄囊，故卵黄囊为其造血器官。2～5个月的胎儿，肝脏、脾脏、淋巴结开始造血，产生红细胞、白细胞、血小板，取代了卵黄囊的造血作用。胎儿从第5个月开始出现骨髓造血，胎儿后期出现胸腺造血。婴儿出生后主要是骨髓造血，它能制造红细胞、白细胞、血小板等各种血细胞；脾脏、淋巴结及淋巴组织也造血，但只产生少量的单核细胞、淋巴细胞。

近年的研究表明，胎盘也是一个重要的造血器官。小鼠胎盘中存在大量造血细胞，并且被认为是小鼠在胚胎发育期间最重要的造血器官[51]。同样，在人胎盘中也存在具有造血集落形成能力的 $CD34^+$ 细胞，以及多种造血前体细胞[52]。在胎盘造血过程中，绒毛膜滋养层细胞及其 PDGF-B 信号通路对维持造血起到了重要的作用[53]。胎盘间充质干细胞对于造血干细胞的造血功能也是至关重要的。

骨髓 MSC 和骨髓造血干细胞相互作用形成造血干细胞龛，维持体内正常的造血功能[54]。Nestin 阳性骨髓 MSC 可以与造血干细胞紧密结合，并且表达大量维持 HSC 的基因[54]。脐带 MSC 被证明表达大量造血相关基因，具有较强的造血支持功能[55]。同样，胎盘 MSC 也在胎盘造血中起到重要的作用。胎盘 MSC 分泌基质细胞衍生因子、干细胞因子、白细胞介素 6、粒细胞集落刺激因子（granulocyte colony stimulating factor，G-CSF）、巨噬细胞集落刺激因子（macrophage colony stimulating factor，M-CSF）、粒细胞-巨噬细胞集落刺激因子（granulocyte macrophage colony stimulating factor，GM-CSF）等造血相关因子，在调节造血干细胞的维持和分化中可能起到了重要的作用。体内的造血植入实验也证明，胎盘间充质干细胞与脐血单个核或者造血干细胞共移植能促进脐带血造血干细胞的移植[56, 57]，这为使用胎盘造血干细胞治疗造血相关疾病提供了一定的依据。

第三节 胎盘间充质干细胞的应用前景

胎盘间充质干细胞的取得不同于骨髓间充质干细胞，它的获得对供者无不利影响，易于采集，只是将原本废弃的胎盘组织合理利用了起来，在细胞来源上无伦理学障碍。同时，如前文所述，胎盘干细胞在细胞增殖、免疫调节以及造血支持方面具有独特的优势。通过合适的培养方案，胎盘干细胞可被用于多种疾病损伤的治疗[58]。随着研究的进一步深入，胎盘干细胞将会为更多疾病的治疗提供新的希望。

一、在造血干细胞移植中的应用

造血干细胞移植（hematopoietic stem cell transplantation，HSCT）是指通过大剂量放化疗预处理，清除受者体内肿瘤细胞或异常克隆细胞，然后将自体或异体造血干细胞移植入受者体内使其重建正常造血和免疫功能的一种细胞治疗手段，目前广泛应用于恶性血液病、非恶性难治性血液病、遗传性疾病和某些实体瘤治疗。输入的造血干细胞能否重建造血是 HSCT 成功与否的重要环节。MSC 被认为在造血干细胞微环境中有重要作用，把造血干细胞和 MSC 共移植可以促进造血干细胞重新建造血微环境。胎盘间充质干细胞也具有促进造血植入的功能，因此可被用来促进造血植入。

移植物抗宿主病是造血干细胞移植后出现的多系统损害的全身性疾病，是由于移植物组织中的免疫活性细胞与免疫受抑制的、组织不相融性抗原受者的组织之间的反应。一旦病情无法控制，可能会导致受者的死亡。目前 GVHD 的治疗主要通过使用免疫抑制剂，但这种治疗方案存在一定局限性，可能会导致多种并发症，如感染并增加白血病复发的风险。间充质干细胞具有免疫调节作用[35]，可被用于 GVHD 的治疗，并被证明是相当有效的[32]。胎盘来源的 MSC 同样具有免疫调节作用，并且由于其处在母婴耐受交界面，在免疫调节上具有一些与其他来源 MSC 不同的性质，因此，在治疗 GVHD 时可能会具有独特的优势。

二、治疗自身免疫性疾病

自身免疫性疾病是指机体对自身抗原发生免疫反应而导致自身组织损害所引起的疾病。由于具有免疫调节特性，MSC 被认为在治疗自身免疫病中有较大潜力。多发性硬化(multiple sclerosis，MS)是一种中枢神经系统中由于免疫反应引起的脱髓鞘病变。脂肪 MSC 和骨髓 MSC 可被用于治疗多发性硬化[59]及其动物模型——小鼠实验性自身免疫性脑脊髓炎[34, 60](experimental autoimmune encephalomyelitis，EAE)。胎盘 MSC 可以缓解自身免疫反应[61]，显著促进神经再生，并可以向神经细胞和少突细胞分化[62]，从而提高 EAE 小鼠的存活率并提升小鼠的生存状态。这也提示了使用胎盘 MSC 在治疗多发性硬化方面的可能。

三、治疗组织损伤

间充质干细胞在多种细胞损伤中可以作为种子细胞，促进组织再生。胎盘间充质干细胞可以向多种细胞分化，并能分泌因子促进损伤组织的修复。肝脏疾病在我国是一类常见的疾病，在病毒性肝炎、酒精肝、脂肪肝、自身免疫性疾病的影响下，会发生肝纤维化。胎盘间充质干细胞具有很强的抗纤维化作用，可被应用于治疗肝脏疾病[63]。此外，有研究人员使用胎盘间充质干细胞成功治疗猪肝脏衰竭[64]，这为使用胎盘干细胞治疗肝脏的疾病提供了一些依据。胎盘干细胞可以被用于治疗神经系统疾病。帕金森病是一种中老年人常见的中枢神经系统变性疾病，目前并没有特别有效的治疗方案。现在已有研究表明胎盘间充质干细胞可以改善大鼠帕金森病动物模型[65]的症状，这提示脱盘间充质干细胞在治疗帕金森病上也有一定应用前景。

（杨舟鑫　韩忠朝）

参 考 文 献

1. In't Anker P S, Scherjon S A, Kleijburg-van der Keur C, et al. Isolation of mesenchymal stem cells of fetal or maternal origin from human placenta. Stem Cells, 2004,22:1338-1345.
2. Fukuchi Y, Nakajima H, Sugiyama D, et al. Human placenta-derived cells have mesenchymal stem/progenitor cell potential. Stem Cells,2004,22:649-658.
3. Gang E J, Bosnakovski D, Figueiredo C A, et al. SSEA-4 identifies mesenchymal stem cells from bone marrow. Blood,2007,109:1743-1751.
4. Pasquinelli G, Tazzari P, Ricci F, et al. Ultrastructural characteristics of human mesenchymal stromal (stem) cells derived from bone marrow and term placenta. Ultrastruct Pathol,2007,31:23-31.
5. Portmann-Lanz C B, Schoeberlein A, Huber A, et al. Placental mesenchymal stem cells as potential autologous graft for pre- and perinatal neuroregeneration. Am J Obstet Gynecol,2006,194:664-673.
6. Castrechini N M, Murthi P, Gude N M, et al. Mesenchymal stem cells in human placental chorionic villi reside in a vascular Niche. Placenta,2010,31:203-212.
7. Zhang Y, Li C D, Jiang X X, et al. Comparison of mesenchymal stem cells from human placenta and bone marrow. Chin Med J (Engl),2004,117:882-887.
8. Lu Y, Deng L, Li X. Experimental study on isolation and cultivation of placenta-derived mesenchymal stem cells and bone marrow-derived mesenchymal stem cells of rabbit and their biological characteristics. Journal of Reparative and Reconstructive Surgery,2007,21:989-993.
9. Kim M J, Shin K S, Jeon J H, et al. Human chorionic-plate-derived mesenchymal stem cells and Wharton's jelly-derived mesenchymal stem cells: a comparative analysis of their potential as placenta-derived stem cells. Cell Tissue Res,2011,346:53-64.
10. Battula V L, Treml S, Abele H, et al. Prospective isolation and characterization of mesenchymal stem cells from human placenta using a frizzled-9-specific monoclonal antibody. Differentiation, 2008,76:326-336.
11. Barlow S, Brooke G, Chatterjee K, et al. Comparison of human placenta- and bone marrow-derived multipotent mesenchymal stem cells. Stem Cells Dev,2008,17:1095-1107.
12. Semenov O V, Koestenbauer S, Riegel M, et al. Multipotent mesenchymal stem cells from human placenta: critical parameters for isolation and maintenance of stemness after isolation. Am J Obstet Gynecol,2009,202:193 e191-193 e113.
13. Sabapathy V, Ravi S, Srivastava V, et al. Long-term cultured human term placenta-derived mesenchymal stem cells of maternal origin displays plasticity. Stem Cells Int,2012,174-328.
14. Li D, Wang G Y, Dong B H, et al. Biological characteristics of human placental mesenchymal stem cells and their proliferative response to various cytokines. Cells Tissues Organs,2007,186:169-179.
15. Yu Y, Li K, Bao C, et al. *Ex vitro* expansion of human placenta-derived mesenchymal stem cells in stirred bioreactor. Appl Biochem Biotechnol,2009,159:110-118.
16. Jaramillo-Ferrada P A, Wolvetang E J, Cooper-White J J. Differential mesengenic potential and expression of stem cell-fate modulators in mesenchymal stromal cells from human-term placenta and bone marrow. J Cell Physiol, 2011,227:3234-3242.
17. Ventura C, Cantoni S, Bianchi F, et al. Hyaluronan mixed esters of butyric and retinoic acid drive cardiac and endothelial fate in term placenta human mesenchymal stem cells and enhance cardiac repair in infarcted rat hearts. J Biol Chem,2007,282:14243-14252.
18. Miao Z, Jin J, Chen L, et al. Isolation of mesenchymal stem cells from human placenta: comparison with human bone marrow mesenchymal stem cells. Cell Biol Int,2006,30:681-687.
19. Wu C C, Chao Y C, Chen C N, et al. Synergism of biochemical and mechanical stimuli in the differentiation of human placenta-derived multipotent cells into endothelial cells. J Biomech,2008,41:813-821.

20. Lu G H, Yong W S, Xu Z M, et al. Human placental decidua basalis-derived mesenchymal stem cells differentiate into dopamine neuron-like cells with no response to long-term culture *in vitro*. Neuroreport, 2012, 23: 513-518.
21. Park S, Koh S E, Maeng S, et al. Neural progenitors generated from the mesenchymal stem cells of first-trimester human placenta matured in the hypoxic-ischemic rat brain and mediated restoration of locomotor activity. Placenta, 2011, 32: 269-276.
22. Kadam S, Govindasamy V, Bhonde R. Generation of functional islets from human umbilical cord and placenta derived mesenchymal stem cells. Methods Mol Biol, 2012, 879: 291-313.
23. Kadam S, Muthyala S, Nair P, et al. Human placenta-derived mesenchymal stem cells and islet-like cell clusters generated from these cells as a novel source for stem cell therapy in diabetes. Rev Diabet Stud, 2010, 7: 168-182.
24. Liang L, Dong C, Chen X, et al. Human Umbilical Cord Mesenchymal Stem Cells Ameliorate Mice TNBS-Induced Colitis. Cell Transplant, 2011, 20(9): 1395-1408.
25. Schoeberlein A, Mueller M, Reinhart U, et al. Homing of placenta-derived mesenchymal stem cells after perinatal intracerebral transplantation in a rat model. Am J Obstet Gynecol, 2011, 205: 277 e271-276.
26. Li G, Zhang X A, Wang H, et al. Comparative proteomic analysis of mesenchymal stem cells derived from human bone marrow, umbilical cord, and placenta: implication in the migration. Proteomics, 2009, 9: 20-30.
27. Li G, Zhang X A, Wang H, et al. Comparative proteomic analysis of mesenchymal stem cells derived from human bone marrow, umbilical cord and placenta: implication in the migration. Adv Exp Med Biol, 2011, 720: 51-68.
28. Abumaree M H, Al Jumah M A, Kalionis B, et al. Phenotypic and Functional Characterization of Mesenchymal Stem Cells from Chorionic Villi of Human Term Placenta. Stem Cell Rev, 2013, 9(1): 16-31.
29. Hwang J H, Shim S S, Seok O S, et al. Comparison of cytokine expression in mesenchymal stem cells from human placenta, cord blood, and bone marrow. J Korean Med Sci, 2009, 24: 547-554.
30. Caplan A I. Why are MSCs therapeutic? New data: new insight. J Pathol, 2009, 217: 318-324.
31. Yarygin K N, Kholodenko I V, Konieva A A, et al. Mechanisms of positive effects of transplantation of human placental mesenchymal stem cells on recovery of rats after experimental ischemic stroke. Bull Exp Biol Med, 2009, 148: 862-868.
32. Le Blanc K, Rasmusson I, Sundberg B, et al. Treatment of severe acute graft-versus-host disease with third party haploidentical mesenchymal stem cells. Lancet, 2004, 363: 1439-1441.
33. Sun L, Akiyama K, Zhang H, et al. Mesenchymal stem cell transplantation reverses multiorgan dysfunction in systemic lupus erythematosus mice and humans. Stem Cells, 2009, 27: 1421-1432.
34. Zappia E, Casazza S, Pedemonte E, et al. Mesenchymal stem cells ameliorate experimental autoimmune encephalomyelitis inducing T-cell anergy. Blood, 2005, 106: 1755-1761.
35. Nauta A J, Fibbe W E. Immunomodulatory properties of mesenchymal stromal cells. Blood, 2007, 110: 3499-3506.
36. Aggarwal S, Pittenger M F. Human mesenchymal stem cells modulate allogeneic immune cell responses. Blood, 2005, 105: 1815-1822.
37. Chen K, Wang D, Du W T, et al. Human umbilical cord mesenchymal stem cells hUC-MSCs exert immunosuppressive activities through a PGE2-dependent mechanism. Clin Immunol, 2010, 135: 448-458.
38. Meisel R, Zibert A, Laryea M, et al. Human bone marrow stromal cells inhibit allogeneic T-cell responses by indoleamine 2,3-dioxygenase-mediated tryptophan degradation. Blood, 2004, 103: 4619-4621.
39. Gieseke F, Bohringer J, Bussolari R, et al. Human multipotent mesenchymal stromal cells use galectin-1 to inhibit immune effector cells. Blood, 2010, 116: 3770-3779.
40. Selmani Z, Naji A, Zidi I, et al. Human leukocyte antigen-G5 secretion by human mesenchymal stem cells is required to suppress T lymphocyte and natural killer function and to induce $CD4^+CD25$ high $FOXP3^+$ regulatory T cells. Stem Cells, 2008, 26: 212-222.
41. Lim H, Paria B C, Das S K, et al. Multiple female reproductive failures in cyclooxygenase 2-deficient mice. Cell,

1997,91:197-208.

42. Than N G, Romero R, Erez O, et al. Emergence of hormonal and redox regulation of galectin-1 in placental mammals: implication in maternal-fetal immune tolerance. Proc Natl Acad Sci USA,2008,105:15819-15824.
43. Honig A, Rieger L, Kapp M,et al. Indoleamine 2,3-dioxygenase (IDO) expression in invasive extravillous trophoblast supports role of the enzyme for materno-fetal tolerance. J Reprod Immunol,2004;61:79-86.
44. Hunt J S, Petroff M G, McIntire R H,et al. HLA-G and immune tolerance in pregnancy. FASEB J,2005,19:681-693.
45. Jones B J, Brooke G, Atkinson K,et al. Immunosuppression by placental indoleamine 2,3-dioxygenase: a role for mesenchymal stem cells. Placenta,2007;28:1174-1181.
46. Li C D, Zhang W Y, Li H L, et al. Mesenchymal stem cells derived from human placenta suppress allogeneic umbilical cord blood lymphocyte proliferation. Cell Res,2005,15:539-547.
47. Li C, Zhang W, Jiang X,et al. Human-placenta-derived mesenchymal stem cells inhibit proliferation and function of allogeneic immune cells. Cell Tissue Res, 2007,330:437-446.
48. Yang Z X, Han Z B, Ji Y R,et al. CD106 identifies a subpopulation of mesenchymal stem cells with unique immunomodulatory properties. PLoS One,2013,8(3):e59354.
49. Lee J M, Jung J, Lee H J, et al. Comparison of immunomodulatory effects of placenta mesenchymal stem cells with bone marrow and adipose mesenchymal stem cells. Int Immunopharmacol, 2012,13:219-224.
50. Wang G Y, Zhang S Y, Li G Y,et al. The effect of human placenta-derived mesenchymal stem cells on cord blood CD8(+);T cells activation, cellcycle and secretion of IL-17. Chinese Journal of Cellular and Molecular Immunology, 2012,28:17-20.
51. Alvarez-Silva M, Belo-Diabangouaya P, Salaun J,et al. Mouse placenta is a major hematopoietic organ. Development,2003,130:5437-5444.
52. Barcena A, Kapidzic M, Muench M O, et al. The human placenta is a hematopoietic organ during the embryonic and fetal periods of development. Dev Biol,2009,327:24-33.
53. Chhabra A, Lechner A J, Ueno M, et al. Trophoblasts regulate the placental hematopoietic niche through PDGF-B signaling. Dev Cell,2012,22:651-659.
54. Mendez-Ferrer S, Michurina T V, Ferraro F, et al. Mesenchymal and haematopoietic stem cells form a unique bone marrow niche. Nature,2010,466:829-834.
55. Lu L L, Liu Y J, Yang S G, et al. Isolation and characterization of human umbilical cord mesenchymal stem cells with hematopoiesis-supportive function and other potentials. Haematologica,2006,91:1017-1026.
56. Yuan Y H, Wang Y, Ding Y,et al. The effect of cotransplantation of human placenta-derived mesenchymal stem cells in combination with human cord blood mononuclear cells on early hematopoietic reconstitution in SCID mice. 2010,26:1097-1100.
57. Prather W R, Toren A, Meiron M. Placental-derived and expanded mesenchymal stromal cells (PLX-I) to enhance the engraftment of hematopoietic stem cells derived from umbilical cord blood. Expert Opin Biol Ther, 2008,8:1241-1250.
58. Brooke G, Rossetti T, Pelekanos R, et al. Manufacturing of human placenta-derived mesenchymal stem cells for clinical trials. Br J Haematol,2009,144:571-579.
59. Siatskas S, Bernard C C. Stem cell and gene therapeutic strategies for the treatment of multiple sclerosis. Curr Mol Med,2009,9:992-1016.
60. Constantin G, Marconi S, Rossi B, et al. Adipose-derived mesenchymal stem cells ameliorate chronic experimental autoimmune encephalomyelitis. Stem Cells,2009,27:2624-2635.
61. Fisher-Shoval Y, Barhum Y, Sadan O, et al. Transplantation of Placenta-Derived Mesenchymal Stem Cells in the EAE Mouse Model of MS. J Mol Neurosci, 2012,48(1):176-184.
62. Portmann-Lanz C B, Schoeberlein A, Portmann R, et al. Turning placenta into brain: placental mesenchymal

stem cells differentiate into neurons and oligodendrocytes. Am J Obstet Gynecol, 2010, 202:294 e291-294 e211.

63. Lee M J, Jung J, Na K H, et al. Anti-fibrotic effect of chorionic plate-derived mesenchymal stem cells isolated from human placenta in a rat model of CCl(4)-injured liver: potential application to the treatment of hepatic diseases. J Cell Biochem, 2010, 111:1453-1463.

64. Cao H, Yang J, Yu J, et al. Therapeutic potential of transplanted placental mesenchymal stem cells in treating Chinese miniature pigs with acute liver failure. BMC Med, 2012, 10:56.

65. Park S, Kim E, Koh S E, et al. Dopaminergic differentiation of neural progenitors derived from placental mesenchymal stem cells in the brains of Parkinson's disease model rats and alleviation of asymmetric rotational behavior. Brain Res, 2012, 1466:158-166.

第四章　羊水干细胞

胚胎组织在母体新陈代谢的过程中会发生细胞脱落现象，在这个过程中脱落的细胞进入到周围的羊水中。以产前染色体核型检测为目的获取的羊水为标本，2002 年 Prusa 等[1]研究发现，羊水中的细胞具有人类干细胞的一些典型特征，从羊水中培养获得的细胞先后被诱导成了多种细胞。随后 Prusa[2]提出表达 *Oct4* 基因的羊水细胞是一种干细胞。2007 年，De Coppi 在研究羊水细胞的过程中发现，羊水中含有多潜能细胞，这类细胞可在体外传至 250 代并未发现衰退现象。由于这类细胞可以成功诱导成脂肪、骨、肌肉、内皮、神经细胞，因此将其命名为人羊水干细胞(human amniotic fluid stem cell，hAFS)[3,4]。羊水中的细胞目前被认为是由不同来源的多种细胞组成的，是一个来源于胎儿、羊膜及周边组织的异质细胞群体[5]。根据现有的理论，羊水中的细胞绝大部分来自胎儿，其主要为胎儿表皮、消化道、分泌道及羊膜的脱落细胞。

AFS 的类型及很多生物学的特性是随着孕龄的变化而不断变化的。在体外培养的环境下，AFS 可以表现为两类主要的细胞，一种是可以贴壁生长并能够不断分裂增殖形成克隆的细胞，另一类是非贴壁细胞。依照这些细胞的形态学特征和生长特点，羊水细胞可以分为三大类：E 型上皮细胞、AF 型羊水特异细胞和 F 型成纤细胞[2]。AF 型羊水特异细胞和 E 型上皮细胞从培养的一开始就可以发现其存在，其中 AF 型细胞在整个培养过程中一直存在，而 E 型细胞则随着培养时间的延长呈现显著的快速下降趋势。E 型细胞被认为来源于胚胎皮肤和尿液，AF 型细胞来源于胎膜和滋养细胞。AF 型细胞可以分泌雌激素、人绒毛膜促性腺激素和黄体酮。F 型细胞被认为是来源于间充质组织。在产前遗传学检测过程获得的羊膜穿刺样本中，大约有 1%的细胞表达细胞表面抗原 c-Kit(CD117)，这是一个在人胚胎干细胞等多种干细胞表面都有表达的受体蛋白。

AFS 与多潜能胚胎干细胞及多潜能成体干细胞有着很大的不同，其可塑性介于胚胎干细胞和成体干细胞之间。大约 90%的 AFS 表达 *Oct4*，这是一个在胚胎瘤细胞、生殖细胞、胚胎干细胞中都有表达的重要转录因子[3,6]。此外，AFS 还表达多潜能干细胞标志物 TERT，并可以分化为脂肪细胞和平滑肌细胞。与胚胎干细胞不同，AFS 在移植入小鼠体内后不会形成肿瘤[3]，加之作为羊水主要获取方法的羊膜穿刺术已经成为一种被广泛接受的产前诊断手段，因此羊水干细胞被认为是一种安全的、容易获得的干细胞来源，并可以应用于治疗目的，且不存在伦理问题。

第一节　羊水干细胞的获取

一、一步培养法(直接贴壁法)

通常选取孕龄 16～20 周的孕妇，通过以染色体核型检测为目的的羊膜腔穿刺术获取约 20ml 羊水。针对不同的研究目的,也可选用其他孕龄周数的标本,所取羊水 4℃保存,1000r/min 离心 5min,每管仅保留 0.5ml 上清,加入 4ml 羊水细胞培养基。需要指出的是,目前有很多商品化的羊水干细胞培养基可供选用,且质量稳定,培养效果可以满足各方面研究的需求。分离得到的细胞置 5% CO_2培养箱培养。出现梭形细胞为主、类成纤维细胞的集落且达 70%融合后,用 0.05%胰蛋白酶消化,收集细胞改用 α-MEM 培养基,其中添加 20%(V/V)胎牛血清、4μg/L 碱性成纤维细胞生长因子,接种培养,记为第 1 代(P_1)。细胞生长达到 80%融合时按 1∶3 至 1∶5 的比例传代。

二、两步培养法

首先,同“一步培养法”将羊水标本离心、接种、培养至出现梭形细胞为主、类成纤维细胞的集落。然后将上清培养液转移至新的 T25 培养瓶中继续培养,至出现梭形细胞为主、类成纤维细胞的集落且达 70%融合后消化,其中添加 20%(V/V)胎牛血清、4μg/L 碱性成纤维细胞生长因子,接种培养,记为第 1 代(P_1)[7]。

两步法的出现提高了之前一步法的细胞获取效率,但随之也出现了一个问题,那就是用于治疗的干细胞需要具有很高的纯度,最好是来源于单一细胞形成的克隆,同时在培养过程中应不使用动物来源的各种培养成分,以减少临床使用时的风险。为了满足以上的要求,在之前分离方法的基础上开发出了一种全新的培养分离方法。其主要的改进就是在获得成纤维细胞样生长的贴壁细胞后,通过合理控制接种细胞的密度,以使细胞间保持足够的距离,为单克隆的生长提供足够的空间。通常情况下密度掌握在 10×物镜下每个视野中仅有一个起始细胞为宜。而后使用如下成分的培养基进行培养:α-MEM 培养基、15%胚胎干细胞用胎牛血清、1%谷氨酰胺、1% 青链霉素,18% Chang B 、2% Chang C 和 10ng/ml 碱性成纤维细胞生长因子。每 3~4 天换液一次,每天在显微镜下观察细胞生长情况,应可观察到有单一细胞分裂增殖形成的细胞克隆,使用蘸有胰蛋白酶的棉签将细胞克隆擦下,接种至 24 孔板中扩大培养,之后逐级扩大培养,直至用 T25 细胞培养瓶培养,而后按照 1∶3 的比例传代扩增。

三、通过免疫分选获取高纯度羊水干细胞

随着分离方法的改进,使用免疫磁珠的免疫分选方法可以使制备得到的 AFS 达到更高的纯度,满足更为精密研究的需求。此方法通常作为之前分离方法的补充方法使用。细胞传 3~4 代后,进行 CD117 阳性细胞分选。常规消化细胞,过滤 40μm 直径细胞筛,制备成单细胞悬液。细胞计数,每个分选柱上样细胞总数不大于 2×10^8 个。1300r/min 离心 100min,弃上清,加入上样缓冲液 PEB(PBS 含 2mmol/L 的 EDTA、0.5%牛血清白蛋白)100μl 重悬细胞、CD117 磁珠试剂盒中的 FcR 受体阻断剂 100μl、CD117 磁珠 100μl,混匀,4℃孵育 15min。加入 2ml PEB 缓冲液冲洗细胞,1300r/min 离心 10min,弃上清,加入 PEB 缓冲液 500μl 重悬细胞。将分选柱置于 Mini-MACS 分离架上,用 PEB 缓冲液润柱完毕后,加入上述细胞悬液,使其依靠重力自然过柱,再用 PEB 缓冲液洗柱 3 次,最后用 1ml PEB 缓冲液迅速冲柱,收集阳性细胞,加入 2ml 羊水干细胞培养基培养。

第二节　常用羊水干细胞研究方法

一、细胞核型分析

采用滴片法，在培养终止前 3h 加入秋水仙素，终浓度为 2.5mg/L。胰酶消化离心，用 0.4%KCl 及 0.4%柠檬酸钠 1∶1 作为低渗液，3∶1 甲醇∶冰醋酸固定，滴片 4～6 张，65℃烤片过夜，胰酶法 G 显带。按照《人类细胞遗传学国际命名体制》(ISCN 1995)标准进行核型分析诊断。

二、AFS 的生长曲线的测定

取 90%融合的 P_3 代 AFS，按 2×10^7 个/L 接种于 24 孔板，0.5ml/孔，每 3 天更换培养液。从第 2 天起每隔 24h 随机取 3 孔细胞计数，取其平均值作为当天的细胞数。

三、AFS 集落形成能力比较

取培养 90%融合的 P_3 代 AFS，按 10 个/mm^2 接种于 6 孔板。培养 7 天后瑞氏染色，计数孔内的集落数。

四、AFS 表面抗原检测

取 90%融合的 AFS，消化后制备单细胞悬液，按要求分管，在各管中分别加入 FITC 或 PE 等荧光素标记的小鼠抗人流式抗体：CD29、CD34、CD44、CD45、CD105、CD117、HLA-DR 等。设立阴性对照。用流式细胞仪检测，CellQuest 等分析软件分析结果。

五、免疫荧光检测 AFS 中 *Oct4* 的表达

取 90%融合的 AFS，接种于 1%明胶包被的 4mm 无菌盖玻片上，固定封闭后，与 1∶100 鼠抗人 Oct4 单克隆抗体 4℃孵育过夜。与 FITC 标记的马抗鼠 IgG 室温孵育 1h。浓度为 1mg/L 的 DAPI 细胞核染色 5min 后，在荧光显微镜下观察、拍照、分析。

六、端粒酶活性检测

端粒酶活性的检测使用端粒重复扩增法(telomeric repeat amplification protocol，TRAP)，将待检测的 AFS 用 PBS 清洗，并于－70℃保存，使用 200μl CHAPS 裂解液重悬 1×10^6 细胞，置于冰上孵育 30min，上清液在 4℃下 12 000*g* 离心 20min，而后取 160μl 上清液用于端粒酶活性检测。其中 10μl 的上清液 85℃热处理 10min 以灭活端粒酶。配制 50μl 的 PCR 反应体系，包含 5μl 的 10×TRAP 反应缓冲液、1μl 50×dNTP、1μl TS primer、1μl TRAP 引物混合物、0.4μl(2U)*Taq* 酶、39.6μl 水和 2μl 的细胞提取物。反应体系首先在 30℃下孵育 30min；而后 94℃、30s，54℃、30s，30 个循环。将 PCR 反应扩增

产物置于琼脂糖凝胶电泳，通过凝胶成像系统照相[8]。

七、多向分化能力检测

通常情况下对 AFS 的分化能力的检测包括脂肪、软骨、神经三个方面。首先应制备足够的 AFS 细胞，当细胞生长达 70%融合的时候，收获，转而用诱导培养基进行培养，每周换液 2 次。

(1) 软骨分化诱导培养基：α-MEM、10% ES-FBS、0.1μmol/L 地塞米松、10mmol/L 甘油-2-磷酸、50μmol/L 维生素 C。

(2) 脂肪分化诱导培养基：α-MEM、10% ES-FBS、1μmol/L 地塞米松、5μg/ml 胰岛素、0.5mmol/L 3-异丁基-1-甲基黄嘌呤、60μmol/L 吲哚美辛。

(3) 神经分化诱导培养基：α-MEM 、10% ES-FBS、1μmol/L β-巯基乙醇、5ng/ml bFGF[9,10]。

第三节　羊水干细胞的生物学特性

一、AFS 的基本特征

首先，羊水干细胞具有很强的自我更新能力，在体外培养过程中，这些细胞的倍增次数可超过 250 次，甚至超越了 Hayflick 界限的限制。长期传代培养得到的高代次羊水干细胞仍然保持正常核型，细胞周期分析结果表明 G_1 和 G_2 期的比例与早期细胞相比没有变化。Bryan 等[11]还证实这些代数的细胞端粒长度及端粒酶活性都保持恒定。这些都证明了羊水干细胞在具备很强的增殖能力的同时还具有很强的遗传稳定性，长期的体外培养过程没有造成细胞转化。

多潜能干细胞具有很强的自我再生能力并能够分化为多种功能化细胞。这使得多潜能干细胞成为组织工程和移植治疗的重要细胞。目前羊水来源的干细胞被证明可以用于进行末梢神经修复并在局部释放神经生长因子[12]。通过妊娠 3 个月时的羊水穿刺染色体核型检查可以方便地获得羊水干细胞。羊水干细胞与脐带、脐血、骨髓来源的间充质干细胞有着很多相似的生物学特性：表达 CD90、CD105、CD73、CD166 这些间充质干细胞标志物，不表达 CD34、CD45、CD14 等造血干细胞标志物[13]，同时表达重要的转录因子 Oct4[2,7]。通常情况下 2ml 的羊水就足以获得研究所需的细胞。

目前已经开发出了多种羊水干细胞的分离方法，如利用 c-Kit 抗体的免疫分选法、贴壁培养法、流式细胞机械分离法等。目前常用的方法为贴壁分离法，对于免疫分选法，研究报道经过 c-Kit 分选的羊水间充质干细胞会导致一些不正常的分化发生，并在移植入大鼠的心肌膜之后表现出宿主的免疫反应[12]。而直接培养法所获得的羊水干细胞在未经任何分选的情况下表现出更好的归巢能力和分化能力。

羊水干细胞具有很强的自我更新能力，在体外培养环境下可以进行大约 250 次倍增而并不表现出可检测到的端粒长度损失[3]，以此为基础，在体外培养的同时配合一定的诱导条件，羊水干细胞可以向三个胚层的各个谱系的细胞分化，例如，可以分化为 nestin 阳性细胞，并表现出对多巴胺和谷氨酸的敏感性。在合适的培养环境下，AFS 可以向成骨方向分化，能够观察到金属钙的沉积。AFS 还可以分化为肝细胞，分泌高水平的尿素以及白蛋白、甲胎蛋白、肝细胞核因子等肝脏特征蛋白[3]。

二、羊水干细胞的基因表达

研究发现，AFS 中表达 Oct4 因子，同时表达阶段特异性胚胎抗原(SSEA)——表达于胚胎干细胞中却通常不表达于成体干细胞中的一种蛋白质。Prusa 等[2]首次采用 RT-PCR、免疫印迹及免疫组织化学方法对 AF 细胞 Oct4 表达进行研究，对 11 份孕 14 周的 AF 标本进行检测时发现其中 5 份标本中细胞表达 Oct4，通过免疫荧光显示 0.1%～0.5%的细胞为 Oct4 阳性细胞。其他研究也表明[14～16]培养的 AF 细胞有 Oct4 和 SSEA-4 阳性表达。Kim 等[8]从 AF 中分离细胞培养，观察到第 19 代细胞均有 Oct4 表达。De Coppi 等[3]用免疫磁珠分选了膜表达 SCF 受体 c-Kit(CD117)阳性细胞并进行克隆培养后，用流式细胞仪分析筛选出的 AFS 细胞标志的表达，有 5 个克隆均有 SSEA-4 阳性，且 90%以上细胞表达 Oct4。

通过 RT-PCR 的方法，研究表明 AFS 在整个培养过程中表达如下基因：*Rex-1*、*SCF*、*GATA-4*、*CK18*、*HLA-ABC*、*FGF-5*、*vimentin*、*BMP-4*、*nestin*、*AFP*、*HNF-4α*。

GATA-4 是 GATA 蛋白家族中一个心肌特异性的锌指结构的转录因子，羊水干细胞在培养过程中也表现出了分化为心肌这种中胚层来源细胞的能力，此外还能分化为其他的中胚层来源细胞。FGF-5 调节着神经分化过程，nestin 是一个神经干细胞特异的分子。此外，AFS 还有微管蛋白 β、微管相关蛋白 Z 的强表达，这都提示 AFS 可以分化为神经细胞。培养出的 AFS 可以出现原始多巴胺能神经元表型的稳定表达，胆碱能、肾上腺素能、γ-氨基丁酸能神经元或神经胶质标志为弱阳性或阴性表达。

BMP-4 在 AFS 呈软骨分化及骨关节软骨修复的过程中发挥重要的作用[3,12]。上述的这些表达特征解释了羊水间充质干细胞具有分化为心肌细胞、脂肪细胞、骨、软骨、神经细胞的能力。

羊水间充质干细胞的表面表达 MHC-Ⅰ类抗原；部分细胞弱表达 MHC-Ⅱ类抗原、Ⅰ型主要组织相容性抗原复合物(MHC-Ⅰ)类分子及人类白细胞抗原 HLA-A、B、C 阳性；而 MHC-Ⅱ类分子 HLA-DR、DQ 弱阳性或阴性。

AFS 的 SH2、SH3、SH4、CD29、CD44(归巢细胞黏附分子，HCAM) 阳性，CD90 和 CD105 弱阳性；造血干细胞的细胞标志 CD45、CD34 及 CD133 阴性表达[3,17,18]。

羊水间充质干细胞还表达：Ⅰ、Ⅱ、Ⅲ、Ⅳ、Ⅻ型胶原，纤维结合蛋白，CD54(细胞间黏附分子，ICAM-1)，CD31(血小板内皮黏附分子 1，PECAM-1)，CD106(血管细胞黏附分子 1，VCAM-1)，α-SAM(α 肌动蛋白)。这些蛋白质表达特征在不同孕期细胞和培养条件下没有差别[8]。通过流式细胞法进一步分析发现，AFS 中存在着一群 DAZL 阳性细胞，DAZL 是生殖细胞特异性的 RNA 结合蛋白[19]。

第四节 AFS的多向分化能力及其在再生医学中的应用

在细胞治疗过程中，对干细胞准确进行诱导分化是应用干细胞治疗疾病的基础，因此，干细胞诱导分化模型的建立是目前主要的研究方向。同时，基于AFS的多方向分化能力，其被用于组织工程的研究在再生医学中发挥重要的作用。

一、AFS的优势

由于伦理学的限制，目前胚胎干细胞的临床应用仍然受到很大的限制。与此相比，AFS及许多成体干细胞在这方面具有优势，目前羊水干细胞、脐带脐血间充质干细胞、胎盘干细胞等均已成为细胞治疗中的候选细胞。骨髓间充质干细胞是目前使用较多的细胞来源，但是间充质干细胞在骨髓中的比例较低。另外，收集骨髓的过程会给供者带来较大的痛苦，因此需要寻找更为安全、高效、便捷的干细胞来源[20]。

羊水中含有大量异质的细胞群，这些细胞来源于胎儿的组织，是一种发育较早期的细胞，在目前产前染色体检查的同时可以较为容易收集到足够的羊水；而且相比于胚胎干细胞的获取方式，羊水干细胞的获取不会对胚胎造成任何的破坏，这避免了很多伦理学的争议。

在分离培养过程中，羊水干细胞可以在体外环境下较为容易地培养扩增。羊水间充质干细胞的增殖能力比骨髓间充质干细胞高很多[20]。羊水来源的干细胞在体外培养过程中不需要滋养细胞的存在就可以扩增，并且纯化得到的干细胞表达胚胎和成体干细胞的很多标志物。从一些标志物表达水平分析，羊水间充质干细胞表现出比骨髓间充质干细胞更高的未分化状态，在这一点上与胚胎干细胞更为相似。事实上，羊水干细胞可以分化为中胚层来源的多种细胞，此外还可以分化为神经元细胞[3]。

在实际的临床应用中，胚胎干细胞在面临伦理问题的同时，还要面对免疫排斥和致瘤的风险。与此不同，羊水干细胞不具有致瘤性。

二、羊水干细胞与心血管疾病

2007年，Schmidt等[21]从羊水中分离出羊水干细胞，置于实验盘上，再移到一种生物塑胶上培养，4～6周培育完成的12个心瓣膜在实验室环境下进行测试，结果表明一切功能正常。同时发现羊水干细胞在冷冻4个月后，表现出与未经冻存的羊水干细胞相类似的表型与生存能力，说明在出生时构建的羊水干细胞库可以治疗一生中任何时期的心脏疾病[22]。Yeh等[23]发现将人羊水干细胞注入免疫受限的大鼠体内，可以修复心脏功能，该法为通过直接向受损心肌膜中注入羊水干细胞来修复心肌功能提出了新思路。

很多的研究现在都已经证明可以使用多种来源的细胞在生物兼容性支架的协助下制造人工心脏瓣膜，用以治疗先天性心脏病。而来自羊水的AFS细胞可以在婴儿出生前就制备得到自体来源的人工心脏瓣膜，既可以尽早手术，又可以避免组织配型的问题。AFS细胞在被分离后，接种入生物降解支架中，并形成新生儿瓣膜组织。这些瓣膜的内皮具有和天然瓣膜同样的机械强度[24]。

目前有大量的研究使用脐带、脐血、骨髓来源的间充质干细胞治疗心肌梗死，作为一个全新的干细胞来源，AFS 也被用于这类治疗中。Bollini[25]的研究证明了 AFS 具有在移植后，在心肌梗死部位分化为血管细胞的能力，而在体外的研究中将 AFS 与成熟的大鼠心肌细胞共同培养可以促使 AFS 分化为心肌细胞。随后的体内研究进一步证实了 AFS 在小鼠心梗模型的发病部位可以分化为心肌细胞。在 AFS 分化的同时伴随着心脏功能的改善。另一个研究中将 AFS 置于甲基纤维素培养系统中，使 AFS 生长成为一个细胞球团，而后将这个细胞球团植入心肌梗死部位，相比于散在的解离细胞，这种细胞团结构可以更有效地促进 AFS 分泌血管新生和保护心脏的细胞因子。这个结果表明细胞的立体结构对于增强 AFS 的心肌修复能力是存在影响的。

AFS 还具备向血管上皮分化的能力。在一项研究中，羊水标本来自孕 16～22 周进行产前诊断的孕妇，采用免疫磁珠细胞分选法去除人羊水细胞中 CD44 和 SSEA-4 阳性细胞，使 Oct4 阳性胎儿间充质干细胞间接得到分离，并在体外进行培养扩增。取第 3 代羊水来源 Oct4 阳性胎儿间充质干细胞，诱导组换用含 15%(V/V)胎牛血清的内皮细胞生长培养液，诱导 30 天后，镜下观察细胞集落相互连接，呈典型的“鹅卵石”样外观，经诱导的羊水来源 Oct4 阳性胎儿间充质干细胞可在体外保持良好的增殖活力。诱导后的贴壁细胞 eNOS 和 vWF 呈阳性表达，细胞胞浆内可见发出红色荧光的 Dil 阳性细胞；对照组细胞免疫荧光染色 eNOS 和 vWF 均呈阴性，且无红色荧光细胞出现。由此证明，羊水来源的 Oct4 阳性的胎儿间充质干细胞在适当的体外微环境下可诱导分化为血管内皮细胞[26]。

三、羊水干细胞与神经损伤修复

Prusa 等对人 AFS 细胞进行了神经分化形态学分析及神经分化标志表达分析，在未经培养的 AFS 细胞中未观察到神经细胞形态，经过标准培养基培养后神经细胞呈散发状，而在诱导神经分化的培养基中，神经细胞明显增多并伴神经分化标志基因的表达。他们的研究首次表明人 AFS 中含有表达神经干细胞和祖细胞标志的细胞，有分化为神经细胞的能力。

AFS 表达很多神经细胞标志物，如 CD133、nestin、CNPase、p75、BDNF、神经营养因子 3 等蛋白质，同时 TGF-β3、FGF8、Shh、β 连环蛋白等多巴胺标志物也在 AFS 细胞中有表达。这些说明 AFS 的蛋白质表达特征十分类似于中脑中可分化为多巴胺神经元的神经祖细胞[12,15]。研究也证明，在将 AFS 移植入大鼠大脑后，AFS 可以迁移很长的距离进入大脑后分化为神经元[3,27]。此外，如将经过 3 周培养的 AFS 移植进入大脑缺血的和正常的大鼠脑中后，都可以发现 AFS 可从注射部位经过或长或短的距离沿着胼胝体进入大脑的很多区域。这种过程是因为缺血部位分泌的趋化因子及神经营养因子的量明显上升，从而引导羊水间充质干细胞的迁移，这一点上羊水间充质干细胞和其他来源的干细胞有着相似之处。

二甲基亚砜(dimethyl sulfoxide，DMSO)、丁羟回醚(butylated hydroxy anisole，BHA)、神经生长因子(nerve growth factor，NGF)可以将羊水干细胞向神经细胞诱导，8

天后发现有80%的细胞表达了干细胞标记蛋白Nestin。在偏向于产生多巴胺神经元的条件下进一步培养发现，一部分细胞表现神经样形态。转录分析结果表明，这类细胞表达多巴胺神经元的标志基因*GIRK2*。另外，诱导的细胞还可分泌兴奋型神经递质L-谷氨酸盐，调节钾离子通道。将AFS细胞分化得到的神经细胞移植进患有神经退行性疾病的小鼠中，发现细胞可以在患处生长和重构神经网络[28,29]。另外，将AFS细胞注入局部缺血的脑室，这种症状可以得到缓解[30]，为人类神经性疾病的治疗提供了新的借鉴。

此外在由于缺少寡突细胞所导致的神经变性的动物模型中，动物表现出Krabbe脑白质球状细胞营养障碍，将AFS细胞经过神经分化培养基诱导分化后注入侧脑室，治疗组的动物被延长了2个月的存活期。组织切片检查发现植入的AFS细胞在形态上接近于星形细胞和寡突细胞。

四、羊水干细胞在骨损伤中的应用

De Coppi等将AFS在骨生成培养基中诱导生成了有功能的造骨细胞，该细胞可形成矿化结节，同时高表达骨细胞的标记物碱性磷酸酶。此外，他们将羊水干细胞埋入藻酸盐/胶原支架时发现这些细胞参与了成骨过程。

（一）骨 损 伤

目前有很多研究关注AFS在骨损伤修复中的作用。将附着于藻酸钠和胶原构成的支架的AFS植入皮下，通过体内的培养过程可以观察到异位骨形成过程[3]。在这个研究中，免疫缺陷鼠皮下移植18周后，可以观察到高度矿物化的组织和骨组织样块。这些骨组织块在CT扫描中所呈现的密度甚至高于小鼠股骨的密度。研究表明，骨形成蛋白7(BMP-7)等在体内和体外都可以协助AFS的骨分化过程，此外多聚生物可降解物(PCL)可以用于修复大面积的骨损伤。PCL的存在可以为AFS的骨分化提供很好的支持作用。

（二）软 骨 损 伤

人AFS细胞在藻酸盐中培养[31]，将2×10^5细胞接种入15ml锥形管，加入软骨分化培养基，其中含有ITS (insulin, transferrin, and sodium selenite)、dexamethasone、L-proline andascorbic acid-2-phosphate，并加入TGF-β1、TGF-β3、BMP-2和IGF-1等生长因子，将这个管子离心以使细胞在底部形成团块。3周后，在TGF-β的诱导下AFS开始大量表达sGAG和Ⅱ型胶原，而IGF-1的加入可以进一步加强sGAG的表达，这个研究表明AFS具有分化为软骨细胞的能力，由此也为软骨修复的组织工程提供了基础。

五、羊水干细胞的脂肪分化能力

Kim等[8]利用地塞米松、异丁基-甲基-黄嘌呤、胰岛素和茚甲新等对羊水干细胞进行向脂肪细胞诱导，2周后发现细胞出现脂滴，油红O染色呈阳性。De Gemmis等[32]采用人 AFS 作为替代模型，研究脂肪细胞的分化调节，通过主基因的表达监控脂肪细胞的分化。AFS 未受分化刺激物影响，能使更多的脂肪形成生理学过程的信号，从而代表活体内脂肪形成机制。

六、羊水干细胞用于组织损伤的修复

在研究中 AFS 可被诱导分化为各个胚层的细胞类型，包括脂肪细胞和骨细胞之外的肌细胞、肾脏组织细胞、肺脏细胞等。

（一）肌 肉 损 伤

在一个膀胱炎坏死的模型中，AFS 细胞被移植用来改善受损的逼尿肌收缩力[28]。AFS 在移植后起到了有限的血管再生作用，一些 AFS 细胞发生了细胞融合。而在这个过程中 AFS 主要表现出的作用是防止冻伤的肌肉细胞肥大。

（二）肾 脏 损 伤

目前晚期肾脏疾病的发病率不断上升，透析和同种异基因肾脏移植是当前仅有的可行的治疗方法。但透析仅仅是解决了肾脏通透性的问题，并不能从根本上解决肾脏结构的变化和损伤，而且长期的透析还容易导致贫血和营养不良。目前肾脏移植是唯一可以根本恢复肾脏功能的治疗方法。这种恢复包括了通透性、分泌 EPO 和 1，25-二羟维生素 D3 的能力。但是移植后的排异反应仍是患者要长期面对的问题。目前的研究证明，AFS 在一个体外胚肾环境中可以被诱导分化为肾脏细胞[33]，为了便于移植后示踪，将男性胎儿羊水中分离得到的 AFS 经过 GFP 标记后注射入大鼠胚肾中，并在这种环境中共同培养 10 天，而后在通过 RT-PCR 进行的检测中可以发现这样培养的 AFS 开始表达出肾脏特异的分子标志，如 ZO-1、Claudin 等，随后的研究建立了由甘油引起的急性肾小管坏死模型，并使用 AFS 进行治疗。检测发现一些反映坏死程度的关键指标如血尿素氮和肌酸酐水平下降，同时出现凋亡肾小管的数量也显著减少。

（三）肺 脏 损 伤

在肺损伤后，人 AFS 细胞可以整合入大鼠肺脏中，并分化为肺特异性细胞系。在体外培养的大鼠胚肺中，将 AFS 植入可以观察到其表达早期人分化标志物——甲状腺转录因子 1（TTF1）。

在使用萘对肺 Clara 细胞造成特异性损伤后，用 AFS 细胞移植治疗，可以观察到 AFS 可以迁移到肺泡和支气管位置并表达 Clara 细胞特异性的 10kDa 分子标志。这些结果表明 AFS 细胞具有一定的可塑性，在肺脏损伤部位可以通过多种途径发挥组织修复的作用。

（四）促血管再生

上述研究在各种组织中观察到 AFS 可以通过局部的分化发挥促进组织重建的作用。

在另外一些研究中发现，AFS 还可以发挥一定的促进血管再生的作用。在 Teodelinda[34]的研究中发现，AFS 的条件培养基中含有一些可溶性的促血管新生细胞因子，包括 MCP (chemotactic protein)-1、白细胞介素-8(IL-8)、SDF(stromal derived factor)-1 和血管内皮生长因子 (VEGF)，在一个小鼠下肢缺血模型中，注射入 AFS 条件培养基后，可以观察到条件培养基有效地防止了毛细血管的损失和肌肉组织的坏死，随后对于动脉的生成和修复也起到了明显的促进作用。研究证明 AFS 分泌的这些促血管新生因子可以募集内皮干细胞到损伤部位并由此诱导有效的组织修复。

AFS 虽被认为是一种免疫原性较低的干细胞，但是其免疫原性有一定的不稳定性，这会导致移植后的免疫排斥风险[12]。此外，在体外培养环境下，缺乏三维环境信号的刺激也会导致干细胞生物学特性的改变[35]，主要表现为体外培养过程中伴随的细胞自发的分化。这些因素都是目前临床应用中必须要考虑的因素，这关系到细胞治疗的安全性和有效性。

（王　斌）

参考文献

1. Prusa A R, Hengstschlager M. Amniotic fluid cells and human stem cell research: a new connection. Med Sci Monit, 2002, 8(11): 253-257.
2. Prusa A R, Marton E, Rosner M, et al. Oct-4-expressing cells in human amniotic fluid: a new source for stem cell research? Hum Reprod, 2003, 18(7): 1489-1493.
3. De Coppi P, Bartsch G, Siddiqui M M, et al. Isolation of amniotic stem cell lines with potential for therapy. Nat Biotechnol, 2007, 25(1): 100-106.
4. Miki T, Lehmann T, Cai H B, et al. Stem cell characteristics of amniotic epithelial cells. Stem Cells, 2005, 23(10): 1549-1559.
5. Ferdaos N, Nathan S, Nordin N. Prospective full-term-derived pluripotent amniotic fluid stem (AFS) cells. Med J Malaysia, 2008, 63(Suppl A) : 75-76.
6. Mauro A, Turriani M, Ioannoni A, et al. Isolation characterization and *in vitro* differentiation of ovine amniotic stem cells. Vet Res Commun, 2010, 34(Suppl 1): S25-28.
7. Tsai M S, Lee J L, Chang Y J, et al. Isolation of human multipotent mesenchymal stem cells from second-trimester amniotic fluid using a novel two-stage culture protocol. Hum Reprod, 2004, 19: 1450-1456.
8. Kim J, Lee Y, Kim H, et al. Human amniotic fluid-derived stem cells have characteristics of multipotent stem cells. Cell Prolif, 2007, 40(1): 75-90.
9. 王培培，郑玉宝，彭亮，等. 羊水间充质干细胞体外培养方案的优化及生物学特性. 中国组织工程研究，2010，16(10): 1780-1785.
10. 冯建勋，腊晓林，马艳，等. 两步法分离和培养人羊水来源胚胎间充质干细胞的生物学特征. 中国组织工程研究与临床康复，2009，13(45): 8854-8860.
11. Bryan T M, Englezou A, Dunham M A, et al. Telomere length dynamics in telomerase positive immortal human cell populations. Exp Cell Res, 1998, 239(2): 370-378.
12. Chiavegato A, Bollini S, Pozzobon M. Human amniotic fluid-derived stem cells are rejected after transplantation in the myocardium of normal, ischemic, immuno-suppressed or immuno-deficient rat. J Mol Cell Cardiol, 2007, 42(4): 746-759.
13. Siegel N, Rosner M, Hanneder M, et al. Stem cells in amniotic fluid as new tools to study human genetic disea-

ses. Stem Cell Rev,2007,3(4):256-264.

14. Bossolasco P, Montemurro T, Cova L, et al. Molecular and phenotypic characterization of human amniotic fluid cells and their differentiation potential. Cell Research, 2006,16(4):329-336.
15. McLaughlin D, Tsirimonaki E, Vallianatos G, et al. Stable expression of a neuronal dopaminergic progenitor phenotype in cell lines derived from human amniotic fluid cells. J Neurosci Res, 2006,83(7):1190-1200.
16. Sartore S, Lenzi M, Angelini A, et al. Amniotic mesenchymal cells autotransplanted in a porcine model of cardiac ischemia do not differentiate to cardiogenic phenotypes. Eur J Cardiothoracic Surg,2005,28(5): 677-684.
17. Tsangaris G, Weitzdorfer R, Pollak D, et al. The amniotic fluid cell proteome. Electrophoresis,2005,26(6): 1168-1173.
18. Tsai M S, Hwang S M, Tsai Y L, et al. Clonal amniotic fluid-derived stem cells express characteristics of both mesenchymal and neural stem cells. Bio Reprod, 2006,74(3):545-551.
19. Iop L, Chiavegato A, Callegari A, et al. Different cardiovascular potential of adult- and fetal-type mesenchymal stem cells in a rat model of heart cryoinjury. Cell Transplant, 2008,17(6):679-694.
20. In't Anker P S, Scherjon S A, Kleijburg-van der Keur C, et al. Amniotic fluid as a novel source of mesenchymal stem cells for therapeutic transplantation. Blood ,2003,102(4):1548-1549.
21. Schmidt D,Achermann J,Odermatt B,et al. Prenatally fabricated autologous human living heart valves based on amniotic fluid derived progenitor cells as single cell source. Circulation,2007,116(11 Suppl):64-70.
22. Schmidt D,Achermann J,Odermatt B,et al. Cryopreserved amniotic fluid-derived cells: a lifelong autologous fetal stem cell source for heart valve tissue engineering. J Heart Valve Dis,2008,17(4):446-455.
23. Yeh Y C,Lee W Y,Yu C L,et al. Cardiac repair with injectable cell sheet fragments of human amniotic fluid stem cells in an immunesuppressed rat model. Biomaterials,2010,31(25):6444-6453.
24. Weber B, Zeisberger S M, Hoerstrup S P. Prenatally harvested cells for cardiovascular tissue engineering: fabrication of autologous implants prior to birth. Placenta,2011,32 Suppl 4, S316-319.
25. Bollini S, Pozzobon M, Nobles M, et al. *In vitro* and *in vivo* cardiomyogenic differentiation of amniotic fluid stem cells. Stem Cell Rev,2011,7:364-380.
26. 吴齐全,张胜利,马晓荣,等.羊水来源 OCT-4 阳性胎儿间充质干细胞向血管内皮细胞的体外诱导分化. 中国组织工程研究与临床康复,2009,13(36):7068-7072.
27. Ghionzoli M, Cananzi M, Zani A, et al. Amniotic fluid stem cell migration after intraperitoneal injection in pup rats: Implication for therapy. Pediatr Surg Int,2010,26(1):79-84.
28. De Coppi P,Callegari A,Chiavegato A,et al. Amniotic fluid and bone marrow derived mesenchymal stem cells can be converted to smooth muscle cells in the cryo-injured rat bladder and prevent compensatory hypertrophy of surviving smooth muscle cells. Journal of Urology,2007,177(1):369-376.
29. Delo D M,De Coppi P,Bartsch G,et al. Amniotic fluid and placental stem cells. Methods Enzymo,2006,1419: 426-438.
30. Rehni A K,Singh N,Jaggi A S,et al. Amniotic fluid derived stem cells ameliorate focal cerebral ischaemia-reperfusion injury induced behavioural deficits in mice. Behavioural Brain Research,2007,183: 95-100.
31. Kolambkar Y M, Peister A, Soker S, et al. Chondrogenic differentiation of amniotic fluid-derived stem cells. J Mol Histol,2007,38:405-413.
32. De Gemmis P, Lapucci C, Bertelli M, et al. A real-time PCR approach to evaluate adipogenic potential of amniotic fluid-derived human mesenchymal stem cells. Stem Cells Dev, 2006,15(5): 719-728.
33. Perin L, Giuliani S, Jin D, et al. Renal differentiation of amniotic fluid stem cells. Cell Prolif, 2007,40:936-948.
34. Teodelinda M, Michele C, Sebastiano C, et al. Amniotic liquid derived stem cells as reservoir of secreted angiogenic factors capable of stimulating neoarteriogenesis in an ischemic model. Biomaterials,2011, 32:3689-3699.
35. Matikainen T, Laine J. Placenta—an alternative source of stem cells. Toxicol Appl Pharmacol,2005,207(2 Suppl.): 544-549.

第五章　羊膜干细胞

羊膜干细胞包括羊膜上皮干细胞和羊膜间充质干细胞两种，因羊膜来源干细胞取材方便，不易污染，又无伦理学限制，同时，羊膜间充质干细胞与骨髓干细胞相比，其扩增能力更强，扩增后得到的细胞数量更多，便于临床的广泛应用，因而使得羊膜干细胞成为目前组织工程细胞的重要来源。我们将分别从两种干细胞的分离、培养方法及其主要的生物学特性方面逐一进行介绍。

第一节　羊膜上皮细胞

羊膜是胎膜最内层的一层薄膜，位于胎盘的婴儿面，由立方形或是圆柱形上皮样细胞组成其基底层，其间分布间质细胞，故羊膜干细胞主要由羊膜上皮细胞和羊膜间充质干细胞组成。羊膜上皮干细胞和羊膜间充质干细胞用不同的酶消化可以释放出来，以供临床需要和临床科学研究。图 5.1 示羊膜上皮细胞和间质细胞的分布[1]。

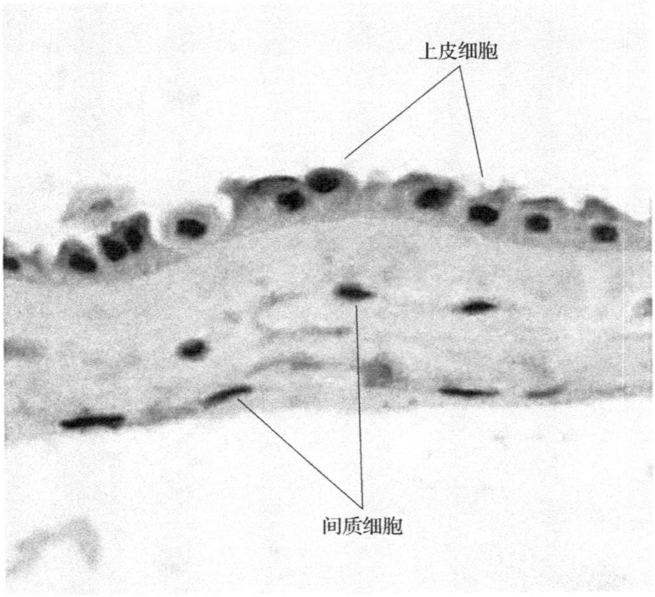

图 5.1　羊膜的横断面

一、羊膜上皮干细胞的分离

（一）实验准备

Hank's 平衡盐溶液(HBSS)(Cambrex)；新鲜刚出生婴儿的胎盘
胰酶/EDTA (Invitrogen，No. 25300-054，0.05%胰酶)
完全培养基[10%胎牛血清+90% DMEM (Invitrogen，high-glucose)培养基]
24% (*m*/*V*) Percoll
50-ml conical tube；500ml 烧杯；50ml 离心管；37℃孵箱；无菌手套；外科手术刀；100μm 过滤器

（二）羊膜上皮干细胞的分离

1. 机械分离

(1) 新鲜胎盘的组织胎儿面(光滑面)朝上置于超净台中，如图 5.2 所示[2]。

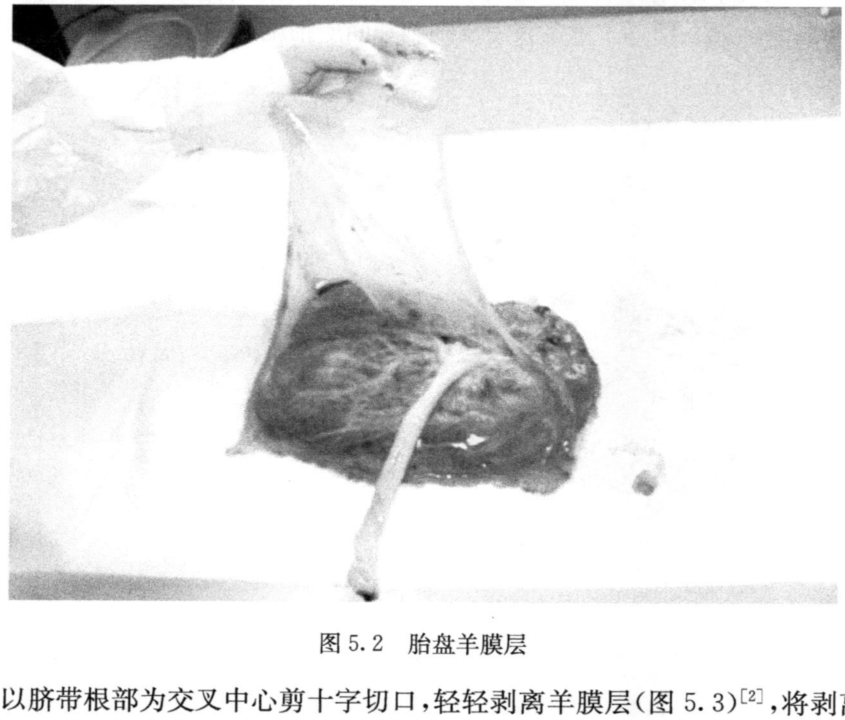

图 5.2 胎盘羊膜层

(2) 以脐带根部为交叉中心剪十字切口，轻轻剥离羊膜层(图 5.3)[2]，将剥离的羊膜置于含 200ml HBSS 的玻璃烧杯中。

(3) 200ml HBSS 洗 3 次以去除残留的血液及血块(图 5.4)[2]。

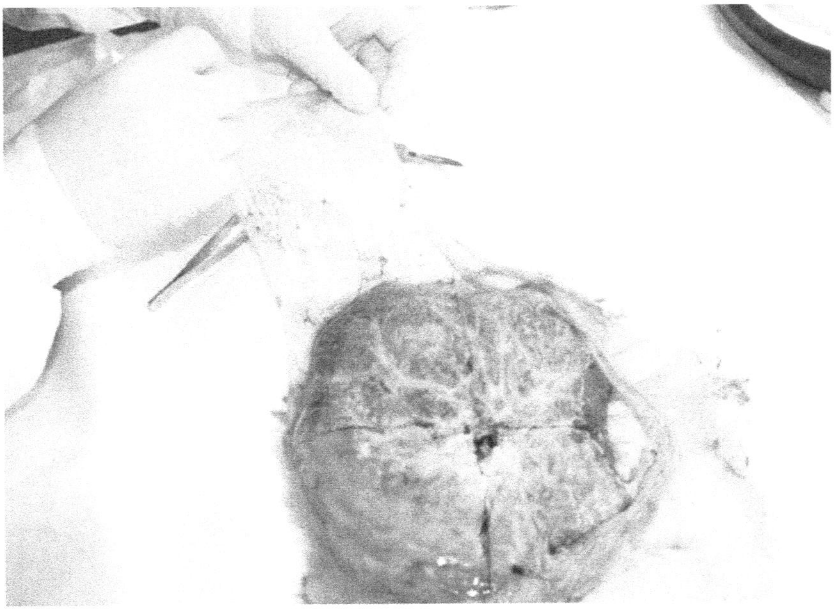

图 5.3　羊膜的剥离

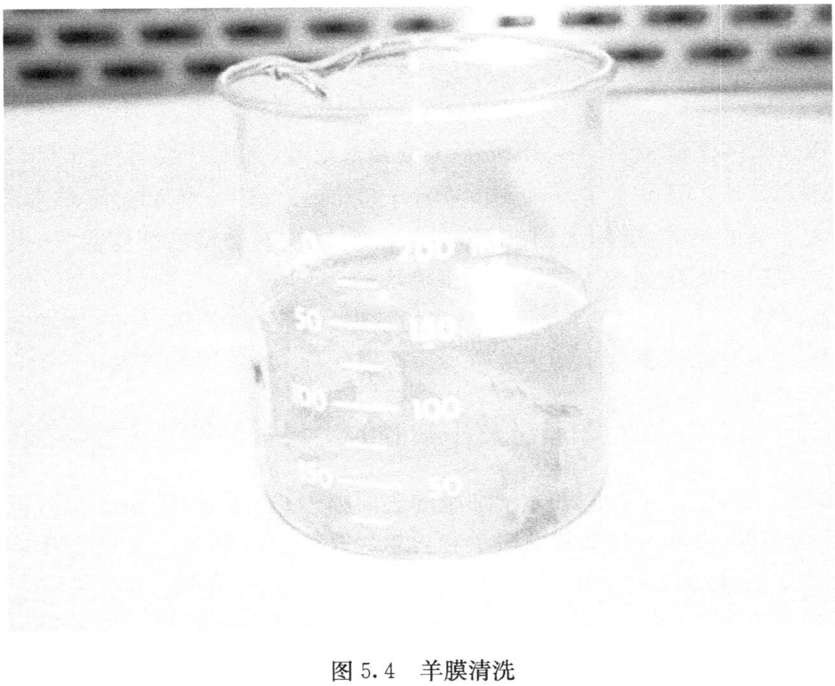

图 5.4　羊膜清洗

2. 组织消化

(1) 用眼科剪将羊膜组织剪碎分装置于离心管内，加入含有 0.53mmol/L EDTA 的 0.05%胰酶 10ml 消化 10min 后，弃消化液。

(2) 加入 15ml 0.53mmol/L EDTA 的 0.05%胰酶消化 10min 后，弃消化液。

(3) 加入 25ml 0.53mmol/L EDTA 的 0.05%胰酶 37℃、200r/min，旋转消化 30min。

(4) 200 目不锈钢网上过滤，收集单细胞悬液，加入含 10%胎牛血清的 DF12 完全培养基终止消化。

(5) 组织碎片用相同的方法重复消化 2 次后，合并收集的 2 次细胞悬液 200 目滤网过滤，加入含 10%胎牛血清的 DF12 完全培养基终止消化。

(6) 将收集的消化液 1600r/min、离心 10min 后弃上清，用含 10%胎牛血清的 DF12 完全培养基洗一次，1000r/min、离心 5min 后弃上清，得到的细胞即为羊膜上皮干细胞。

（三）羊膜上皮细胞的富集

(1) 将上述得到的细胞 HBSS 重悬计数后调整细胞浓度为 5×10^6/ml。

(2) 移液管吸取 20ml 沿管壁缓缓移入到含有 24ml 24%(m/V)Percoll 的 50ml 的离心管中，150g、不带 Break 离心 8min。

(3) 小心弃去上清，收集最底层细胞即为羊膜上皮干细胞。

（四）细胞培养

用含 10%胎牛血清+90%DMEM 完全培养基重悬，细胞计数后按照 $1\times10^6/cm^2$ 的密度接种到 T25 或 T75 细胞培养瓶中，放置于 37℃、5%CO_2 饱和湿度培养箱内培养，24h 后，弃去原有的培养基，用无菌的 PBS 洗细胞，把没有贴壁的细胞除去，换上新鲜的上述培养基，维持贴壁细胞的生长。以后每隔 3～4 天换液一次，直到细胞长到 80%融合时，用 0.125%胰酶/0.02%EDTA 消化贴壁的细胞，然后以 $1\times10^4/cm^2$ 的细胞密度接种于培养瓶中，按上述培养条件扩增培养。

二、羊膜上皮干细胞的生物学特性

研究表明，羊膜上皮干细胞表达干细胞的表面标志并能向三个胚层分化，加之羊膜上皮干细胞来源方便，故成为目前移植医学和再生医学的研究热点。我们将从羊膜干细胞免疫表型、分化、免疫调节等方面对羊膜上皮干细胞进行逐一介绍。

（一）羊膜上皮干细胞的免疫表型

刚刚分离出来的羊膜上皮干细胞不表达或是极低量表达人白细胞抗原 HLA-A、B、C，但是随着传代至 2 代后，表达量有所上升[3,4]。表达三磷酸腺苷结合转运蛋白 G2(ABCG2/BCRP)、CD9、CD24、E-钙黏蛋白、整合素 α6 和 β1、c-met(干细胞生长因子受体)、阶段特异胚胎抗原 SSEA-3(8.79%±2.84%)和 SSEA-4(43.94%±14.8%)、肿瘤排异抗原 TRA 1-60(9.82%±4.31%)和 TRA 1-81(9.91%±4.49%)[3, 5]。羊膜干细胞不表达 SSEA-1、CD34 和 CD133,弱表达或不表达 CD117(c-kit) 和 CCR4(CC 趋化受体 4)[3, 5]。尽管初始的羊膜上皮干细胞低表达 CD90,但是随着培养的进行,CD90 的表达量升高[3, 5]。羊膜上皮干细胞表达多能干细胞转录因子 Oct4、Sox2 和 Nanog。羊膜上皮干细胞不需要滋养层细胞就可以维持 Oct4 和 Nanog 的表达[3, 5],并且不表达端粒末端转移酶,移植后无致瘤性。羊膜上皮干细胞表达 POU5F1、Sox2、CFC1、DPPA3、PROM1、PAX6,但不表达 FOXD3 和 GDF3[3, 5, 6]。

这些性质表明羊膜干细胞与胚胎干细胞相似但是并不完全相同,也为羊膜干细胞的临床应用提供了广泛的应用前景。

(二)羊膜上皮干细胞的分化

研究表明,羊膜间上皮干细胞在特定的培养条件下可以向外胚层(神经)、中胚层(骨骼肌、心肌、脂肪和内皮)、内胚层(胰岛、肝脏)分化。其具体的分化诱导条件见表 5.1[7]。

表 5.1　分化诱导条件

分化	分化条件培养基	参考文献
脂肪	高糖 DMEM、10%胎牛血清、0.5mmol/L 异丁基甲基黄嘌呤、1μmol/L 地塞米松、10μmol/L 胰岛素、200μmol/L 吲哚美辛	[5, 6, 8]
软骨	高糖 DMEM、1%胎牛血清、6.25μg/ml 胰岛素、10ng/ml TGF-β、50ng/ml 维生素 C	[6]
骨	高糖 DMEM、10%胎牛血清、10μmol/L 地塞米松、10nmol/L 1,25 羟化维生素 D3、50μg/ml 维生素 C, 10mmol/L β-甘油磷酸酯	[8, 9]
骨骼肌	高糖 DMEM(或 DF12)、10%胎牛血清、5%人/马血清、50μmol/L 氢化可的松(或 0.1μmol/L 地塞米松)	[8]
心肌	高糖 DMEM、10%胎牛血清、55μmol/L β-巯基乙醇、1mmol/L 丙酮酸钠、1mmol/L 2-磷酸维生素 C	[5]
神经	①高糖 DMEM、10%胎牛血清、30μmol/L 全反式维甲酸	[6]
	②高糖 DMEM、10%胎牛血清、55μmol/L β-巯基乙醇、1mmol/L 丙酮酸钠、5×10^{-5}mol/L 全反式维甲酸、10ng/ml 成纤维生长因子-4	[5]
胰腺	高糖 DMEM、10%胎牛血清、55μmol/L β-巯基乙醇、1mmol/L 丙酮酸钠、10mmol/L 烟酰胺、胶原 I-包被板	[5]
肝脏	① 高糖 DMEM、10%胎牛血清、55μmol/L β-巯基乙醇、1mmol/L 丙酮酸钠、10^{-7}mol/L 地塞米松、0.1μmol/L 胰岛素培养 3 周,于最后 3 天加入 1mmol/L 苯巴比妥、胶原 I-包被板	[5]
	② 高糖 DMEM、10%胎牛血清、20ng/ml 肝细胞生长因子、10ng/ml 成纤维生长因子-2、10ng/ml 抑瘤素 M、100nmol/L 地塞米松、10U/ml 肝素钠	[10]
	③ DF12、10%胎牛血清、0.1μmol/L 胰岛素、10^{-7}mol/L 地塞米松	[11]

（三）羊膜上皮干细胞的免疫调节

羊膜上皮干细胞由于其低免疫原性和免疫抑制作用在外科移植中已经得到广泛的应用。研究表明，羊膜上皮干细胞对多种免疫细胞都有免疫调节作用：抑制巨噬细胞和白细胞的趋化、迁移，抑制 NK 细胞的溶解作用，抑制 T、B 淋巴细胞的增殖，等等[12]。2006 年，Chang[13]等证明羊膜干细胞能够抑制混合淋巴细胞反应和植物血细胞凝集素 PHA 活化的 T 细胞增殖，并且这种抑制作用并不是通过诱导 T 细胞凋亡，而是通过抑制 T 细胞增殖和促进 Treg 细胞的分化来实现的。Wolbank 等研究也发现羊膜上皮干细胞和羊膜间充质干细胞均能抑制混合淋巴细胞反应和活化 T 细胞的增殖，并且呈剂量依赖性。

第二节　羊膜间充质干细胞

羊膜间充质干细胞和骨髓间充质干细胞相似，具有很强的可塑性和多向分化潜能，在不同的诱导培养条件下可以向三个胚层分化。羊膜间充质干细胞具有低免疫原性和免疫抑制作用，并能分泌多种细胞因子对损伤细胞进行修复，故羊膜间充质细胞是目前干细胞治疗、组织修复和再生医学的理想细胞。

一、羊膜间充质干细胞的分离

（一）实验准备

Hank's 平衡盐溶液（HBSS）（Cambrex）；新鲜刚出生婴儿的胎盘

胰酶/EDTA（Invitrogen，No. 25300-054，0.05%胰酶）

完全培养基[10%胎牛血清+90% DMEM（Invitrogen，high-glucose）培养基]

24%（*m/V*）Percoll

50-ml conical tube；500ml 烧杯；50ml 离心管；37℃孵箱；无菌手套；外科手术刀；100μm 过滤器

（二）羊膜间充质干细胞的分离

1. 机械分离

（1）新鲜胎盘的组织胎儿面（光滑面）朝上置于超净台中（图 5.2）。

（2）以脐带根部为交叉中心剪十字切口，轻轻剥离羊膜层（图 5.3），将剥离的羊膜置于含 200ml HBSS 的玻璃烧杯中。

（3）用 200ml HBSS 洗 3 次以去除残留的血液及血块（图 5.4）。

2. 羊膜上皮干细胞的去除

如果实验或是操作中不需要羊膜上皮干细胞则按照如下操作，如果需要则直接按照步骤(5)操作。

(1) 将 0.05% (m/V)胰酶/EDTA 在 37℃水浴中溶解。

(2) 将膜放置于 2 个 50ml 离心管中，加入 20ml 0.05% (m/V) 胰酶/EDTA，37℃，1h。

(3) 剧烈振荡离心管以溶解去除羊膜上皮干细胞。

(4) 将羊膜转移至含预冷的 HBSS 的 500ml 烧杯中，去除消化的胰酶。

(5) 将羊膜用 200ml HBSS 洗 2～3 次，每次转移至新的烧杯中。

3. 组织消化

(1) 用眼科剪将羊膜组织剪碎分装置于 50ml 离心管内，加入含有 0.53mmol/L EDTA的 0.05%胰酶 10ml 中消化 10min 后，弃消化液。

(2) 用 50ml 含 0.53mmol/L EDTA 的 0.05%胰酶消化 1h(孵育时间根据膜的厚度而定，一般保持在 45～90min，30min 后检查膜消化的状态，一旦羊膜被完全消化则立即终止反应)。

(3) 分置于两个 50ml 离心管中，加入等体积预冷的 HBSS 后，200g、4℃离心 5min。

(4) 弃上清，用 50ml HBSS 重悬细胞，200g、4℃离心 5min。

(5) 弃上清，用含 90%的 DF12 和 10%胎牛血清的完全培养基重悬细胞。

(6) 细胞计数。

(7) 如果细胞用于培养，则按照 $1\times10^5/cm^2$ 的细胞密度接种于培养瓶中，每 3～4 天换液，当细胞达到 80%时按照 1∶3 传代。

4. 羊膜间充质干细胞的纯化

尽管胰酶/EDTA 可以去除大部分的羊膜上皮干细胞，但是仍会混有一部分羊膜上皮干细胞，加之间充质干细胞和羊膜上皮干细胞都具有贴壁生长的特性，在培养过程中不易分离，使得羊膜间充质干细胞混有部分的羊膜上皮干细胞。根据羊膜干细胞的贴壁速度较羊膜间充质干细胞缓慢的特点，可以在细胞贴壁培养 1～2h 后换液，这将又进一步去除羊膜上皮干细胞。但即使这样，羊膜间充质干细胞中仍混有一定数量的羊膜上皮干细胞，可于细胞贴壁 24h 之后在显微镜下清楚地观察到是否有两种细胞之间的污染(图 5.5)。

可采用密度梯度离心的方法将羊膜间充质干细胞从羊膜上皮干细胞中分离出来，但是需要注意的是，此种方法往往适用于细胞培养 24h 之后两种不同细胞的形态显示出来并呈现不同的密度时，刚刚分离出来的细胞往往不能采用此种方法分离。密度梯度离心法的具体方法如下。

所需材料：按照前述方法分离培养的羊膜间充质干细胞；0.25%(m/V)胰酶/EDTA (Invitrogen)；Percoll(Sigma)；10×HBSS(Invitrogen)

1) 细胞悬液的准备

(1) 将培养 1 天后的羊膜间充质干细胞用 HBSS 洗 2 次以去除培养基中的血清。

(2) 在培养瓶中加入 2ml 0.25% (m/V) 胰酶/EDTA 消化 1～2min。

(3) 用 10ml HBSS 重悬细胞后，1000r/min 离心 5min。

(4) 细胞计数。

(5) 用完全培养基按照 3×10^7/ml 的密度重悬细胞,将细胞置于冰上。

2) 制备不同梯度的 Percoll

(1) 以 3×10^7 细胞计算,每 5.4ml Percoll 加 0.6ml 10×HBSS 制备 100%Percoll。

(2) 按照表 5.2 制备不同浓度的 Percoll。

表 5.2 不同浓度 Percoll 的制备

Percoll 浓度/%	总体积/ml	100%Percoll/ml	HBSS/ml
30	5	1.5	3.5
42	4	1.68	2.32
52	3	1.52	1.48
70	1	0.7	0.3

(3) 按顺序分别加入如下不同浓度的 Percoll 于 15ml 离心管中:1ml 70% Percoll、3ml 52% Percoll、4ml 42% Percoll 和 5ml 30% Percoll。

(4) 将制备好的 1ml 3×10^7/ml 的细胞悬液加入离心管中。

(5) 1000g,不带 Break 离心 30min。

(6) 按照如图 5.6 所示吸取羊膜间充质干细胞层,置于离心管中用 1×HBSS 15ml 洗细胞一次,200g 离心 5min。

(7) 用含有 10%胎牛血清的 DF12 完全培养基重悬细胞后,计数,按照 1×10^5/ml 的密度接种于培养瓶内,每 3~4 天换液,待细胞融合达 80%时 1∶3 传代。

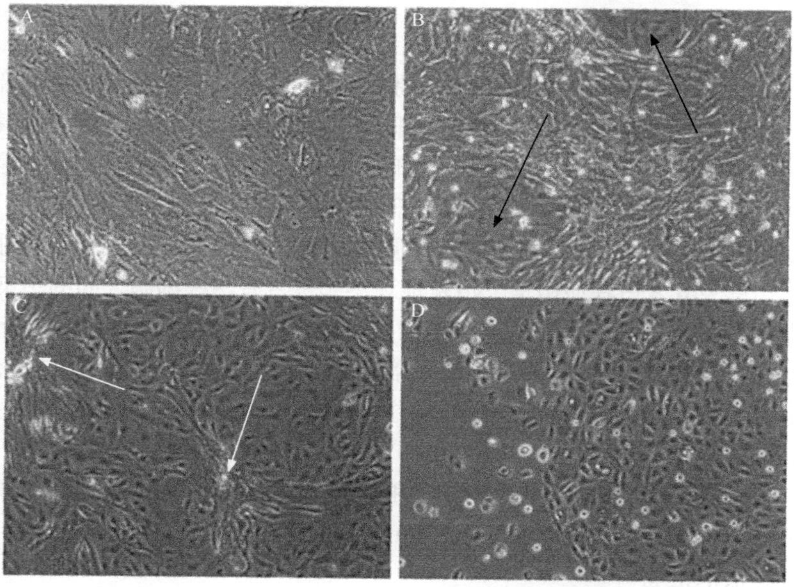

图 5.5 24h 之后羊膜间充质干细胞和羊膜上皮干细胞的形态学观察

A. 羊膜间充质干细胞层;B. 黑色箭头示羊膜间充质干细胞层上的羊膜上皮干细胞岛;C. 白色箭头示羊膜上皮干细胞层上的羊膜间充质干细胞岛;D. 羊膜上皮干细胞层

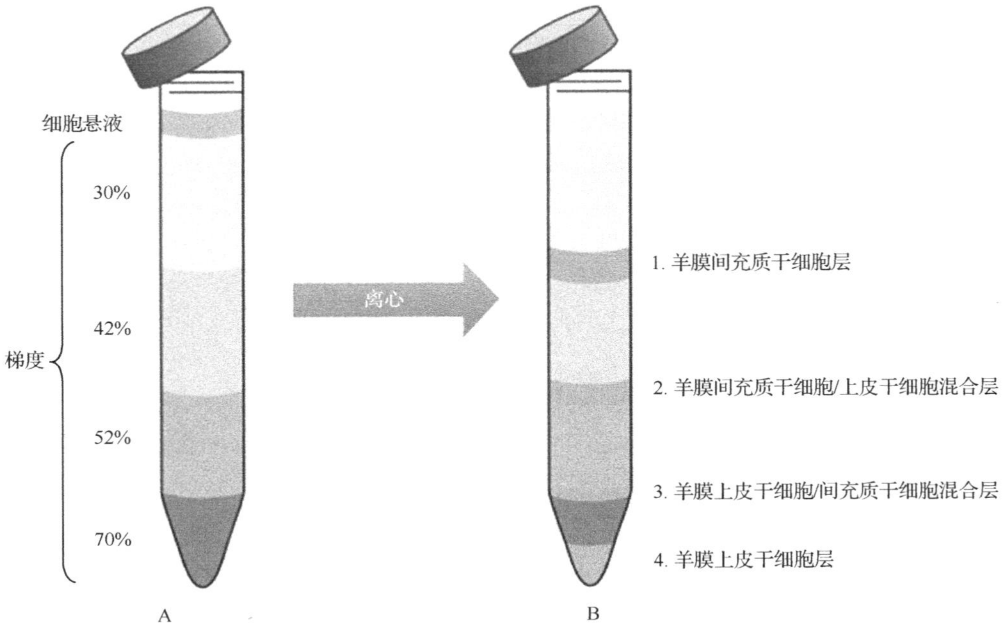

图 5.6　不同浓度 Percoll 离心前(A)和离心后(B)对比

二、羊膜间充质干细胞的生物学特性

(一) 羊膜间充质干细胞的免疫表型

羊膜间充质干细胞和骨髓间充质干细胞表达类似的表面标志，都表达 CD29、CD73、CD105、CD166，以及胚胎干细胞的表面标记 Oct4、SSEA-4、Nanog[14]，并且研究表明这些胚胎干细胞的表面标记均比骨髓间充质干细胞要高，说明羊膜间充质干细胞的“干”性比骨髓间充质干细胞更好。羊膜间充质干细胞不表达造血细胞的表面标记如 CD34、CD3、CD4、CD19、CD14、CD56 等。同时研究表明羊膜间充质干细胞和其他来源的间充质干细胞相似，均不表达 MHC-Ⅱ分子，这表明羊膜间充质干细胞具有低免疫原性，用于异体移植不易发生免疫排斥反应，这为羊膜间充质干细胞的临床应用奠定了基础。

(二) 羊膜间充质干细胞的分化

和骨髓间充质干细胞一样，羊膜间充质干细胞也具有向三个胚层分化的能力。研究表明，羊膜间充质干细胞在特定的培养条件下可以向外胚层(神经)[15, 16]、中胚层(骨骼肌、心肌、脂肪和内皮)、内胚层(胰岛[17]和肝脏[18])分化(表 5.3)，并且间充质干细胞向中胚层的分化(脂肪、骨和软骨)也是目前鉴定间充质干细胞的经典实验。Soncini[19]等对比羊膜来源间充质干细胞和骨髓来源间充质干细胞发现，羊膜间充质干细胞比骨髓间充质干细胞具有更强的成脂、成骨、成软骨分化的能力。

表 5.3 诱导分化条件

分化	分化条件培养基	参考文献
脂肪	高糖 DMEM、10%胎牛血清、0.5mmol/L 异丁基甲基黄嘌呤、1μmol/L 地塞米松、10μg/ml 胰岛素、200μmol/L 吲哚美辛	[8, 20]
软骨	高糖 DMEM、1%胎牛血清、6.25μg/ml 胰岛素、10ng/ml TGF-β、50ng/ml 维生素 C	[8]
骨	高糖 DMEM、10%胎牛血清、10^{-8}mol/L 地塞米松、10nmol/L 1,25 羟化维生素 D3	[16, 20～23]
骨骼肌	高糖 DMEM、10%胎牛血清、5%人/马血清、50μmol/L 氢化可的松(或 0.1μmol/L 地塞米松)	[6]
血管	基质胶、50ng/ml 血管内皮生长因子、2%胎牛血清	[20]
神经	① 高糖 DMEM、10%胎牛血清、30μmol/L 全反式维甲酸	[8]
	② DMEM、100μmol/L 丁酸酯羟基茴香醚、10μmol/L 福斯克林、2%二甲基亚砜、5U/ml 肝素、5nmol/L k252a、25nmol/L KCl、2mmol/L 丙戊酸、10ng/ml 碱性成纤维生长因子、10ng/ml 血小板源性生长因子-BB、1×N_2 添加物	[16]
胰腺	含 N_2 添加物的 DMEM(Gibco)、10mmol/L 烟酰胺	[17, 22]
心肌	DMEM、10%胎牛血清、10ng/ml 碱性成纤维生长因子、含有丁酸和维甲酸的透明质酸和 50ng/ml 激活素 A 的混合物	[21]

（三）羊膜间充质干细胞的免疫调节功能

羊膜间充质干细胞同骨髓间充质干细胞相似，对各种免疫细胞都有免疫调节作用。研究表明，间充质干细胞不仅不能引起异源淋巴细胞的增殖，反而抑制活化淋巴细胞的增殖和炎症因子的分泌，并且将羊膜间充质干细胞移植到狒狒体内发现其能抑制淋巴细胞的活性并延长移植物存活的时间，减少移植物抗宿主病反应。羊膜间充质干细胞和其他来源间充质干细胞一样，都是通过分泌可溶性细胞因子来发挥作用的，主要包括 PGE2、IL-10、IDO、HGF、IL-6 等细胞因子，并且这些细胞因子在一些炎症因子(IL-1β、IFN-γ)的刺激下能明显增加，进而加强羊膜间充质干细胞的免疫调节功能。

（四）羊膜间充质干细胞的造血支持

骨髓间充质干细胞与造血干细胞共处于一个微环境中，同样是造血干细胞 niche 中重要的组成细胞，通过细胞间接触和分泌造血相关支持因子，对造血干细胞的自我更新、分化和迁移等都发挥重要的作用。目前间充质干细胞对于血液系统疾病的治疗也越来越受到科研人员和临床工作者的关注。研究表明，羊膜间充质干细胞分泌大量的造血相关因子支持造血干细胞的更新和分化，包括 G-MSC、GM-CSF、IL-6、SCF、LIF、IL-3 等。

第三节 羊膜干细胞的应用前景

羊膜作为一种新的干细胞来源组织，因其来源方便、不易污染、得到的细胞量丰富且无伦理学限制，故羊膜干细胞是目前移植医学和再生医学的主要细胞。如前所述，羊膜干细胞具有低免疫原性、免疫调节和造血支持等生物学特性，是目前治疗组织损伤、自身免疫性疾病和血液相关疾病的理想细胞。

羊膜干细胞不仅不能诱发同种异体免疫反应，还可以有效地抑制体内活化的淋巴细胞反应。目前羊膜和羊膜上皮干细胞经常用于皮肤、脑损伤和腿部慢性溃疡等损伤性疾病[4, 10, 11, 16, 22, 24~31]。

肝脏移植是目前治疗严重肝脏疾病的重要治疗方法，但是目前匹配肝脏的选择是肝脏移植最大的难题。羊膜上皮干细胞的肝脏分化使其成为可能。体外研究发现，羊膜上皮干细胞体外诱导分化成肝脏细胞不仅具有干细胞的表面标记，更具有干细胞所具有的功能，同时将干细胞移植到大鼠体内能明显延长大鼠的生命时间[32, 33]。

Zhao[21]等发现人羊膜间充质干细胞在大鼠心肌梗死的模型内可以存活 2 个月，并分化成心肌样细胞。Ventura[34]和 Alviano[20]用维甲酸预处理羊膜间充质干细胞，发现其向血管分化的能力增强，主要表现在血管密度增加、表达 vWF 阳性细胞增加，这说明羊膜间充质干细胞能向心血管分化，是修复治疗心血管疾病的理想细胞。

自从发现羊膜干细胞可以向神经样细胞分化和分泌相应的神经递质后，羊膜干细胞对于神经损伤性疾病的修复治疗就成为细胞治疗的热点。将人羊膜上皮干细胞移植到帕金森大鼠模型体内，能明显延缓病情的发展，阻止神经细胞的死亡[11, 35]。移植羊膜上皮干细胞到海马缺血性动物模型体内，发现羊膜上皮干细胞可以分化成“神经样”细胞[36]，并且将羊膜上皮干细胞移植到脊索横断性损伤的猴子模型体内后，羊膜上皮细胞能辅助轴突的再生，延缓脊索横断性损伤的死亡时间[37]。

总之，羊膜干细胞的应用解决了干细胞治疗中的很多问题，如干细胞来源紧缺和免疫排斥等，是目前移植医学和再生医学的理想的细胞治疗替代物。但是由于目前羊膜干细胞的研究以及临床应用还处于探索研究阶段，对羊膜干细胞的安全性和有效性缺乏长期的观察，故还需要进一步的深入探索。

（及月茹）

参考文献

1. Marongiu F, Gramignoli R, Sun Q, et al. Isolation of amniotic mesenchymal stem cells. Curr Protoc Stem Cell Biol, 2010, Chapter 1: Unit 1E 5.
2. Miki T, Marongiu F, Ellis E, et al. Isolation of amniotic epithelial stem cells. Curr Protoc Stem Cell Biol, 2007, Chapter 1: Unit 1E 3.
3. Miki T, Strom S C. Amnion-derived pluripotent/multipotent stem cells. Stem Cell Rev, 2006, 2: 133-142.
4. Terada S, Matsuura K, Enosawa S, et al. Inducing proliferation of human amniotic epithelial (HAE) cells for cell therapy. Cell Transplant, 2000, 9: 701-704.
5. Miki T, Lehmann T, Cai H, et al. Stem cell characteristics of amniotic epithelial cells. Stem Cells, 2005, 23: 1549-1559.
6. Ilancheran S, Michalska A, Peh G, et al. Stem cells derived from human fetal membranes display multilineage differentiation potential. Biol Reprod, 2007, 77: 577-588.
7. Parolini O, Alviano F, Bagnara G P, et al. Concise review: isolation and characterization of cells from human term

placenta: outcome of the first international Workshop on Placenta Derived Stem Cells. Stem Cells, 2008, 26: 300-311.

8. Portmann-Lanz C B, Schoeberlein A, Huber A, et al. Placental mesenchymal stem cells as potential autologous graft for pre- and perinatal neuroregeneration. Am J Obstet Gynecol,2006,194:664-673.
9. Stadler G, Hennerbichler S, Lindenmair A, et al. Phenotypic shift of human amniotic epithelial cells in culture is associated with reduced osteogenic differentiation *in vitro*. Cytotherapy, 2008,10:743-752.
10. Takashima S, Ise H, Zhao P, et al. Human amniotic epithelial cells possess hepatocyte-like characteristics and functions. Cell Struct Funct,2004,29:73-84.
11. Kakishita K, Nakao N, Sakuragawa N, et al. Implantation of human amniotic epithelial cells prevents the degeneration of nigral dopamine neurons in rats with 6-hydroxydopamine lesions. Brain Res,2003,980:48-56.
12. Li H, Niederkorn J Y, Neelam S, et al. Immunosuppressive factors secreted by human amniotic epithelial cells. Invest Ophthalmol Vis Sci,2005,46:900-907.
13. Chang C J, Yen M L, Chen Y C, et al. Placenta-derived multipotent cells exhibit immunosuppressive properties that are enhanced in the presence of interferon-gamma. Stem Cells,2006,24:2466-2477.
14. Kobayashi M, Yakuwa T, Sasaki K, et al. Multilineage potential of side population cells from human amnion mesenchymal layer. Cell Transplant,2008,17:291-301.
15. Tamagawa T, Ishiwata I, Ishikawa H, et al. Induced *in vitro* differentiation of neural-like cells from human amnion-derived fibroblast-like cells. Hum Cell,2008,21:38-45.
16. Sakuragawa N, Kakinuma K, Kikuchi A, et al. Human amnion mesenchyme cells express phenotypes of neuroglial progenitor cells. J Neurosci Res,2004,78:208-214.
17. Tamagawa T, Ishiwata I, Sato K, et al. Induced *in vitro* differentiation of pancreatic-like cells from human amnion-derived fibroblast-like cells. Hum Cell,2009,22:55-63.
18. Tamagawa T, Oi S, Ishiwata I, et al. Differentiation of mesenchymal cells derived from human amniotic membranes into hepatocyte-like cells *in vitro*. Hum Cell,2007,20:77-84.
19. Soncini M, Vertua E, Gibelli L, et al. Isolation and characterization of mesenchymal cells from human fetal membranes. J Tissue Eng Regen Med, 2007,1:296-305.
20. Alviano F, Fossati V, Marchionni C, et al. Term Amniotic membrane is a high throughput source for multipotent Mesenchymal Stem Cells with the ability to differentiate into endothelial cells *in vitro*. BMC Dev Biol, 2007,7:11.
21. Zhao P, Ise H, Hongo M, et al. Human amniotic mesenchymal cells have some characteristics of cardiomyocytes. Transplantation, 2005,79:528-535.
22. Wei J P, Zhang T S, Kawa S, et al. Human amnion-isolated cells normalize blood glucose in streptozotocin-induced diabetic mice. Cell Transplant,2003,12:545-552.
23. In't Anker P S, Scherjon S A, Kleijburg-van der Keur C, et al. Isolation of mesenchymal stem cells of fetal or maternal origin from human placenta. Stem Cells,2004,22:1338-1345.
24. Colocho G, Graham W P 3rd, Greene A E, et al. Human amniotic membrane as a physiologic wound dressing. Arch Surg,1974,109:370-373.
25. Gruss J S, Jirsch D W. Human amniotic membrane: a versatile wound dressing. Can Med Assoc J, 1978,118: 1237-1246.
26. Trelford J D, Trelford-Sauder M. The amnion in surgery, past and present. Am J Obstet Gynecol,1979,134:833-845.
27. Faulk W P, Matthews R, Stevens P J, et al. Human amnion as an adjunct in wound healing. Lancet,1980,1: 1156-1158.
28. Gomes J A, Romano A, Santos M S, et al. Amniotic membrane use in ophthalmology. Curr Opin Ophthalmol, 2005,16:233-240.
29. Paradowska E, Blach-Olszewska Z, Gejdel E. Constitutive and induced cytokine production by human placenta and

amniotic membrane at term. Placenta, 1997, 18: 441-446.

30. Subrahmanyam M. Amniotic membrane as a cover for microskin grafts. Br J Plast Surg, 1995, 48: 477-478.

31. Ward D J, Bennett J P. The long-term results of the use of human amnion in the treatment of leg ulcers. Br J Plast Surg, 1984, 37: 191-193.

32. Miki T, Marongiu F, Ellis E C, et al. Production of hepatocyte-like cells from human amnion. Methods Mol Biol, 2009, 481: 155-168.

33. Nakajima T, Enosawa S, Mitani T, et al. Cytological examination of rat amniotic epithelial cells and cell transplantation to the liver. Cell Transplant, 2001, 10: 423-427.

34. Ventura C, Cantoni S, Bianchi F, et al. Hyaluronan mixed esters of butyric and retinoic Acid drive cardiac and endothelial fate in term placenta human mesenchymal stem cells and enhance cardiac repair in infarcted rat hearts. J Biol Chem, 2007, 282: 14243-14252.

35. Kakishita K, Elwan M A, Nakao N, et al. Human amniotic epithelial cells produce dopamine and survive after implantation into the striatum of a rat model of Parkinson's disease: a potential source of donor for transplantation therapy. Exp Neurol, 2000, 165: 27-34.

36. Okawa H, Okuda O, Arai H, et al. Amniotic epithelial cells transform into neuron-like cells in the ischemic brain. Neuroreport, 2001, 12: 4003-4007.

37. Sankar V, Muthusamy R. Role of human amniotic epithelial cell transplantation in spinal cord injury repair research. Neuroscience, 2003, 118: 11-17.

第六章　脐带血造血干细胞

第一节　脐带血造血干细胞概述

脐带血(umbilical cord blood, UCB)造血干细胞(hematopoietic stem cell, HSC)是脐带血干细胞的重要组成部分，是一类存在于脐带血中、具有自我更新和多向造血分化潜能的干细胞，体外诱导后可以大量扩增并向髓系和淋巴系干/祖细胞定向分化，最终发育为终末造血细胞和免疫细胞(如红细胞、粒细胞、血小板、单核细胞、淋巴细胞、树突状细胞、自然杀伤细胞等)，在造血、免疫重建及组织工程方面具有广阔的应用前景，目前已广泛用于造血系统疾病及非造血系统疾病(如自身免疫性疾病、血管性疾病、肿瘤性疾病等)的临床治疗。因其易于获取、无捐献风险、低传染性、快速活化、人类白细胞抗原(human leukocyte antigen,HLA)耐受和低移植物抗宿主病(graft-versus-host disease,GVHD)发生率等优点，脐带血造血干细胞成为造血干细胞移植(hematopoietic stem cell transplantation,HSCT)的重要来源，尤其在我国独生子女化的未来医疗中将发挥重要作用。同时，脐带血造血干细胞的研究极大促进了人类在长期造血、免疫重建、组织工程医学等领域的进展。

从 1988 年法国 Eliane Gluckman 教授成功开展人类第一例脐带血干细胞移植(umbilical cord blood transplantation,UCBT)至今[1]，UCBT 已经走过了 25 年的光辉历程。正是因为临床脐带血干细胞移植的极大需求，促进了相关领域研究的快速发展。目前，脐带血造血干细胞库遍布世界各地，千千万万罹患造血系统疾病及非造血系统疾病的儿童和成人患者从中受益。据不完全统计(2009 年)，全世界约 40 个国家的 100 多家脐带血干细胞库储存了超过 400 000 份脐带血可供无关供者移植。其中，约 20 000 份脐带血已成功用于临床治疗。这给全世界无合适同胞供者的造血系统恶性疾病和骨髓衰竭患者及家庭带来了福音。

尽管脐带血造血干细胞移植在全世界蓬勃发展，但其缺点亦极大地困扰着广大科研人员和医务工作者。脐带血造血干细胞总数相对较少，造血重建速度较慢，对大体重儿童和成人进行移植相对受限，从而促生了一系列扩增脐带血造血干细胞、增加归巢率和提高移植成功率的手段，以弥补这一局限性。

第二节　脐带血造血干细胞的生物学特性

造血干细胞是造血组织特异性干细胞，是造血系统的祖先细胞，具有一定的自我更新能力和髓系/淋巴系分化能力，称之为多能干细胞(multipotent stem cell)。与全能干细胞相比，其自我更新能力相对减弱，但组织特异性分化功能更加显著；随着细胞的不断发育，最终失去干细胞特征，成为没有自我更新能力、发育方向限定的造血祖细胞。与成人骨髓及外周血来源的造血干细胞相比，脐带血造血干细胞具有其特殊的生物学性质[2]。

一、具有高度自我更新和增殖能力

截至目前，仍很难通过单一的免疫表型完全分离、鉴定脐带血造血干细胞。目前认为，造血干细胞的标志为 $CD34^+CD38^-lin^-CD90^+CD45RA^-$，而相对成熟的多能造血祖细胞则表达 $CD34^+CD38^-lin^-CD90^-CD45RA^-$[3]。其中，$CD34^+$ 抗原和 $CD133^+$ 抗原被认为是造血干细胞的重要标志，但 $CD34^+$ 抗原更被广泛接受和应用。与成人骨髓和外周血相比，脐带血中有较高含量的 $CD34^+$ 细胞，大约 1%脐带血单个核细胞为 $CD34^+lin^-$。此类细胞具有极强的自我更新和增殖能力，在体外可维持长期造血。在同样培养条件下，脐带血及骨髓来源的单个核细胞培养至 5 周时，LTC-IC（long-term culture-initiating cell）生成的 CAFC（cobblestone-area-forming cell）基本相当；但是当培养延长到第 8 周时，骨髓来源的 CAFC 所占比例较脐血明显下降，说明脐带血来源的干细胞在体外能更长时间维持造血。脐带血中的 $CD34^+/CD38^-$ 细胞的百分率最高，骨髓中次之，外周血中最低。培养 10 天后其扩增倍数约为 85 倍，明显高于骨髓和外周血，提示脐带血中的造血干细胞比外周血和骨髓中的造血干细胞更原始，可能与其细胞周期和端粒长度密切相关。

（一）细 胞 周 期

正常情况下，仅有 5%的造血干细胞处于细胞周期的 $S/G_2/M$ 期，另外 20%处于 G_1 期，其余 75%则停留在 G_0 期。造血干细胞总是不停地进/出细胞周期来维持自我更新和长期造血。细胞周期蛋白及其依赖性激酶（cyclin-dependent kinase，CDK）参与诱导调控 G_0 期的造血干细胞进入细胞周期。与骨髓来源的造血干细胞相比，静息期的脐带血造血干细胞能快速脱离 G_0 期而进入细胞周期，甚至可能提前 24h 进入细胞周期。体外培养 10 天时，超过 55%脐带血造血干细胞更新 9 代，而骨髓来源的细胞仅更新 5～6 代；培养 14 天时，所有的脐带血细胞均可进入细胞周期，骨髓来源的 $CD34^+$ 细胞中仍有 0.7%～3.8%处于静止期[4]。脐带血来源的 $CD34^+$ 细胞可能受自分泌产生的造血生长因子刺激"自发"脱离 G_0/G_1 期而更早进入细胞周期，从而解释了其更强的自我更新和增殖能力。

（二）端 粒 长 度

端粒（telomere）是真核细胞染色体末端由特定的 DNA 重复序列构成的结构，保证每条染色体的完整性。端粒由端粒酶（telomerase）控制，随着细胞分裂而逐渐缩短；细胞每分裂一次，端粒重复序列的长度将缩短 50～100bp。最近的研究结果表明，脐带血和骨髓来源的造血干细胞的自我更新能力及增殖能力不同可能与端粒的长度密切相关。从脐带血和骨髓中分离纯化 $CD34^+CD38^-$ 细胞进行体外培养，培养前测定脐带血细胞端粒限制片段（telomere restrict fragment，TRF）的平均长度为 8kb，而骨髓来源的细胞为 2kb；培养 25 天后二者 TRF 长度平均缩短 1.5kb，提示随着细胞不断增殖，端粒逐渐缩短。同样，动员的外周血干细胞移植后端粒的长度亦明显短于脐带血造血干细胞[5]。端粒的长度与造血干细胞发展阶段直接相关，根据端粒的长度可以推测脐带血中 $CD34^+CD38^-$ 细胞较骨髓和外周血中的细胞更幼稚，自我更新和增殖能力更强。

二、具有强大的多系造血分化能力

造血干细胞通过不对称分裂维持自身数量稳定，同时向各系的终末细胞分化。一方面，其通过自我复制维持多能造血干细胞的数量，保证造血功能不会枯竭；另一方面，也通过定向分化，成熟为各种血细胞的终末细胞，发挥各自的生物学作用。造血干细胞首先在不同的信号引导下分化为髓系祖细胞和淋巴系祖细胞。髓系祖细胞继续分化为红系、巨核系、粒系、单核/巨噬系祖细胞，进而分化成熟为红细胞、血小板、中性粒细胞、嗜酸性粒细胞、嗜碱性粒细胞和单核细胞。而淋巴系祖细胞分化为 B 淋巴细胞和 T 淋巴细胞，B 淋巴细胞在骨髓内发育成熟，T 细胞的前体细胞则游走到胸腺发育成熟，参与机体免疫调节。造血干细胞的自我复制和多向分化受多种细胞因子调节，包括干细胞因子（stem cell factor，SCF）、FLT3 配基（FLT3 ligand，FL）、血小板生成素（thrombopoietin，TPO）、红细胞生成素（erythropoietin，EPO）、白细胞介素 3（interleukin-3，IL-3）、白细胞介素 6（IL-6）、白细胞介素 11（IL-11）、粒细胞集落刺激因子（granulocyte colony-stimulating factor，G-CSF）、巨噬细胞集落刺激因子（macrophage colony-stimulating factor，M-CSF）、粒细胞巨噬细胞集落刺激因子（granulocyte-macrophage colony-stimulating factor，GM-CSF）和趋化因子（chemokine）等几十种。

流式细胞仪的分析结果提示，脐带血中的 $CD34^+$ 细胞具有不同于骨髓和外周血的特性。脐带血中的 $CD34^+$ 细胞属于初始髓系细胞（$CD33^+$、$CD34^+$），近半数的细胞同时表达 CD45RA 和 CD117。分化抗原表达较低，如 CD2、CD5 和 CD41，以及成熟淋巴细胞分化标记 CD2、CD5、CD7、CD10 和 CD19。脐带血中的造血干细胞在特定的细胞因子诱导下形成的集落比成人细胞形成的集落更大，在缺乏额外细胞因子的情况下，可重建免疫缺陷小鼠造血。诱导后的脐带血形成的粒单系集落形成单位（colony forming unit-granulocyte/macrophage，CFU-GM）、红系爆式集落形成单位（burst forming unit-erythroid，BFU-E）、混合集落形成单位（mixed colony forming unit，CFU-Mix）集落数相同或高于骨髓。进一步诱导分化，可见细胞表面特异性分化抗原如 CD14、CD15、血小板糖蛋白（GP）Ⅱb/Ⅲa 以及血型糖蛋白 A 等逐渐出现，说明脐血造血干细胞具有多向分化的潜能。

三、免疫表型不成熟

脐带血中的造血干细胞通过多向分化的方式生成造血细胞，同时也向免疫细胞分化成熟，产生各种特异性免疫细胞和非特异性免疫细胞，涉及所有的适应性免疫应答和固有免疫应答过程，在脐带血造血干细胞移植中发挥着重要作用。与成人骨髓和外周血相比，脐带血造血干细胞分化产生的免疫细胞处于相对不成熟状态[6]，导致脐带血造血干细胞移植后急性移植物抗宿主病（acute graft-versus-host disease，aGVHD）的发生率和严重程度低于成人骨髓及外周血造血干细胞移植，但移植物抗白血病（graft-versus-leukemia，GVL）效应并不减弱。临床研究表明，3 个 HLA 位点相匹配的 UCB-HSCT 后 GVHD 的发生率和患者的存活率与6/6个位点相合的无关供者HSCT相当[7,8]。GVHD是异基因造血干细胞移植失败的重要原因，而减低GVHD效应、发挥GVL效应是治疗恶性血液系统疾病时追求的理想移植模式。脐带血造血干细胞移植的上述特性恰好符合这种移植模式，具有明显的移植优势。

与成人骨髓和外周血相比，脐带血造血干细胞分化产生的T细胞多为稚细胞(naive cell)($CD45RA^+$)，而表达$CD45RO^+$的前T细胞减少，对异基因抗原的反应相对较弱；Th1细胞和细胞毒性$CD8^+$ T细胞的活性减弱；$CD4^+CD25^{bright}$细胞比率相对较高，且更容易扩增[9]；表达CD3的T细胞在脐血中含量相对较少，产生的细胞因子少，脐血细胞表达IFN-γ、IL-4和IL-10mRNA，但是低表达IL-2。同样，脐带血中参与免疫起始及抗原提呈的树突状细胞(dendritic cell，DC)和早期自然杀伤细胞(natural killer cell，NK细胞)活性是减弱的，它们通过体内和体外的刺激而被诱导激活及活化其他细胞的功能相对较弱。虽然脐带血中B细胞总数与外周血相当，但脐血中约半数的B细胞表达不成熟的抗原表型$CD5^+/CD19^-$。因此，脐带血细胞免疫原性、免疫反应性及后续的免疫应答过程相对较弱，脐带血造血干细胞移植后的aGVHD发生率和严重程度较成人HSCT低，而GVL效应并不减弱。

四、归巢能力

不同组织的干细胞有不同的干细胞巢(stem cell niche)，造血干细胞巢位于主要的造血器官骨髓腔内。移植的造血干细胞在外周血和非造血器官中不能正常发育，需要通过血液循环迁移、归巢到造血器官的一定位置才能发挥其造血和免疫重建功能。因此，移植后的造血干细胞能否有效归巢是决定脐带血干细胞移植成功的关键因素。细胞黏附分子在造血干细胞归巢过程中发挥了重要作用。其中，关键的信号轴为基质细胞衍生因子1(stromal cell-derived factor-1，SDF-1)和趋化因子受体。SDF-1属于CXC趋化因子家族，可以募集$CD34^+$细胞。SDF-1与HSC表达的SDF-1受体CXCR4结合，调节HSC的黏附和归巢[10]。而CD9、VLA-4也参与HSC与骨髓基质细胞的黏附，受MSC和基质细胞分泌的多种细胞因子(SCF、GM-CSF、IL-3和TGF-β1)调节，在造血干细胞的滞留和归巢中发挥重要作用。Hidalgo等[11]研究发现，SDF-1可以通过调节VLA-4介导的$CD34^+$细胞黏附影响其迁移、增殖和分化。Leung等[12]发现，SDF-1可以通过CXCR4轴调节CD9分子表达而影响脐带血造血干细胞归巢，其中涉及G-protein、PKC、PLC、ERK和JAK2等多种信号通路。与成人骨髓及外周血相比，脐带血造血干细胞移植后骨髓造血重建相对延迟，考虑与植入的造血干细胞数量较少和归巢率降低密切相关。因此，通过调节SDF-1/CXCR4轴增强移植的造血干细胞归巢率成为改善脐带血造血干细胞移植成功率的重要手段之一。

五、脐带血造血干细胞的可塑性

近年的研究结果表明，造血干细胞不仅可以分化为造血细胞和免疫细胞，而且可以在特定的诱导条件下分化成其他组织细胞，如神经细胞、肌肉细胞、肝细胞、心肌细胞等。最早的研究结果显示，在接受造血干细胞移植的受者体内，发现骨髓造血干细胞转变成了骨骼肌细胞、心肌细胞、肝细胞及脑神经细胞。随后的临床试验亦证实，造血干细胞可用于治疗非造血系统疾病；体外培养实验进一步证明造血干细胞的确可以转分化（trans-differentiate）为非造血系统的细胞。直至2006年，日本Yamanaka课题组将24种转录因子排列组合导入小鼠成纤维细胞后确定，导入关键的4种转录因子（Oct4、Sox2、c-Myc和Klf4）可将成纤维细胞重编程为诱导性多能干细胞（induced pluripotent stem cell，iPS）[13]。此后，iPS时代到来，引起了整个学术界的极大关注和广泛效仿。多个课题组将从脐血、骨髓和动员的外周血中分离得到的$CD34^+$细胞和$CD133^+$细胞进行诱导分化，均成功编程为具有多胚层、多向分化潜能的iPS细胞[14~16]。尽管此种方法获得的脐带血造血干细胞来源的iPS细胞类似于胚胎干细胞（embryonic stem cell，ES细胞），可以分化为各个胚层的组织细胞，甚至在动物实验中获得成功，但因其基因程序被重编程，远期的不良反应尚难预料。因此，目前很难确定何时能将脐带血造血干细胞来源的iPS细胞真正应用于临床。

六、基因载体

基因治疗是一种相对年轻，而且处于实验阶段的治疗人类疾病的新方法。基因治疗不同于传统的药物治疗方法，它运用基因工程指导患者的细胞产生或传递一种具有治疗作用的物质。基因治疗技术成功的可能性不仅依赖于把治疗性转移基因转移到合适的人类靶细胞，还依赖于基因在细胞内发挥确定功能的能力。具体方法有两种：一种是把基因直接注入人体，另一种是应用活细胞把治疗性基因转移到机体。在美国实施的基因治疗中大约40%都是采用细胞介导的，其中大约30%采用人体干细胞，特别是用造血干细胞作为载体将转移基因转入患者体内进行治疗[17, 18]。因为造血干细胞可以自我更新和增殖，从而减少或消除了不断给予基因治疗的需要。造血干细胞可以转化为不同类型造血细胞和免疫细胞的能力意味着一旦工程化的干细胞分化，治疗性转移基因就可以隐藏在各种免疫细胞和造血细胞内，发挥更广泛的治疗作用。因为脐带血造血干细胞易于获取、无捐献风险、低传染性、HLA抗原耐受，因而更受到学者们的青睐。

总之，脐带血造血干细胞因其特有的生物学特性而具有明显的临床应用优势和一定的局限性。脐带血造血干细胞因其易于获取、无捐献风险、低传染性、HLA抗原耐受和低GVHD发生率低等优点，被专家及学者们所推崇。但是，脐带血造血干细胞数量相对较少、归巢能力相对减弱是限制其发展的重要原因。因此，如何克服这些不利因素、探寻有效的扩增方式成为目前的研究热点。

第三节　脐带血造血干细胞的分离、培养和扩增

脐带血造血干细胞来源于曾被遗弃的分娩后脐血，因而脐带血干细胞移植便成为“变废为宝”。其应用于临床前必须经过无菌采集、分离、冻存、复苏、体外培养甚至诱导分化等多个阶段。同时，因为其数量少、归巢能力弱、造血重建相对晚等缺点，促生了一些扩增脐带血造血干细胞的新手段。

一、脐带血的采集

（一）胎儿娩出前的采集步骤

胎儿娩出后，在距胎儿脐部最近处结扎两处，从中间剪短脐带。在带有16-19G针头（或8Fr导管）的100ml注射器内加入10ml抗凝保存液CPD或ACD备用。采血袋采血时，用含有28ml抗凝保存液CPD(或ACD)的采血袋。用注射器刺入消毒部位的脐带，抽取脐带血。将脐带断端上举使脐血反流至近胎盘处的脐带中，用针帽套在采血的注射器上封好，在室温或冰箱内保存。

（二）胎盘娩出后的采血步骤

将胎盘表面用75%乙醇洗净、用纱布擦干后进行消毒。迅速用采血袋（含有28ml CPD)针刺入脐静脉，通过试管使脐带血缓慢流入采血袋内。如果用注射器采血，使用带有18G针头的100ml或50ml注射器（内含10ml CPD)迅速刺入消毒的脐静脉内，缓慢抽取。采取完毕后，将试管内的脐带血回收至采血袋内，然后封好试管。

二、脐带血造血干细胞的分离

收取脐带血的同时要附上母亲的血液标本、同意书及资料登记表。收取的脐带血要贴好标签以免与其他血液标本相混。脐带血袋或注射器内的脐带血充分混匀后，用注射器抽取10ml留检查使用，然后对脐带血进行处理：去除红细胞以减少体积、细胞冷冻保存、HLA配型、干细胞培养、微生物检查等。

若要进一步分离纯化脐带血造血干细胞，常用流式细胞分选技术和免疫吸附分离方法分离$CD34^{+}$细胞或$CD133^{+}$细胞，然后在特定的培养条件下进行体外扩增培养，用于基础研究或临床治疗。

三、脐带血造血干细胞的扩增培养和归巢

脐带血造血干细胞数量少、归巢能力弱，移植后造血重建延迟，是限制脐带血造血干细胞移植的主要原因。为了缩短脐带血造血干细胞移植后造血、免疫重建速率和成功率，一些有效措施已广泛应用于基础和临床，包括：脐带血造血干细胞扩增、提高HSC归巢率、共移植（双份脐血共移植、脐血与半倍体HSC共移植）等[19]。其中，探寻有效的扩增方式和改善HSC归巢率一直是广大学者研究的热点。

（一）脐带血造血干细胞的扩增培养

多年来，广大学者一直在探寻有效的扩增脐带血造血干细胞的方法。通过扩增培养，可以达到以下目的：①造血干细胞自我更新和增殖，保证植入更多的造血干细胞；②增殖的干细胞分化为更多的、比较成熟的造血祖细胞，可以促进干细胞移植，能缩短或防止化

疗引起的全血细胞减少；③增殖的干细胞分化成熟为免疫细胞，产生大量具有免疫活性的细胞，利于免疫重建。传统的扩增造血细胞的培养体系分为三类：无基质悬浮培养体系、基质支持的培养体系和持续灌注培养体系。扩增培养过程中需要注意细胞因子的合理组合、分离和筛选的细胞、培养基条件、基质支持和程序扩增等可能影响扩增效果的因素。

1. 无基质悬浮培养体系

筛选出脐带血中的 $CD34^+$ 或 $CD133^+$ 细胞，培养于含有促进细胞增殖和自我更新的细胞因子的培养基中，即由含血清或无血清的液体培养基补充造血微环境中基质细胞分泌的细胞因子，造血干细胞在无基质的培养基中悬浮培养，达到扩增的目的。该方法简便易行，既无需建立骨髓基质细胞层，又可以随时收集细胞，较适用于临床应用扩增培养纯化造血干细胞。但因缺乏造血微环境维持造血干细胞自我复制的支持，可能会导致扩增的造血细胞移植后维持长期造血的能力减弱。

2. 基质支持的培养体系

将筛选出的脐带血 $CD34^+$ 或 $CD133^+$ 细胞接种于预先建立的完整基质细胞层培养体系(需补充外源性造血生长因子)中进行扩增培养。因起源于 Dexter 等建立的长期骨髓培养(LTBMC)技术，该体系的优点是在一定程度上模仿了骨髓造血微环境，有利于维持或扩增具有自我更新潜能的造血干细胞，便于维持长期造血，但不适用于临床应用。

3. 持续灌注培养体系

持续灌注培养体系是在全封闭的动态培养自动化装置(持续灌注生物反应器)中进行扩增培养，似乎介于无基质悬浮培养体系与基质支持的培养体系之间。分离的脐带血造血干细胞不是在静态的培养基中而是在含有生长因子的生物反应器中培养、扩增。研究表明，持续灌注培养体系比静态培养扩增的造血干/祖细胞的产率大，其中生成的 CAFC 数量多、面积大。该体系更适用于造血干细胞扩增后的临床应用。

尽管培养体系多种多样、培养技术日趋成熟，但扩增培养的造血干细胞移植结果仍不尽如人意。扩增脐带血造血干细胞未能长期植入的原因可能是体外培养导致干细胞自我更新能力丧失，也有可能是未经处理的脐血中的成熟免疫细胞将其排斥。近年来，基于以往的培养体系的实验和临床方案不断更新与改进(表 6.1)[20]。

其中，通过调节 SDF-1/CXCL12、Notch-ligand 及应用五胺铜螯合剂等进行修饰的脐带血造血干细胞扩增培养方法尤为显著，效果较好，目前正处于临床试验过程中。例如，Delaney 等[21]于 2010 年在 *Nature Medicine* 上发表了其关于 Notch 介导的脐血前体细胞扩增的最新研究结果。他们利用重组蛋白激活干细胞的 Notch 信号通道，使得 $CD34^+$ 细胞在体外平均扩增 164 倍，达到 6×10^7 个/kg 的输注水平，与骨髓移植基本持平。

表 6.1 提高脐带血造血干细胞扩增和 UCBT 移植成功率的实验及临床方案

1. 增加脐血采集所获得细胞的数量
冻存更大体积和更多 $CD34^+$ 细胞的脐血
抽尽脐血后对胎盘的血管进行灌注
2. 增强脐血细胞的归巢
抑制 CD26/二肽酰肽酶Ⅳ的酶活性
髂嵴内移植脐血细胞
3. 体内外扩增脐血细胞
使用 SDF-1/CXCL12 联合 Diprotin A 和其他细胞因子
使用 Notch-ligand Delta 1
使用铜螯合剂四乙烯五胺
4. 确定影响移植预后的可调整因素
给予细胞量、HLA、诊断、针对 HLA 的抗体筛选、脐血质量
调整预处理方案，预防 GVHD
5. 增加移植时的细胞数量
使用双份脐血进行移植
使用第三方的动员的 T 细胞去除的半相合细胞
6. 降低毒性、缩短贫血周期
采用 RIC(低强度预处理方案)
7. 脐血细胞核附属细胞共移植
使用多潜能间充质干细胞共移植

（二）增强脐带血造血干细胞的归巢

移植后的造血干细胞能否有效归巢是决定脐带血干细胞移植成功的关键因素。与成人骨髓及外周血相比，脐带血造血干细胞移植后，骨髓造血重建相对延迟，考虑与植入的造血干细胞数量较少和归巢能力减低密切相关。因此，提高脐带血造血干细胞归巢率将明显改善移植后造血和免疫重建的速率及成功率。

目前，学者们通过脐带血造血干细胞和间充质干细胞共移植、使用甲状旁腺激素(parathyroid hormone，PTH)、骨髓腔内输注造血干细胞、抑制 CD26/Dipeptidylpeptidase Ⅳ (DPPIV)、靶向 SDF1/CXCR4 轴等多种方法来增强脐带血造血干/祖细胞的归巢和造血重建[20, 22~24]。其中，SDF-1/CXCL12-CXCR4 轴在造血干细胞归巢过程中发挥着重要作用，而 CD26/DPPIV 抑制或失活 SDF-1/CXCL12 与受体 CXCR4 之间的相互作用。因此，通过阻断或抑制 CD26/DPPIV 作用可以增强 SDF-1/CXCL12 活性，进一步提高脐带血造血干细胞归巢和造血重建。运用 CD26/DPPIV 的小分子肽抑制剂(如 Diprotin A 或 Val-Pyr)可以增强人脐带血造血干细胞在照射后的 NOD/SCID 小鼠体内的移植成功率。SDF-1/CXCL12 与 SCF、Flt3-ligand 和 TPO 一起参与造血干/祖细胞的体外扩增和长期存活机制，因此使用 CD26/DPPIV 的小分子肽抑制剂(如 Diprotin A 或 Val-Pyr)可以同时扩增脐带血造血干细胞数量而利于造血重建[25]。成骨细胞参与构成造血微环境的成骨龛，调控造血干细胞自我更新和多向分化潜能[26]。PTH 促进造血干细胞的临床研究提示，PTH 可以增加成骨细胞和造血干细胞数量，临床Ⅰ期研究结果令人满意[27]，目前处于临床Ⅱ期研究。另外，静脉输注脐带血造血干细胞，可能会有部分细胞滞留在骨髓外的其他器官，导致有效的脐带血细胞数量降低，因此人们开始尝试骨髓腔内直接输注造血干细胞来提高干细胞的归巢率。Ibatici 等应用脐带血骨髓腔内直接植入的方法进行了 29 例成人脐血移植，结果所有生存期超过 14 天的患者达到 100％脐血植入，中性粒细胞和血小板植入的中位时间较常规脐血移植植入时间明显缩短。Rocha 等[20]比较了 50 例骨髓脐血注射（IBCB）和 88 例静脉脐血注射（IVCB）后的疗效，分析结果显示，中性粒细胞累计植入率无显著差异，但 IBCB 的血小板植入延迟现象明显改善，aGVHD 的发生率和严重程度也显著降低。相对成熟的是脐带血造血干细胞和间充质干细胞共培养及共移植技术。但是，这些方法及结果需要更大规模的研究和更长时间的随访来进一步证实。

第四节　脐带血造血干细胞的应用潜能

与成人骨髓及外周血来源的造血干细胞相比，脐带血造血干细胞具有特殊的生物学性质，这也决定了脐带血造血干细胞在应用方面的差异性。脐带血造血干细胞移植可以用于治疗恶性血液病、骨髓衰竭性疾病、非造血系统疾病（如自身免疫性疾病、血管性疾病、肿瘤性疾病等），且具有一些明显的优势。目前全球脐带血干细胞库迅猛发展，储存的脐血数量快速上升（图 6.1）。但因脐带血所含的干细胞数量少、归巢能力低，导致造血重建缓慢，临床应用相对受限。因此，广大科研工作者和临床医师通过不懈的努力，力图改变脐带血造血干细胞移植的局限性而将其优势进一步放大。

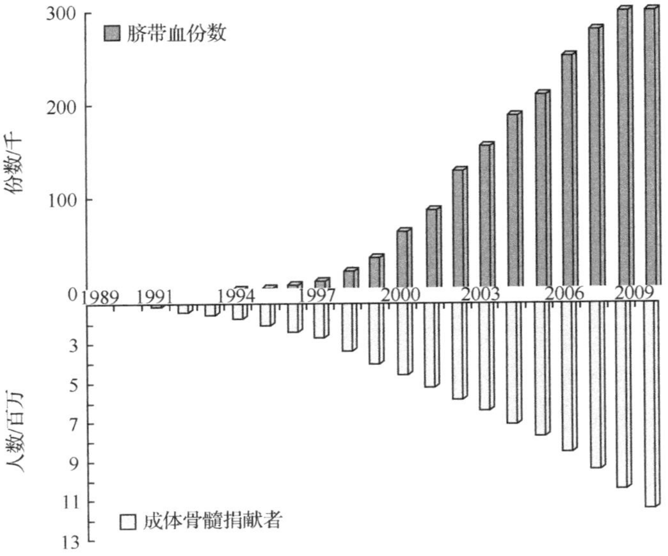

图 6.1　全球成人骨髓捐献者（以百万为单位）和脐血库存的脐带血数量（以千为单位）
（https://www.bmdw.org，2009）

一、脐带血造血干细胞的应用潜能

1. 治疗血液系统疾病

血液系统疾病包括恶性血液系统疾病(如急慢性髓系白血病、急慢性淋巴细胞白血病、骨髓增生异常综合征、多发性骨髓瘤、淋巴瘤等)和非恶性血液系统疾病(如骨髓衰竭综合征、血红蛋白病等)。

2. 治疗非血液系统疾病

非血液系统疾病包括先天性代谢性疾病、先天性免疫缺陷疾病、自身免疫性疾病、血管性疾病、神经系统疾病、肝病、进行性肌营养不良、某些实体肿瘤(如小细胞肺癌、神经母细胞瘤、卵巢癌等)。

3. 基因工程

人脐带血造血干细胞可作为有效的基因载体,用于治疗造血干细胞相关疾病(如腺苷脱氨酶缺乏症、戈谢氏病、HIV 感染、癌症以及 X-连锁的重症联合免疫缺陷症等),尽管疗效尚不确定,但也为此类疾病的治疗带来一丝曙光。

二、脐带血造血干细胞移植的优化措施

虽然目前世界各国脐带血造血干细胞移植已经取得较大的进步,但还有许多方面需要改进或进一步优化:

(1) 增加公共脐带血库中脐带血的保有量;

(2) 提高每份脐带血造血干细胞的总量;

(3) 脐带血造血干细胞与半倍体造血干细胞共移植;

(4) 脐带血造血干细胞与间充质干细胞共移植;

(5) 脐带血造血干细胞骨髓腔内注射移植;

(6) 双份脐血共移植;

(7) 修饰的脐带血造血干细胞移植。

大量实验和临床移植表明,脐带血作为造血干细胞的来源之一,在治疗多种血液系统疾病和非血液系统疾病方面具有广阔的应用前景。目前,虽然脐带血造血干细胞在应用过程中还有很多问题有待解决,但随着上述优化措施的不断改进,相信脐带血造血干细胞将会在未来医学中发挥更大的作用。

(李建平)

参 考 文 献

1. Wagner J E, Gluckman E. Umbilical cord blood transplantation: the first 20 years. Semin Hematol, 2010, 47(1): 3-12.

2. Aljitawi O S. *Ex vivo* expansion of umbilical cord blood: where are we? Int J Hematol,2012, 95(4):371-379.

3. Majeti R, Park C Y, Weissman I L. Identification of a hierarchy of multipotent hematopoietic progenitors in human cord blood. Cell Stem Cell,2007, 1(6):635-645.

4. da Silva C L, Goncalves R, Porada C D,et al. Differences amid bone marrow and cord blood hematopoietic stem/progenitor cell division kinetics. J Cell Physiol,2009, 220(1):102-111.

5. Pipes B L, Tsang T, Peng S X,et al. Telomere length changes after umbilical cord blood transplant. Transfusion, 2006, 46(6):1038-1043.

6. Kim Y J, Broxmeyer H E. Immune regulatory cells in umbilical cord blood and their potential roles in transplantation tolerance. Crit Rev Oncol Hematol,2011, 79(2):112-126.

7. Barker J N, Davies S M, DeFor T,et al. Survival after transplantation of unrelated donor umbilical cord blood is comparable to that of human leukocyte antigen-matched unrelated donor bone marrow: results of a matched-pair analysis. Blood,2001, 97(10):2957-2961.

8. Leung A Y, Kwong Y L. Haematopoietic stem cell transplantation: current concepts and novel therapeutic strategies. Br Med Bull,2010, 93:85-103.

9. Tolar J, Hippen K L, Blazar B R. Immune regulatory cells in umbilical cord blood: T regulatory cells and mesenchymal stromal cells. Br J Haematol,2009, 147(2):200-206.

10. Oberlin E, Amara A, Bachelerie F,et al. The CXC chemokine SDF-1 is the ligand for LESTR/fusin and prevents infection by T-cell-line-adapted HIV-1. Nature,1996, 382(6594):833-835.

11. Hidalgo A, Sanz-Rodriguez F, Rodriguez-Fernandez J L,et al. Chemokine stromal cell-derived factor-1alpha modulates VLA-4 integrin-dependent adhesion to fibronectin and VCAM-1 on bone marrow hematopoietic progenitor cells. Exp Hematol,2001, 29(3):345-355.

12. Leung K T, Chan K Y, Ng P C,et al. The tetraspanin CD9 regulates migration, adhesion, and homing of human cord blood $CD34^+$ hematopoietic stem and progenitor cells. Blood,2011, 117(6):1840-1850.

13. Takahashi K, Yamanaka S. Induction of pluripotent stem cells from mouse embryonic and adult fibroblast cultures by defined factors. Cell,2006, 126(4):663-676.

14. Loh Y H, Agarwal S, Park I H,et al. Generation of induced pluripotent stem cells from human blood. Blood, 2009, 113(22):5476-5479.

15. Giorgetti A, Montserrat N, Aasen T,et al. Generation of induced pluripotent stem cells from human cord blood using OCT4 and SOX2. Cell Stem Cell,2009, 5(4):353-357.

16. Haase A, Olmer R, Schwanke K,et al. Generation of induced pluripotent stem cells from human cord blood. Cell Stem Cell,2009, 5(4):434-441.

17. Das H, George J C, Joseph M,et al. Stem cell therapy with overexpressed VEGF and PDGF genes improves cardiac function in a rat infarct model. PLoS One,2009, 4(10):e7325.

18. Xue X, Huang X, Nodland S E,et al. Stable gene transfer and expression in cord blood-derived $CD34^+$ hematopoietic stem and progenitor cells by a hyperactive Sleeping Beauty transposon system. Blood, 2009, 114(7): 1319-1330.

19. Delaney C, Ratajczak M Z, Laughlin M J. Strategies to enhance umbilical cord blood stem cell engraftment in adult patients. Expert Rev Hematol,2010, 3(3):273-283.

20. Rocha V, Broxmeyer H E. New approaches for improving engraftment after cord blood transplantation. Biol Blood Marrow Transplant,2010, 16(1 Suppl):S126-132.

21. Delaney C, Heimfeld S, Brashem-Stein C,et al. Notch-mediated expansion of human cord blood progenitor cells capable of rapid myeloid reconstitution. Nat Med,2010, 16(2):232-236.

22. Stanevsky A, Shimoni A, Yerushalmi R,et al. Cord blood stem cells for hematopoietic transplantation. Stem Cell Rev,2011, 7(2):425-433.

23. Christopherson K W, Hangoc G, Mantel C R,et al. Modulation of hematopoietic stem cell homing and engraft-

ment by CD26. Science, 2004, 305(5686):1000-1003.

24. Campbell T B, Hangoc G, Liu Y, et al. Inhibition of CD26 in human cord blood $CD34^+$ cells enhances their engraftment of nonobese diabetic/severe combined immunodeficiency mice. Stem Cells Dev, 2007, 16(3):347-354.
25. Broxmeyer H E, Cooper S, Hass D M, et al. Experimental basis of cord blood transplantation. Bone Marrow Transplant, 2009, 44(10):627-633.
26. Calvi L M, Adams G B, Weibrecht K W, et al. Osteoblastic cells regulate the haematopoietic stem cell niche. Nature, 2003, 425(6960):841-846.
27. Ballen K K, Shpall E J, Avigan D, et al. Phase I trial of parathyroid hormone to facilitate stem cell mobilization. Biol Blood Marrow Transplant, 2007, 13(7):838-843.

第七章　脐带血来源的内皮祖细胞

第一节　脐带血来源内皮祖细胞概述

血管内皮作为循环血液与血管平滑肌细胞之间的机械屏障，具有接收、传递信息及分泌血管活性物质等功能，但是近年来，血管相关性疾病发病率逐年上升，在各种致病因素如管壁物质沉积、炎性物质浸润、管壁硬化和脆化、管腔狭窄的作用下，血管内皮层的完整性被破坏。血管内皮细胞(endothelial cell，EC)功能失调与许多心血管疾病的发生有关；血管内皮祖细胞(endothelial progenitor cell，EPC)是血管内皮细胞的前体细胞，又称血管内皮干细胞(endothelial stem cell)，是成年干细胞的一种，具有自我增殖、定向归巢的特性，可定向分化为血管内皮细胞，具有修复损伤的内皮细胞、延缓动脉粥样硬化进展、促进缺血组织新生血管形成等功能[1]。

1997 年，Asahara 等初次从人外周血中分离出 $CD34^+$ 细胞，并培养得到细胞可表达的 $CD34^+$、VEGFR-2 等内皮细胞特异性抗原，因而命名为内皮祖细胞[2]。随后，Asahara 等和 Murohara 等相继从骨髓和脐带血中发现了 $CD34^+$ 细胞，在体外诱导可以分化为成熟的 EC[3,4]。对于 EPC 的来源，胚胎发育研究结果表明，在胚胎卵黄囊部位有一群细胞称为成血-血管细胞(hemangioblast)，聚集形成造血岛，随着胚胎的发育，这些细胞团结构进一步发生腔隙性变化，造血岛中间的球形细胞发育为造血干细胞(hematopoietic stem cell，HSC)，并逐步增殖分化形成血细胞，周围的细胞发育为内皮祖细胞(EPC)，并逐步增殖分化形成血管内皮细胞，两者共同作用，最终形成血管网络和血液循环系统。

血管新生方式有三种，包括血管发生(vasulogenesis)、血管新生(agionenesis)和动脉生成(arteriogenesis)。血管发生即中胚层来源的 EPC 在原位分化为成熟的血管内皮细胞，从头形成新血管的过程；血管新生即已存在的血管内皮细胞增生和迁移，通过出芽方式形成新生血管的过程；动脉生成指缺血组织周围的微小血管在缺血组织的刺激或释放 FGF、VEGF 、PDGF 等细胞因子的作用下可能发生重塑，形成有足够管腔直径的血管，以达到对缺血组织恢复供血的目的[5]。传统观念认为血管发生仅存在于胚胎时期，出生以后就没有了，人体内新生血管的形成只有血管新生和动脉生成的方式，但是随着 EPC 的深入研究，传统观念得到了质疑，人们对血管新生方式有了新的认识。骨髓 EPC 在一系列细胞因子的作用下可以动员到循环血中并归巢到缺血损伤部位，增殖、分化、迁移，参与形成血管结构。因此，利用 EPC 参与血管发生，临床上将其分离、体外培养扩增后移植入体内，治疗血管性疾病，这已经成为人们研究的热点。

内皮祖细胞有三个主要来源：骨髓、外周血和脐血，胎儿出生后，EPC 主要定居于骨髓，在某些生理、病理或外源性刺激下可从骨髓释放并进入外周血循环发挥作用。有研究估计骨髓、脐血、成人外周血中 $CD34^+$ 细胞比为 3∶2∶0.2[6]。骨髓源性 EPC 主要包括骨髓内造血干细胞源性、骨髓细胞源性和间充质干细胞源性三种：表达干细胞表面标志CD34或不成熟的干细胞标志CD133(又称AC133)的骨髓内造血干细胞，在体外促内皮分化的环境条件下可分化为内皮细胞；表达CD14/CD34的骨髓细胞在体外可分化为内皮细胞，并形成管状结构；间充质干细胞中分离得到的多能成体祖细胞可分化为表达内皮样标志的细胞。外周血源性的EPC是指成人外周血中具有多能干细胞潜能的单个核细胞。脐带血源性EPC数量为成人外周血源性的10倍。此外，人们相继也在胎肝组织、动脉血管外膜和脂肪组织中分离出EPC。

骨髓中EPC含量较多，但是提取骨髓EPC对患者全身状况要求高，且所需骨髓量较大；成人外周血中EPC含量极少，Rafii等认为在正常的生理状态下，EPC仅占循环中单个核细胞的0.01%[7]；与骨髓和外周血相比，脐血具有来源广泛、采集方便、再生能力强、免疫原性相对较弱和移植成活率高等特点，且体外培养发现脐带血源性的内皮祖细胞克隆比成人外周血源性的早1周左右出现，并且脐带血源性内皮祖细胞至少能够扩增100代而没有明显的衰老迹象，而成人外周血源性内皮祖细胞不能超过30代[8]。同时，研究也发现脐血源性EPC比外周血源性及骨髓源性的EPC更新周期更快，增殖分化能力更强[9]。随着全国各地脐带血库的建立，利用自身脐带血提取EPC治疗缺血性疾病就不用考虑免疫排斥反应问题。因此，脐血EPC的临床应用前景广阔。

第二节　脐带血来源内皮祖细胞的生物学特性

一、EPC生长特点、形态特征

EPC有两种形态，最初接种的未分化的EPC呈圆形，在培养液中呈散在悬浮状态，细胞贴壁后可见EPC呈梭形或纺锤形，大约十几天后出现多个集落，贴壁的梭形细胞开始从集落的边缘出芽长出，以一群密集的圆形细胞为中心呈放射状生长。此后，中央的圆形细胞逐渐脱落，梭形贴壁细胞增殖缓慢，部分细胞自发排列成索条状或网样结构。随着培养时间的增加，长梭形细胞逐渐缩短，并呈现出典型的铺路石样。

EPC作为血管内皮的前体细胞，有与成熟血管内皮细胞相似的特性：①EPC可以表达内皮细胞特异性抗原，如血管内皮生长因子受体-2(VEGFR-2)、CD31、CD34、血管内皮钙黏蛋白(VE-cadherin)、酪氨酸蛋白激酶-2(Tie-2)、血管性假性血友病因子(vWF)；②EPC具有吸收乙酰化低密度脂蛋白(ac-LDL)、荆豆凝集素-1(UEA-1)的生物学特性，能够摄取红色荧光Dil-ac-LDL和绿色荧光FITC-UEA-1，荧光染色双阳性在共聚焦荧光显微镜下呈橙色，这种方法已成为鉴定内皮祖细胞的常规方法[10,11]；③体外培养的EPC呈长梭形，并聚集形成典型的鹅卵石样；④EPC分泌血管活性物质如内皮素、前列环素、一氧化氮等。

同时，EPC作为干细胞的一种，又具有区别于成熟血管内皮细胞的特性：①高增殖性，EPC的体外扩增能力是EC的50倍，且EPC有更强的端粒酶活性，在一定程度上能抑制自身凋亡；②归巢性，在血管内皮生长因子(VEGF)、基质细胞衍生因子-1(SDF-1)、基质金属蛋白酶-9(MMP-9)等趋化因子的作用下EPC能归巢到缺血组织参与新生血管的形成[12]。

内皮系存在不同等级的干祖细胞，这些细胞在表型特征、增殖潜能上均存在很大的差异。脐血源性的 EPC 根据表面标志的差异可分为高增殖潜能内皮祖细胞(HPP-EPC)和循环成血管细胞(CAC)两种。基于集落的形成能力和增殖能力，脐血源性的 EPC 的等级秩序也已被发现：高增殖潜能内皮克隆形成细胞(HPP-ECFC)，具有高增殖能力，培养后产生巨大克隆，可再接种形成二次及三次克隆；低增殖潜能内皮克隆形成细胞(LPP-ECFC)，形成含有 50 个以上细胞的克隆，但再接种不产生二次 LPP-ECFC 克隆；此外还有比较成熟的内皮祖细胞[13]。

二、EPC 特异性表面标志及表达变化

因为 EPC 游动不稳定和形态多样，所以仅通过形态学的特征鉴别出未分化的 EPC 是很困难的，因此需要借助细胞表面标志来区分 EPC。

CD34 分子是Ⅰ型跨膜糖蛋白，是一种白细胞分化抗原，曾被认为是重要的造血干细胞的标志物。它选择性地表达在造血前体细胞、血管内皮细胞、间质前体细胞和各种间质肿瘤细胞中，可同时识别出包括 HSC、EPC 和成熟 EC 的混合细胞群，因此它对于 EPC 没有特异性。从骨髓、外周血或脐带血中分离出的 $CD34^+$ 细胞在体外能够向内皮细胞分化，在体内能够促进新生血管形成，推断这些细胞可能大多数是 EPC。但最近研究发现，$CD34^-$ 单核细胞群体中也能获得经诱导分化后成为内皮细胞的 EPC[14]，使得利用 CD34 区分 EPC 变得更加困难。

CD133 又名 AC133，是一种存在于人细胞表面的糖蛋白，是分子质量为 120kDa 的糖基化多肽，含有 5 个跨膜结构域，选择性地在人类胎肝、骨髓和血液来源的 $CD34^+$ 造血干/祖细胞上表达。从发育的角度来讲，CD133 是比 CD34 更原始的 EPC 标志物，可以作为用 CD34 筛选 EPC 的补充。但是 CD133 表达会随着时间的改变而发生变化，在 EPC 分化过程中，CD133 逐渐消失，而内皮系的特征性分子标志，如 CD31、VEGFR-2 和 vWF 的表达逐渐增强[15]，因此，可以根据这些分子的变化来判断 EPC 不同的生长时期和生长状态，其中 CD133 被广泛用来鉴别内皮祖细胞和成熟内皮细胞。

血管内皮生长因子受体-2(vascular endothelial growth factor receptor-2，VEGFR-2)，在人体内又名 KDR，鼠内又名 Flk-1，是 VEGFR 家族中的一种亚型，是一种Ⅲ型的跨膜蛋白激酶。VEGFR-2 是在胚胎干细胞向内皮细胞分化过程中最早表达的内皮特异性的表面标志[16]，主要反映血管增殖的程度，随着血管内皮细胞的成熟，表达增强。VEGFR-2 最常表达在成熟的内皮细胞(EC)，在循环内皮细胞(CEC)上也有表达，但在 HSC 中不表达。可以采用 VEGFR-2、VE 钙黏蛋白或 E 选择蛋白区分 EPC 和造血干/前体细胞[17]。

此外，EPC 还表达 Tie-2 及 vWF 等表面标志。但是由于 EPC 与 HSC 有着共同的起源，所以它们具有许多共同的表面标记，如 CD34、VEGFR-2 等；EPC 将分化为成熟内皮细胞，也会表达内皮细胞特异性的表面标志，如 VEGFR-2、VE-cadherin、Tie-1 等[18]，而且 EPC 在不同的发育阶段可能有不同的表面标记，或者来源不同的 EPC 具有不同的表面标记，所以至今对于 EPC 的鉴定还没有统一的标准，大部分学者认为，表达 CD34、CD133 及 VEGFR-2 的细胞经体外诱导增生分化能形成成熟内皮细胞，促进血管的生成，

因此把同时表达 CD34、CD133 及 VEGFR-2 的细胞定义为 EPC[19]。随着蛋白质组学的发展，有学者提出巢蛋白仅表达在具有增殖能力的 EPC，而在成熟内皮细胞上不表达，因此巢蛋白可以作为新生血管形成的一个标志蛋白[20]。

三、EPC 的动员、归巢和分化

缺血损伤组织在自身修复过程中要进行血管的修复和再生，传统上认为损伤部位周围的内皮细胞移行和增生是主要修复过程，但是内皮细胞作为终末分化细胞，其增生能力相对欠缺，而 EPC 作为成熟内皮细胞的前体细胞，具有较高的增生分化能力，同时可向缺血损伤部位富集迁移，在缺血组织修复过程中发挥重要作用。

EPC 参与血管修复和再生的过程包括 EPC 的动员、归巢、分化等。动员（mobilization）指骨髓中的 EPC 接受到组织缺血的信号后迁移至外周血的过程；归巢指释放至外周血的 EPC 在一系列机制的调控下进一步向组织缺血或者内皮损伤部位趋化，黏附、结合到受损血管的过程；分化即 EPC 不断发育成熟的过程。

正常情况下，骨髓中 EPC 处于休眠状态，在一定刺激因素作用下动员到体循环，导致外周血中 EPC 含量增加并迁移到特定位点增殖、分化形成内皮细胞并促进血管发生。刺激因素分为内源性因素和外源性因素。内源性因素主要指机体的某些病理生理状态，如缺血、缺氧、损伤、应激等；外源性因素包括细胞因子和药物。促进 EPC 动员的细胞因子有 VEGF、粒细胞集落刺激因子（G-CSF）、粒细胞巨噬细胞集落刺激因子（GM-CSF）、干细胞因子（SCF）、SDF-1、碱性成纤维细胞生长因子（bFGF）、胎盘生长因子（Pl-GF）等；他汀类药物（statins）具有动员 EPC 的作用，不仅能增加 EPC 的数量，还能使 EPC 表面 α5、β1 和 β5 型整合素上调，提高细胞增殖和迁移能力以及对 VEGF 的聚集反应能力，同时减少 EPC 的凋亡，使新生血管形成能力显著增强。抗糖尿病药和激素类如雌激素、促红细胞生成素等也能促进 EPC 的动员，此外，体育锻炼也可使外周循环血中的 EPC 数量增加。与此相反，在冠心病、高脂血症、糖尿病等状态下，外周血中 EPC 含量下降，其分化、迁移、黏附及形成血管的能力也明显下降。

目前这些动员刺激因素的作用机制尚不完全清楚，有些学者认为 VEGF 和他汀都是通过磷脂酰肌醇 3 激酶/蛋白激酶（PI3K/Akt）信号通路调节 EPC 的动员。蛋白激酶 Akt 在成熟内皮中扮演一个重要角色，VEGF 和他汀可能刺激 Akt 磷酸化，Akt 通过抑制细胞凋亡而促进内皮细胞存活，刺激内皮 NO 合成及调节 VEGF 诱导的内皮细胞迁移[21～23]

EPC 的归巢和分化机制仍在深入研究。一些能促进 EPC 动员的因子在 EPC 的归巢中也起作用，如血管损伤或者外源性因素引起 VEGF 水平增加，可动员 EPC，并且能使 EPC 归巢到血管受损部位。SDF-1 通过与 EPC 表面的受体 CXCR4 结合在 EPC 归巢中也发挥重要作用[24]。EPC 最终分化为成熟的内皮细胞，参与血管的修复与再生，EPC 的分化与黏附分子、黏附后细胞之间的相互作用及微环境有密切关系。EPC 的定向分化机制是目前研究的热点方向，对 EPC 的干预和调控可以促进血管的早期内皮化并减少内膜增生。研究发现，体外通过碱性成纤维细胞生长因子（bFCF）、胰岛素样生长因子 1（IGF1）和 VEGF 等生长因子对细胞分化进行诱导和控制，体外培养可分化出内皮细胞谱系,并于体内证明其具有生成血管能力[25]。因此,在体外培养中,可以加入 VEGF 诱导 EPC 向内皮细胞分化。

第三节　脐带血来源内皮祖细胞的分离和培养

脐带血来源的 EPC 以其独特的优势成为研究的热点,由于 EPC 在循环血中的含量低,在大规模应用到临床之前,如何分离培养 EPC 并将其在体外扩增成为研究的关键。根据 EPC 在物理学、生物学、免疫学等方面的特性,如 EPC 的密度、大小、表面的分子抗原以及对某些物质的特异性黏附能力,已经找到多种分离、纯化 EPC 的方法,如密度梯度离心法、免疫磁珠分选法、差速贴壁离心法、流式细胞术等。目前应用最多的方法主要有密度梯度离心法和免疫磁珠分选法,也可将两种方法结合使用。

一、密度梯度离心法

该方法常用 Ficoll 分离液或 Percoll 分离液,利用各种细胞密度的差异来分离细胞,使一定密度的细胞按相应密度梯度分布:单个核细胞及血小板的密度小于分离液,离心后位于分离液的上端;红细胞及粒细胞的密度比分离液的高,离心后沉于分离液的底部;而血小板密度最小,可在低速离心的条件下与单个核细胞分离。实际应用中,可先用 6%羟乙基淀粉(HES)或 0.5%的甲基纤维素溶液沉降后,再采用密度梯度离心法分离,可以获得更多的单个核细胞。本部分就以 6%羟乙基淀粉(HES)和 Percoll 密度梯度离心法为例,阐述脐带血来源内皮祖细胞的分离和培养。

(1) 取新鲜脐血放入抗凝管,摇匀,用 4 倍体积的磷酸盐缓冲液(PBS)(添加 2mmol/L EDTA)稀释。

(2) 将 6%羟乙基淀粉(HES)和稀释血液按 1∶4 混合。

(3) 4℃静置 1～2h,目的是减少细胞代谢活动,收集上层富含白细胞的血浆层。

(4) 1500r/min 无刹车离心 5min,弃上清,重悬细胞于 PBS 缓冲液中。

(5) 按 3∶2 或 2∶1 比例将细胞悬液平铺于 Percoll 表面,2000r/min 无刹车离心 30min,离心后分为 4 层:上层为血浆、PBS 液和血小板;中层为 Percoll 分层液;底层为红细胞;在上层与中层液体界面处可见到乳白色混浊的单个核细胞层。

(6) 用毛细血管小心吸取单个核细胞,用 5 倍以上体积的 PBS 1500r/min 离心 10min,吸弃上清,重复洗涤两次。

(7) 用台盼蓝染色法测定细胞存活率:死细胞可被染成蓝色,体积略膨大;活细胞不着色,折光强。

(8) 纤维连接蛋白(FN)用 PBS 溶解稀释为 1ng/μl 后,按 4μg/cm^2 包被 6 孔板或 24 孔板,置于 37℃温箱中孵育 2h,临用前吸出多余的液体,用 PBS 洗涤 2 次。

(9) 以 1×10^5～2×10^5 个细胞/cm^2 的密度分别接种于包被纤维连接蛋白(FN)2μg/cm^2 的孔板中。

(10) 培养于胎牛血清 M199 培养液(FCS-M199)或自体血清 M199 培养液(AS-

M199)，饱和湿度，置于 37℃、5%CO_2的培养箱中培养 3～4 周，每 3～4 天更换培养液。

该方法操作简单、方便，可获得较多数量的 EPC，但是产物纯度较低，常含有部分血小板和全部单核细胞，单个核细胞分离培养后，一般需在体外进行诱导分化形成 EPC。

二、免疫磁珠分选法

免疫磁珠分选法在细胞分选中的广泛应用日益引起人们的关注，现以应用最为广泛的磁性细胞分选(magnetic activated cell sorting, MACS)技术为例介绍免疫磁珠分选法。MACS 技术是依据抗体对抗原的高度特异性识别：将磁性微珠直接或者间接偶联在抗体上，通过抗原抗体反应使磁珠偶联的抗体和表达相应抗原的细胞特异性结合，磁性标记的细胞会滞留在磁场中，而不表达相应抗原的细胞因为没有磁性标记，从而完成磁性分离；离开磁场后，磁性标记细胞不再受磁场作用就被洗脱下来。整个 MACS 技术由 MACS 微珠、MACS 分选柱和 MACS 分选器三部分组成。

免疫磁珠分选多利用某一种表面分子抗体作为分选条件，由于目前 EPC 缺乏特异性表面标志，早期一般采用 CD34 抗体，近年来越来越多地采用 CD133 抗体。目前经常选用密度梯度离心法分离骨髓、外周血或脐血的单个核细胞，然后采用免疫磁珠法分选出 $CD34^+$/$CD133^+$ 细胞，在含有 VEGF、IGF-1、bFGF 的培养液中培养，在各种生长因子诱导下得到贴壁细胞，即 EPC。

(1) 按前述密度梯度分离法收集单个核细胞，将每 1×10^8 细胞重悬在 300μl 缓冲液中，加入 FcR 阻断剂，目的是抑制与非靶细胞的非特异性结合或者 Fc 受体介导的抗体结合。

(2) 加入 100μl 结合 CD34 或 CD133 单克隆抗体的磁珠，充分混匀后 4℃孵育 30min。

(3) 加入标记体积 10～20 倍量的 PBS 缓冲液洗涤细胞，300*g* 离心 10min。

(4) 完全去除上清，每 1×10^8 个细胞用 500μl PBS 缓冲液重悬(如果少于 1×10^8 个细胞，也至少用 500μl 缓冲液重悬)。

(5) 将分离柱置于磁场中，以 2ml 分离缓冲液冲洗分离柱。

(6) 将标记 CD34 或 CD133 单抗的细胞悬液缓慢贴壁加入分离柱，避免产生气泡，细胞悬液从分离柱下端自然流出。

(7) 用 500μl 分离缓冲液洗涤分离柱，洗掉不能结合到分离柱上的细胞，重复 3 次。

(8) 将分离柱移出磁场，加 1ml 分离缓冲液加压洗脱吸附细胞，获取 $CD34^+$ 或 $CD133^+$ 细胞。

(9) 在培养板上用含胎牛血清或自体血清的细胞培养基加入 VEGF 50ng/ml、10% FBS、bFGF 1ng/ml、IGF-1 2ng/ml 进行培养，4～5 天后用 PBS 洗去非贴壁细胞，换液后继续培养 7～10 天。用适量的胰酶消化液消化，收集贴壁生长的细胞。

免疫磁珠分选法获得的 EPC 纯度高，操作简单，可重复性好，但是费用昂贵，而且这样获得的 $CD34^+$ 或 $CD133^+$ 细胞单独培养时不易增殖，仅在和 $CD34^-$ 或成熟内皮细胞共同培养时才增殖，在一定程度上制约了其在临床上的广泛应用。此外，免疫磁珠法分选 EPC 时，磁珠结合于细胞表面，待 EPC 移植于体内时，磁珠可能成为抗原，对于 EPC 的功能是否会产生影响还有待进一步研究。

分离、培养得到的EPC可以进一步通过形态学、血细胞计数、免疫组织化学、免疫荧光和流式细胞仪分析等技术行鉴定。常用的鉴定方法有以下几种。①利用流式细胞仪检测EPC表面分子标志：一般认定表达CD34、CD133及VEGFR-2的细胞为EPC，先用包被$CD34^+$单抗的免疫磁珠法富集骨髓、外周血或脐血中的$CD34^+$单个核细胞，再用荧光标记CD133单抗、FITC标记VEGFR-2单抗，双色荧光流式细胞分析[26]。CD34、VEGFR-2和CD133均为阳性的细胞即可确定为EPC。②从EPC生物学特性上鉴定：EPC可摄取ac LDL与UEA-1反应，故可将EPC与Dil-ac LDL在一定条件下孵育，再与FITC-UEA-1反应，在倒置显微镜下Dil-ac LDL呈红色荧光，FITC-UEA-1呈绿色荧光，出现这种双阳性荧光的细胞即可鉴定为EPC[27,28]。③采用胎肝激酶-1(Flk-1)$^+$和$CD133^+$双荧光激活细胞分选法，可得到纯度较高的EPC。④体外血管生成模型：说明所获细胞可直接参与血管新生，间接证明是EPC。

第四节 脐带血来源内皮祖细胞的临床研究

EPC在血管新生、缺血性疾病、恶性肿瘤、组织工程血管的研究等方面有广泛的应用前景，其已经参与到心肌缺血、心肌梗死、下肢缺血、伤口愈合、动脉硬化、内源性内皮修复、小鼠及人肿瘤新生血管生成等病理过程。EPC的深入研究为多种疾病的治疗带来了新的希望。

一、EPC与内皮再生、缺血性疾病

过去认为内皮损伤部位的修复是由于邻近内皮细胞的迁移和增殖所致，而最近研究发现EPC也有促进内皮再生和血管新生的作用。EPC参与内皮细胞更新和新生血管生成可能有以下机制。①整合机制(incorporation)：研究表明[29,30]，将体外标记的EPC移植到缺血或者血管内膜剥离动物模型后，可在缺血组织新生血管壁内或再生的血管内皮层检测到标记物及$CD34^+$细胞，在一定培养条件下，具有向内皮细胞定向分化的能力。所以人们推测归巢于缺血组织的EPC，在VEGF等细胞因子的作用下，能够直接整合至新生的血管壁内，并增殖分化为成熟血管内皮细胞，参与新生血管的形成，恢复缺血区域的血液供应。同样，归巢于血管内膜的EPC，在局部微环境的作用下，分化为血管内皮细胞，参与损伤血管内膜的再生。②融合机制(fusion)：有研究表明，成体干细胞与胚胎干细胞共同培养具有融合倾向，且融合细胞表现为全能分化特性[31]。因此，一些学者认为在缺血组织新生血管壁内观察到的$CD34^+$细胞极有可能是EPC与局部血管内皮细胞融合的结果。③旁分泌机制(paracrine)：无论整合机制还是融合机制，在缺血组织中的整合率或融合率都很低，但是EPC移植后却能显著地增加新生血管的数目、促进损伤血管的再内皮化。其原因可能为：EPC除通过上述机制起作用外，还以旁分泌形式影响血管再生。EPC具有分泌VEGF、肝细胞生长因子(HGF)、IGF-1的能力，促进EPC的增殖分化，参与新生血管生成和内皮细胞更新。

EPC参与出生后血管新生的机制为治疗缺血性疾病提供了新的思路：利用药物或生

长因子或 EPC 移植，促进 EPC 从骨髓向外周血动员，提高循环中的血管 EPC 的数量，促进新生血管的形成。在体外扩增的 EPC 移植到裸鼠肢体缺血模型及大鼠急性梗死模型，发现 EPC 参与了缺血局部新生血管的形成，取得了良好的疗效。

治疗缺血性疾病的局限和存在的主要问题是 EPC 的数量与质量。动物实验显示，受体动物需要接受每克体重 $0.5\times10^4 \sim 2.0\times10^4$ 个 EPC 的系统注射才能在缺血肢体中得到满意的再灌注[32]。由于循环血中 EPC 的含量较低，所以可以粗略推断一个人需要 12L 血才能获得足够数量的 EPC 来治疗严重的肢体缺血。但是就目前的科研成果，分离和纯化大量的 EPC 尚有一定难度。另外，许多临床患者因老龄、高胆固醇血症、糖尿病等造成循环血中 EPC 缺乏，而且某些特定疾病状态可能会损害 EPC 的动员和功能，因此对于 EPC 的研究还需要更深入。要想取得更好的治疗，就要先获得更高质量和更多数量的 EPC，就必须进行方法和技术上的改进，如优化 EPC 的来源、改进 EPC 提纯和扩增的方法，还可以采用一些补充方法（如生长因子补充）来促进骨髓源性 EPC 的动员。

基因治疗是治疗缺血性疾病的另一项新技术，高增殖潜能和缺血区定向归巢特性使得 EPC 成为缺血性疾病基因治疗的靶细胞，将 EPC 细胞治疗和基因治疗联系起来治疗缺血性疾病是一种有前途的方法。VEGF 在治疗缺血性疾病中的作用已经得到肯定，EPC 转染了 *VEGF* 基因的腺病毒载体后，进行细胞移植，使得所载基因定向运载到体内血管形成的部位并合成行使功能的蛋白质，即同时进行了定向基因治疗和细胞补充治疗，调节其数量及功能，更有效地促进血管发生，改善缺血区域的血流和功能[33]。随着自体细胞治疗与基因修饰概念的出现，EPC 表现出了巨大的潜能，具有广阔的应用前景。

二、EPC 与肿瘤的治疗

EPC 是血管内皮细胞的前体细胞，参与胚胎时期的血管发生、出生后的血管损伤修复，并且在肿瘤形成及转移的血管中起重要作用。肿瘤拥有丰富的血管供应，EPC 参与肿瘤的血管发生和促进肿瘤生长都已经得到了证实[34,35]。

组织缺氧是肿瘤形成的一个重要的病理改变。组织缺氧时，肿瘤部位可产生大量的低氧诱导因子-1α（hypoxia inducible factor，HIF-1α）。HIF-1α 不仅可以促进 VEGF 转录，还能增加 VEGF mRNA 稳定性，从而上调 VEGF 表达。HIF-1α 上调还能导致基质源性生长因子-1α（stromal derived factor-1α，SDF-1α）表达增加，进而刺激肿瘤微血管的生长。

应用磁共振成像（MRI）跟踪体内磁化的干细胞来跟踪进入体内的 EPC，显示标记的 EPC 可应用于肿瘤的跟踪和定位，甚至可以通过对标记的 EPC 进行实时监测以便观察肿瘤的形成、生长及转移的动态。利用该方法定位肿瘤病灶是一种可行的方法。

大多数恶性肿瘤生长及转移均为血管依赖性，因此抑制肿瘤诱导的血管生成将是一种能被广泛应用的、有效的抗肿瘤方法。EPC 在体内能定向归巢于肿瘤，参与肿瘤新生血管的建立，固有的肿瘤趋化性克服了传统细胞载体不能系统传递到所有肿瘤病灶的瓶颈，EPC 作为新一代的细胞载体为肿瘤的治疗提供了新的策略。利用 EPC 归巢的特性，将其作为细胞载体来负载血管新生抑制因子、与抗肿瘤药物偶联或转染抑癌基因，可以有效地用于治疗肿瘤[36]。EPC对血管抑素的高敏感性暗示抑制EPC本身也能达到抑制肿瘤的目的。EPC在迁移、归巢到肿瘤组织的过程中需要多种细胞因子的参与，如血小板源生长因子(PDGF)、VEGF等，因此针对这些细胞因子或者相应受体进行干预也可抑制肿瘤血管的生长，进而抑制肿瘤的生长。

三、EPC与血管组织工程

血管组织工程是将体外获得的或经培养获得的高浓度的、功能相关的种子细胞种植于天然或人工合成的管形细胞外基质上，经过一段时间体内或体外的培养，得到新的、有功能的血管。血管组织工程有三大要素：种子细胞、支架材料及共培养构建。组织工程种子细胞主要有血管壁细胞、骨髓间充质干细胞、胚胎干细胞和内皮祖细胞。由于EPC具有来源广、高分化的优点，使其成为构建组织工程血管的最佳种子细胞来源。实现组织工程血管支架的内皮化对于防止血栓形成及提高通畅率具有重要意义。

EPC构建血管组织工程的方法主要有三种：①在体外直接将EPC种植到移植物或支架上，获得具有类似天然血管结构和功能的组织工程血管；②利用某些多肽序列来黏附EPC，如精氨酸-甘氨酸-天冬氨酸-丝氨酸(RGD)可以作为一种细胞黏附决定簇与内皮细胞膜上整合素家族特异结合，从而黏附EPC；③利用抗循环EPC细胞膜受体的抗体如抗CD34抗体包被移植物在体内捕获EPC，但是由于应用CD34抗体捕获的细胞在不同的细胞信号调控下可以向内皮细胞、造血细胞核平滑肌细胞分化，具有多向分化潜能，如果分化为平滑肌细胞可能导致内膜过度增生，造成血管再狭窄的现象。现在越来越多地使用CD133抗体来捕获EPC。

EPC在血管新生、缺血性疾病、恶性肿瘤、组织工程血管的研究等方面有广泛的应用前景，但对于EPC的研究还有不少问题有待商榷，如EPC的细胞表面标志尚未完全明确，分离、鉴定的标准化，动员、归巢和分化的机理等，这些都需要长期而深入的研究。

（张 灏）

参考文献

1. Hristov M, Erl W, Weber P C, et al. Endothelial progenitor cells: mobilization, differentiation, and homing. Arterioscler Thromb Vasc Biol, 2003, 23(7):1185-1189.
2. Asahara T, Murohara T, Sullivan A, et al. Isolation of putative progenitor endothelial cells for angiogenesis. Science, 1997, 275(5302): 964-967.
3. Asahara T, Masuda H, Takahashi T, et al. Bone marrow origin of endothelial progenitor cells responsible for postnatal vasculogenesis in physiological and pathological neovascularization. Circ Res, 1999, 85(3): 221-228.
4. Murohara T, Ikeda H, Duan J. Transplanted cord blood-derived endothelial progenitor cells augment postnatal neovascularization. J Clin Invest, 2000, 105(11): 1527-1536.
5. Markowska A I, Liu F T, Panjwani N. Galectin-3 is an important mediator of VEGF- and bFGF-mediated angiogenic response. J Exp Med, 2010, 30;207(9):1981-1993.
6. Hirata K, Li T S, Nishida M, et al. Autologous bone marrow cell implantation as therapeutic angiogenesis for ischemic hindlimb in diabetic rat model. AmJ Physiol Heart Circ Physiol, 2003, 284: H66-H70.
7. Rafii S, Heissig B, Hattori K. Efficient mobilization and recruitment of marrow-derived endothelial and hematopoietic

stem cells by adenoviral vectors expressing angiogenic factors. Gene Ther, 2002,9:631-634.

8. lngram D A, Mead L E, Tanaka H, et al. Identification of a novel hierarchy of endothelial progenitor cells using human peripheral and umbilical cord blood. Blood, 2004:104(9):2752-2760.
9. Taguchi K, Iihara H, Ishihara M, et al. Comparison of antiemetic efficacy between single and repeated treatments with a 5-HT3 receptor antagonist in breast cancer patients with high-risk emetogenic . Anticancer Res, 2009, 29(5): 1721-1725.
10. Vasa M, Fichtlscherer S, Aicher A, et al. Number and migratory activity of circulating endothelial progenitor cells inversely correlated with risk factors for coronary artery disease. Circ Res, 2001, 89(1):E1-E7.
11. Shironita S, Mori K, Ohmichi T. Synthesis of highly dispersed platinum nanoparticles on Ti-containing mesoporous silica using photo-assisted deposition. J Nanosci Nanotechnol, 2009, 9(1):557-561.
12. 李欢欢. 人脐带血和外周血内皮祖细胞的分离培养和鉴定. 吉林大学硕士学位论文, 2010.
13. Ingram D A, Mead L E, Tanaka H, et al. Identification of a novel hierarchy of endothelial progenitor cells utilizing human peripheral and umbilical cord blood. Blood M, 2004, 104: 2752-2760.
14. Harraz M, Jiao C, Hanlon H D, et al. $CD34^-$ blood-derived human endothelial cells progenitors. Stem Cells, 2001, 19:304-312.
15. Yin A H, Miraglia S, Zanjani E D, et al. AC133, a novel marker for human hematopoietic stem and progenitor cells. Blood, 1997, 90:5002-5012.
16. Hirashima M, Kataoka H, Nishikawa S, et al. Maturation of embryonic stem cells into endothelial cells in an vitro model of vasculogenesis. Blood, 1999, 93:1253-1263.
17. Cines D, Pollak E, Buck C, et al. Endothelial cells in physiology and in the pathophysiology of vascular disorders. Blood, 1998, 91:3527-3561.
18. Nguyen V A, Furhapter C, Obexer P, et al. Endothelial cells from cord blood CD133(+)CD34(+) progenitors share phenotypic, functional and gene expression profile similarities with lymphatics. J Cell Mol Med, 2009, 13(3): 522-534.
19. Hristov M, Erl W, Weber P C. Endothelial progenitor cells: isolation and characterization. Trends Cardiovasc Med, 2003, 13:201-206.
20. Suzuki S, Namiki J, Shibata S, et al. The neural stem/progenitor cell marker nestin is expressed in proliferative endothelial cells, but not in mature vasculature. J Histochem Cytochem, 2010, 58(8):721-730.
21. Murohara T, Ikeda H, Duan I, et al. Transplanted cord blood-derived endothelial progenitro cells augment post natal neovascularization. J Clin Invest, 2000, 105:1527-1536.
22. Dimmeler S, Aicher A, Vasa M, et al. HMG COA reductase inhibitors(statins)increase endothelial progenitor cells via the PI3 kinase/Akt pathway. J Clin Invest, 2001, 108:391-397.
23. Fulton D. Regulation of endothelium-derived nitric oxide production by the protein kinase Akt. Nature, 1999, 399: 597-601.
24. Yamaguchi J, Kusano K F, Masuo O, et al. Stromal cell-derived factor-1 effects on *ex vivo* expanded endothelial progenitor cell recruitment for ischemic neovascularization. Circulation, 2003;107(9):1322-1328.
25. Kaushai S, Amiei G E, Guiesrian K J, et al. Functional small diameter neovessels created using endothelial progenitor cells expanded *ex vivo*. Nat Med, 2001, 7:1035-1040.
26. Matsumotot K, Yasui K, Yamashita N et al. *In vitro* proliferation potential of AC133 positive cells in peripheral blood. Stem Cells, 2000, 18:196-203.
27. Vasa M, Fichtlscherer S, Adler K, et al. Increase in circulating endothelial progenitro cells by statin therapy in patients with stable coronary artery disease. Circulation, 2001, 103:2885-2890.
28. Rehman J, Li J, Orschell Christic M, et al. Peripheral blood endothelial progenitor cells are derived from monocyte/macrophages and secrete angiogenic growth factors. Circulation, 2003, 107:1164-1169.
29. Reyes M, Dudek A, Jahagirdar B, et al. Origin of endothelial progenitors in human postnatal bone marrow. J Clin

Invest,2002,109:337-346.

30. Kocher A A,Schuster M D,Szaboles M J,et al. Neovascularization of ischemic myocardium by human bone derived angioblasts prevents cardio myocyte apoptosis,reduce sromodeling and improves cardiac function. Nat Med,2001,87:430-436.

31. 杨志明,边云飞,萧传实. 血管内皮祖细胞在血管新生疗法的应用. 中华老年心脑血管病杂志,2002,14(6):421-422.

32. Schatteman G C, Hanlon H D, Jiao C, et al. Bloodderived angioblasts accelerate bloodflow restoration in diabetic mice. J Clin Invest,2000,106(4):571-578.

33. Waguro H,Yamaguchi J,Kalka C,et al. Endothelial progenitor cell vascular endothelial growth factor gene transfer for vascular regeneration. Circulation,2002, 105:732-738.

34. Muta M, Marsumoto G, Hiruma K, et al. Impact of vasculogenesis on solid tumor growth in a rat model. Oncol Rep, 2003,10(5): 1212-1218.

35. Ho J W, Pang R W, Lau C, et al. Significance of circulating endothelial progenitor cells in hepatocellular carcinoma. Hepatology, 2006,44(4): 836-843.

36. Davidoff A M,Ng C Y,Brown P,et al. Bone marrow-derived cells contribute to tumor neovasculature and, when modified to express an angiogenesis inhibitor, can restrict tumor growth in mice. Clin Cancer Res, 2001, 7: 2870-2879.

第八章　围产期干细胞的干性

第一节　干细胞的干性

干细胞的主要特征是具有自我更新和向不同的细胞分化的能力，干细胞干性(stemness)也主要表现在这两个方面(图 8.1)。正常的干细胞稳态维持、自我更新与分化是一个复杂的生理现象，由内源性调控机制及外源性调控机制共同形成的调控网络在这个过程中发挥重要作用。近年来，对干细胞调控机制的研究获得了很大的进展，主要表现在：发现并鉴定了一些干细胞特征性的转录因子，这些转录因子导入表达之后能够诱导某些细胞转化为具有干细胞特性的多能干细胞——诱导的多能干细胞(induced pluripotent stem cell，iPSC)。表观遗传学改变可以影响 DNA 的可接近性、蛋白质分子的募集以及染色质结构，进而调控基因表达。研究发现干细胞在发育与分化过程中的染色质重构以及基因组表观遗传修饰的改变在启动与维持这些表观遗传学变化中具有重要作用；另外还发现 sRNA/microRNA 参与干细胞的发育与自我更新的调控。虽然对干细胞的基础研究在不断深入，但对干细胞干性维持、专一性分化调控机制的阐述仍不清晰，因而科学家对干细胞的定向分化与自我更新的表观遗传学研究给予了越来越多的重视。

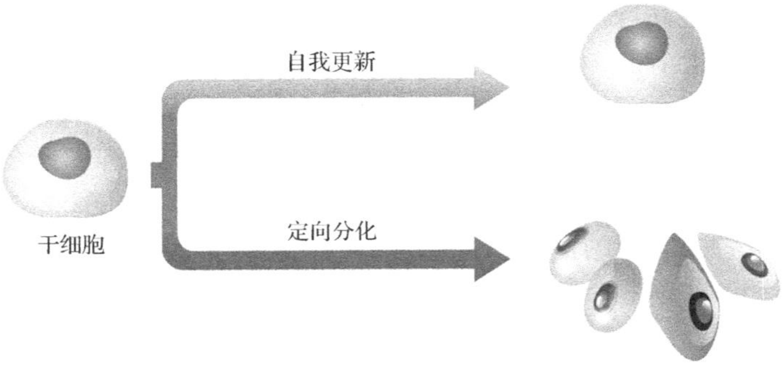

图 8.1　干细胞干性的主要特征

干细胞具有自我更新和定向分化为功能细胞的能力。干细胞静息和活化状态的相互转换过程为研究干细胞分化的多潜能性、认识组织干细胞的干性维持机制提供了重要的模型

围产期干细胞作为一类成体干细胞，目前其在基础研究和临床应用方面都有了较大的进步。围产期干细胞的干性与成体干细胞、胚胎干细胞具有相似性，但也存在一些差异，其干性表现是干细胞生物学、再生医学领域的核心课题之一。干细胞研究中的关键问题之一是了解其干性维持和分化的机制。目前研究最多的是干细胞内的关键转录因子如 Oct4、Sox2、Nanog 和 c-Myc 等的表达，最近发现包括 Jak-STAT、MAPK-ERK、PI3K、WNT、TGFb 以及 bFGF 等在内的信号转导通路，通过影响以上转录因子的表达而起作

用。另一方面，在机体发育过程中，干细胞等级分化各个阶段的基因表达又与基因的表观遗传状态密切相关。基因的表观遗传状态决定该基因所在的染色质结构是否允许转录调节因子与其目的基因接触，因此表观遗传调控是干细胞分化过程中启动或关闭基因表达的首要因素。表观遗传调控的分子基础是染色质的化学修饰和物理重塑。近年在组蛋白化学修饰的研究方面取得可喜进展，特别是乙酰化/去乙酰化、甲基化/去甲基化的研究极大地丰富了人们对表观遗传调控的认识。而且，组蛋白不同修饰之间的交叉对话显示组蛋白修饰之间存在一个复杂的调控网络，甲基化/去甲基化似乎占据着核心的位置，其他修饰起着协同或者拮抗作用。最近研究发现，通过对染色质寡聚化、染色质结构浓缩的抑制作用调节常染色质与异染色质间的转换，从而控制干细胞中基因的表达；DNA 甲基转移酶 Dnmt 与 CpG 岛结合蛋白 CGBP 等也可以通过调节 DNA 甲基化控制干细胞中某些重要基因的表达。

miRNA 是一类长约 22nt 的小分子非编码 RNA，具有高度的种间保守性和时空特异性，在转录后水平调节靶基因的表达，是细胞内基因表达的基本调控机制之一。最近的一些研究表明，miRNA 在干细胞的自我更新和分化过程中具有重要的调控作用。最近研究发现，miR-125b 可抑制间充质干细胞的增殖，并进一步抑制成骨细胞的分化。miR-26a 可通过抑制 Smad1 来调控脂肪源干细胞向成骨细胞系的分化。miR-203 可抑制 P63（维持干细胞干性的调节因子），从而促进表皮干细胞的分化等。但迄今为止，这方面的研究还很有限，有待于进一步的探索[1]。一系列的信号通路、转录因子与其他调节基因独立或相互作用，形成了一个维持干细胞自我新与分化的分子调控网络。

目前已知几乎所有物种的胚胎干细胞系在一些通用的多能性因子，如 Oct4、Sox2、Nanog 等的表达上具有高度的保守性，但是维持它们多能性的信号通路却有很大的差别。例如，啮齿类动物小鼠、大鼠的胚胎干细胞多能性的维持都需要白血病抑制因子（leukemia inhibitory factor，LIF）和骨形态形成蛋白 4（bone morphogenic protein 4，BMP4），而灵长类如猴、人的胚胎干细胞多能性的维持却需要基本成纤维细胞生长因子（basic fibroblast growth factor，bFGF）和 Activin/Nodal。Oct4、Sox2、Nanog 等在维持细胞干性方面形成一个复杂的网络，它们之间相互作用，并且受到各种其他因素的影响（图 8.2）。Oct4 和 Nanog 是两种维持干细胞多能性和自我更新的转录因子，它们通过结合靶基因调控区选择性地抑制分化基因表达或促进多能性基因表达。它们通常只在多能干细胞中表达，在分化细胞中不表达。在不同的发育阶段，它们的表达量受到特异调控，并且分别与 Sox2、FoxD3 等其他转录因子以及 LIF、BMP 等胞外信号通路互相作用，形成一个复杂的转录调节 crosstalk 网络，在特异时空激活或抑制靶基因的转录；通过互相制约最终决定干细胞是保持多能性还是分化，以及向哪个方向分化。

另外，越来越多的证据证明了选择性剪接在干细胞中的作用。近期研究表明，一些干细胞富集基因（干性基因）的剪接变异体表达水平与特定的分化阶段有关，同样一些研究表明不相干和具有再生基因的表型与干性基因的剪接变异体的过度表达相关。这些结果提示了单一基因位点的剪接变异体对表型的不同影响及认识选择性剪接对转录后基因表达调节的重要性。这里，我们将介绍几例对干细胞生物学比较重要的选择性剪接基因。*PO5F1* 是一种受选择性剪接调节的关键干性基因，这一基因编码 POU 结构域转录因子

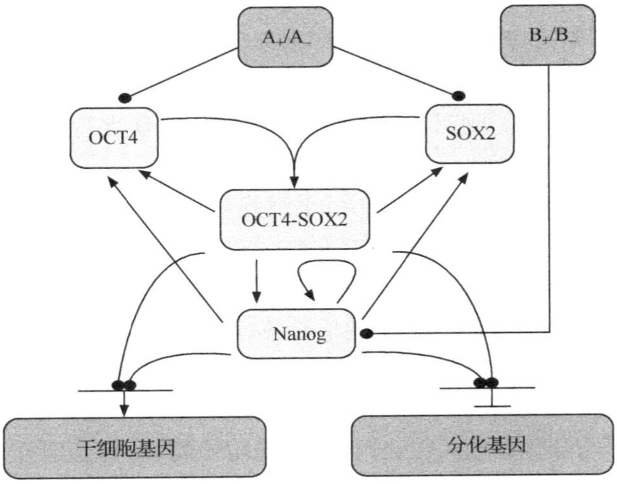

图 8.2　胚胎干细胞的转录调控网络

向内的箭头表示蛋白质作为转录因子，向外的箭头表示一种蛋白质作用于另一种蛋白质；A+是 Oct4、Sox2 的正调节因子，能保持细胞的自我更新，如 wnt 信号；B+是 Nanog 的正调节因子；B−能抑制 Nanog 的表达，促进细胞分化；A−是 Oct4/Sox2 的负调节因子；Nanog/Oct4/Sox2 可以单独或联合影响干细胞的分化或自我更新[2]

Oct4，它是一种干细胞多能性的关键调节因子。Oct4 高表达于干细胞，它的表达对成熟细胞重编程为诱导多能干细胞状态是必需的。尽管对 *POU5F1* 基因产物的精细分辨提示为不同的受控剪接体，但在一些体细胞中检测出了 Oct4 之后，它作为干细胞标志物的有效性就受到了质疑。一种被称为 Oct4A 的剪接体仅存在于胚胎干细胞和胚胎肿瘤细胞中，并能在 Oct4 启动子的作用下起始表达。相反，Oct4 启动子并不能起始 Oct4B 的表达。更复杂的是，另一个叫做 Oct4B1 的异构体也在胚胎干细胞和胚胎肿瘤细胞中高表达，但是 Oct4B 在许多已分化的细胞类型中表达水平却很低。这些异构体的功能明显不同，但我们对此仍然知之甚少，这也提示了选择性剪接在另一个水平上对 Oct4 功能的调节。

目前认为，一旦干细胞分化成为成体细胞便不能再回归到干细胞。一般来说，机体会存留一定数量的干细胞，而且机体尽量避免其损失。最近的研究发现了人类免疫抑制受体 LILRB2 和老鼠细胞表面相应的受体，这些受体可以结合到类似 angiopoetic 的蛋白质上。在干细胞中，抑制作用可以使得它们维持在干细胞状态，干细胞会一直保持分化成各种成熟细胞的潜力；而且抑制作用可以帮助干细胞保持产生新的干细胞的潜力。因为除了分化之外，自我更新也是干细胞的主要任务[3]。

最近的 ChIP-on-chip 发现 Mof 蛋白在维持干细胞干性(stemness)方面起至关重要的作用，并启动小鼠中的干细胞转变为特化细胞。Mof 在干细胞的“表观遗传”中起关键作用，从而帮助干细胞读取和利用它们的 DNA。Mof 添加的临时标签充当了“小指示标”，引导“阅读”装置到达正确的位点。Mof 调控了核心转录机制，没有它细胞就不会是干细胞。细胞中存在着许多称为组蛋白乙酰转移酶的蛋白质，但只有 Mof 在未分化细胞中是重要的。Mof 似乎是控制了实际上促使细胞决定哪些基因需要读取(对干性至关重要的一个功能)的这一过程。一旦干细胞开始分化或成为某种特化的细胞类型,部分DNA就会关闭,变得不可接近。Mof标记了需要保持开放的区域,维持了干细胞能够变成所有细胞类型的潜能。考量干细胞生物学,自我更新是使得干细胞独特且强大的一个方面,分化则是另一个方面。到目前为止,Mof是唯一发现支持胚胎干细胞干性的组蛋白乙酰转移酶[4]。

干细胞干性维持与分裂模式直接相关,干细胞对称和不对称分裂是干细胞干性维持的核心问题,通过对称分裂扩充干细胞池或分化的细胞数目,通过不对称分裂维持干细胞数量及干性,同时产生分化的子细胞。干细胞分裂模式的调控涉及多方面的因素,尤其是细胞周期因子、miRNA、蛋白质修饰、特异信号转导系统等。这些因素不仅直接调控干细胞对称、不对称分裂这一过程,而且与干细胞的功能有关。因此探讨这些因素之间的相互关系,揭示它们如何调控干细胞干性维持,阐明分化启动关键因子、抑分化因子和促分化因子平衡、免疫因子与分化的相关性、分化过程的阶段特性、异位再殖的分化特性是干细胞研究的重要方向。

围产期干细胞与胚胎干细胞的干性维持和分化存在不同但也具有相似性。研究围产期干细胞在静息和活化状态的转换,评价其分化的多潜能性,能够认识围产期干细胞的干性维持机制。在胚胎干细胞的干性维持中,Nanog/Oct4/Sox2等转录因子,以及表观调控机制具有重要作用,但是对这些机制不能简单的移植到围产期干细胞,因为多数围产期干细胞不表达或表达较弱的Nanog/Oct4/Sox2。目前在研究围产期干细胞分化启动关键因子、抑分化因子和促分化因子平衡、分化过程的阶段特性、异位再殖的分化特性方面都取得了一些进展。同时研究发现,与组织干细胞分化相关的关键表观调控因子(包括组蛋白修饰分子、染色质重塑分子和microRNA)在围产期干细胞的干性维持和分化过程中具有重要意义,探索围产期干细胞的分化调控规律能为围产期干细胞的临床应用提供理论支持。

第二节 围产期干细胞表达胚胎干细胞的标志

受精卵形成人体最原始的干细胞,然后进入器官发育阶段,这一阶段是连续的。但胚胎发育过程中细胞基因表达编程显示阶段特征,从而形成了细胞发育的等级分化概念(图8.3)。干细胞定向分化由复杂的调控网络控制,涉及多个功能基因的开启与关闭,转录因子在决定基因是否表达及转录效率上起重要作用。而参与其转录调控的组蛋白修饰及核小体重塑尤其是组蛋白甲基化占据核心位置。Nanog、Oct4、Sox2等胚胎干细胞转录因子最近也被发现在围产期干细胞中表达,这意味着围产期干细胞是一群具有高度分化潜能的细胞。但是,胚胎干细胞的转录因子在围产期干细胞定向分化过程中起什么关键作用、如何影响转录水平和转录后水平引起的基因表达变化、分子间相互作用及正负反馈调节规律和机制,以及以控制定向分化特异转录因子为核心多维动态表观遗传学修饰调控网络等问题目前尚不清楚。验证某些决定分化的关键性转录因子在围产期干细胞分子网络调控中的作用及其在细胞发育特定阶段的意义需要将来进一步的探索。

随着近年兴起的诱导性多能干细胞的研究热潮,研究者对胚胎干细胞的标志Nanog、

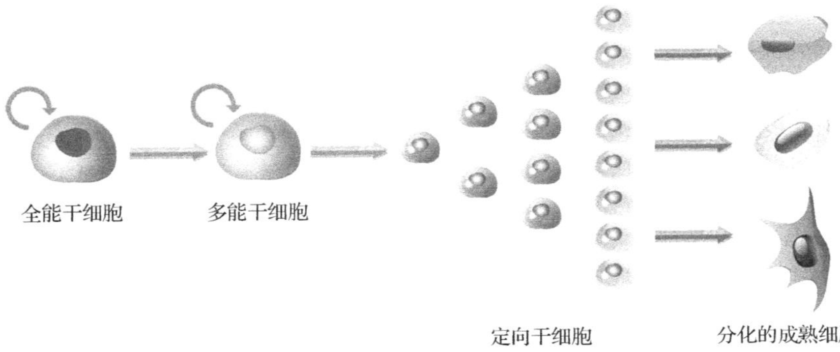

图 8.3 组织细胞分化过程
目前关于围产期干细胞所处的阶段尚没有统一的定论，比较合理的看法是处在
多能干细胞与定向干细胞之间的阶段

Oct4、Sox2 等在围产期干细胞中的表达越来越感兴趣。研究发现，几乎所有围产期来源的间充质干细胞均表达系列的胚胎干细胞标记，如 SSEA-3、SSEA-4、Tra-1-60、Tra-1-81、Oct4、Nanog 等，同时这些细胞也表达间充质干细胞的标志(表 8.1)。关于围产期的造血干细胞，内皮细胞是否表达这些胚胎干细胞的标记目前尚未见报道。这意味着围产期干细胞是一群具有高度潜能的多能干细胞，这种潜能是胚胎发育过程中从胚胎组织、胚外获得的。

表 8.1 各种围产期干细胞细胞表面标志的表达比较

标志	脐带间充质干细胞	胎盘间充质干细胞	羊水干细胞	羊膜干细胞	脐带血造血干细胞	胎盘造血干细胞	脐带血来源内皮祖细胞
			胚胎干细胞标志物				
SSEA-3	ND	+[5]	±[6]	+[7]	ND	ND	ND
SSEA-4	ND	+[5, 8]	±[6, 9]	+[10]	ND	ND	ND
Tra-1-60	ND	+[5, 8]	±[6]	±[7, 11]	ND	ND	ND
Tra-1-81	ND	+[5, 8]	±[6]	+[11]	ND	ND	ND
Oct4	+[12]	+[13]	+[14]	+[11]	ND	ND	ND
Nanog	+[12, 15]	+[13]	+[6]	+[16]	+[17]	ND	ND
			间充质干细胞标志物				
CD73(SH3，SH4)	+[18]	+[13, 19]	+[6]	+[10]	ND	ND	±[20]
CD90(Thy-1)	+[18]	+[13, 19]	±[6, 21]	+[10]	ND	±[22, 23]	ND
CD105(SH2)	+[18]	+[13, 19]	±[6, 21]	+[10]	ND	ND	±[20]
CD166	+[18]	+[13, 19]	ND	+[10]	ND	ND	ND
			内皮细胞标志物				
CD31	—[24]	—[25, 26]	—[9]	—[27]	+[28]	+[22]	+[29, 30]
CD144	ND	ND	ND	ND	ND	ND	+[31]

续表

标志	脐带间充质干细胞	胎盘间充质干细胞	羊水干细胞	羊膜干细胞	脐带血造血干细胞	胎盘造血干细胞	脐带血来源内皮祖细胞
造血干细胞标志物							
CD34	—[18, 24]	—[13, 19, 25]	—[21]	—[27]	+[28]	+[22]	±[20, 32, 33]
CD45	—[18, 24]	—[13, 19, 25]	—[9]	—[27]	+[28]	±[22]	—[32, 34]
CD133	ND	ND	+[14]	ND	+[28]	+[22]	±[20]
HLA 分子							
HLA-Ⅰ(A, B, C)	+[24]	+[19]	+[6]	+[27]	ND	ND	ND
HLA-Ⅱ(DR, DP, DQ)	—[24]	—[19]	—[21]	—[27]	—[35]	+[22]	ND
其他							
CD29	+[24]	+[19]	+[6, 9, 14]	+[10]	ND	ND	ND
CD44	+[24]	+[19]	+[6, 9, 14]	+[10]	ND	ND	ND
CD117	—[18]	—[36]	—[21]	ND	+[28]	±[22, 23]	ND

注：+，表达阳性；—表达阴性；±弱表达；ND，未检测，未见文献报道；具体的详细报道见相应的参考文献。

围产期的干细胞表达胚胎干细胞的标志，这些标记是否能够在体外的培养过程中保持？最近的研究发现羊膜上皮细胞表达一系列的胚胎干细胞标志[37, 38]，如 SSEA-3、TRA1-61、TRA1-81 等，但是随着细胞在体外的培养，这些标志的表达均有下降，但是其他标志如 HLA-ABC、EpCAM 却上升(表 8. 2)。能否找到一种类似胚胎干细胞的培养方法在体外保持围产期干细胞的干性是将来值得探讨的问题。

表 8. 2　羊膜上皮细胞干细胞标志的表达

标志	新分离细胞/%	培养的黏附细胞/%
SSEA-3	12. 3	11. 0
TRA1-60	14. 8	12. 1
TRA1-81	14. 5	10. 7
CD49f	93. 1	90. 6
HLA-ABC	75. 4	83. 3
EpCAM	87. 0	93. 4
CD90	11. 4	8. 9
ABCG	0. 5	0. 4
AC133/2	0. 1	0

干细胞的干性维持不但与以上提到的各种干细胞转录因子有关，而且表观遗传学的特征如 microRNA 特异性表达谱、DNA 甲基化、组蛋白修饰之间的调控机制等也影响干细胞的干性。阐明以转录因子为核心的细胞信号调控网络与表观遗传学修饰协同性调控关系，描绘出多维动态表观遗传学图谱是未来研究围产期干细胞干性的研究方向。

第三节　围产期干细胞在制备诱导多能干细胞(iPSC)中的应用

胚胎干细胞(embryonic stem cell, ESC)是指当受精卵分裂发育成囊胚时内细胞团(inner cell mass)的细胞，它具有体外培养无限增殖、自我更新和多向分化的特性。然而，胚胎干细胞研究一直是一个颇具争议的领域，反对者认为，进行胚胎干细胞研究就必须破坏胚胎，而胚胎是人尚未成形时在子宫内的生命形式。诱导多能干细胞(induced pluripotent stem cell, iPSC)技术的出现，可以避免ESC应用带来的伦理学上的问题。通过对患者的体细胞转导特定的转录因子，就可以获得患者特异的多能干细胞。多个研究组利用病毒载体表达Oct4和Sox2，联合Klf4和c-Myc或LIN28和Nanog[39, 40]获得了iPSC。iPSC的基因表达谱和功能与ESC类似，这为获得患者特异的干细胞治疗退行性疾病提供了可能。事实上，皮肤来源的iPSC细胞已经应用于小鼠的帕金森病和镰状细胞贫血模型[41, 42]，而且iPSC细胞已经能够分化成多种功能细胞，包括内皮和心肌细胞[43, 44]。在制备iPSC的细胞来源方面，几乎覆盖了所有的细胞，其中间充质干细胞具有来源方便、诱导效率高等优点，是目前常用的细胞。

60多年前发育生物学家Waddington提出了著名的有关发育的表观遗传地图，Waddington的观点指出细胞发育犹如在有坡度的地形图上滚动的球。因为地形图中的山作为障碍分隔成不同种类的峡谷(即细胞的类型)，随着发育的推进，细胞沿着不同的路径顺着地形图的越势而下，接受了不同的命运。因此，从Waddington的观点来解释，分化不是终点，而是反映了不同的细胞状态，它们被表现遗传障碍分隔维持着，但是这些障碍在充分的干扰下是可以被克服的[45]。iPSC的获得制备也可以应用这个理论[46]——改良的Waddington发育的表观遗传地图予以说明(图8.4)。这个地形图以可视化的形式刻画了复杂的发育系统的普遍性质，即在这个系统中，事情进展受许多相互作用的过程所控制，最后倾向于达到彼此之间的平衡。由于围产期干细胞在转录因子等方面的表达与胚胎干细胞具有一定的相关性，如表达较弱的SSEA-3、SSEA-4、Tra-1-60、Tra-1-81、Oct4、Nanog等，从系统生物学的观点来看，处在地形图较高的位置时，与成熟的分化细胞相比，更容易诱导为iPSC(图8.4)。

目前的报道中，几乎所有的围产期干细胞均被成功诱导成iPSC。最近研究人员以逆转录病毒为载体，将*Oct4*和*Sox2*基因引入脐血干细胞并成功获得多能干细胞，而先前发表的方法大多需要同时将4种转录因子导入细胞才能诱导获得这种多能干细胞。通过新方法获得的脐带血多能干细胞不仅表现出与胚胎干细胞相同的特性和分化潜能，而且转基因载体(逆转录病毒)减少到了较低甚至检测不到的水平，有可能大大降低使用这种诱导多能干细胞产生肿瘤、激发炎症反应的危险[47, 48]。应用羊水来源的细胞，通过逆转录病毒，只应用一个转录因子Oct4就可以高效获得iPSC[49, 50]。羊膜、脐带来源的间充质干细胞在重编程为iPSC的过程中，能够具有很高的效率，转化率分别为0.1%和0.4%[51]。围产期干细胞在制备iPSC方面的高效性为研究围产期干细胞的生物学特性提供了一个有益的工具，同时也为建立患者特异的iPSC细胞库提供了可能。

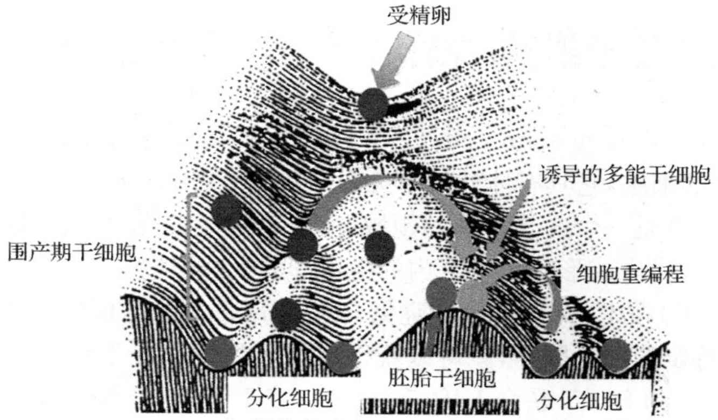

图 8.4　改良的 Waddington 发育的表观遗传地图

（李宗金）

参 考 文 献

1. 安洋，安铁洙，滕春波. microRNA 在干细胞自我更新和分化中的调控作用. 遗传，2009，31：115-122.
2. Chickarmane V，Troein C，Nuber U A，et al. Transcriptional dynamics of the embryonic stem cell switch. PLoS Comput Biol，2006，2：e123.
3. Zheng J，Umikawa M，Cui C，et al. Inhibitory receptors bind angptls and support blood stem cells and leukaemia development. Nature，2012，485：656-660.
4. Li X，Li L，Pandey R，et al. The histone acetyltransferase mof is a key regulator of the embryonic stem cell core transcriptional network. Cell Stem Cell，2012，11：163-178.
5. Huang Y C，Yang Z M，Chen X H，et al. Isolation of mesenchymal stem cells from human placental decidua basalis and resistance to hypoxia and serum deprivation. Stem Cell Reviews，2009；5：247-255.
6. Miranda-Sayago J M，Fernandez-Arcas N，Benito C，et al. Lifespan of human amniotic fluid-derived multipotent mesenchymal stromal cells. Cytotherapy，2011，13：572-581.
7. Kim J，Kang H M，Kim H，et al. *Ex vivo* characteristics of human amniotic membrane-derived stem cells. Cloning and Stem Cells，2007，9：581-594.
8. Yen B L，Huang H I，Chien C C，et al. Isolation of multipotent cells from human term placenta. Stem Cells，2005，23：3-9.
9. Benavides O M，Petsche J J，Moise K J，et al. Evaluation of endothelial cells differentiated from amniotic fluid-derived stem cells. Tissue Engineering Part A，2012，18：1123-1131.
10. Diaz-Prado S，Muinos-Lopez E，Hermida-Gomez T，et al. Multilineage differentiation potential of cells isolated from the human amniotic membrane. Journal of Cellular Biochemistry，2010，111：846-857.
11. Izumi M，Pazin B J，Minervini C F，et al. Quantitative comparison of stem cell marker-positive cells in fetal and term human amnion. Journal of Reproductive Immunology，2009，81：39-43.
12. Anzalone R，Lo Iacono M，Corrao S，et al. New emerging potentials for human wharton's jelly mesenchymal stem cells：Immunological features and hepatocyte-like differentiative capacity. Stem Cells and Development，2010，19：423-438.
13. Jaramillo-Ferrada P A，Wolvetang E J，Cooper-White J J. Differential mesengenic potential and expression of stem cell-fate modulators in mesenchymal stromal cells from human-term placenta and bone marrow. Journal of Cellular Physiology，2012，227：3234-3242.

14. Phermthai T, Odglun Y, Julavijitphong S, et al. A novel method to derive amniotic fluid stem cells for therapeutic purposes. BMC Cell Biology, 2010, 11: 79.
15. Nekanti U, Rao V B, Bahirvani A G, et al. Long-term expansion and pluripotent marker array analysis of wharton's jelly-derived mesenchymal stem cells. Stem Cells and Development, 2010, 19: 117-130.
16. Ge X, Wang I N, Toma I, et al. Human amniotic mesenchymal stem cell-derived induced pluripotent stem cells may generate a universal source of cardiac cells. Stem Cells and Development. 2012, 21(15): 2798-2808.
17. Bordeaux-Rego P, Luzo A, Costa F F, et al. Both interleukin-3 and interleukin-6 are necessary for better ex vivo expansion of CD 133^{+} cells from umbilical cord blood. Stem Cells and Development, 2010, 19: 413-422.
18. Bakhshi T, Zabriskie R C, Bodie S, et al. Mesenchymal stem cells from the wharton's jelly of umbilical cord segments provide stromal support for the maintenance of cord blood hematopoietic stem cells during long-term *ex vivo* culture. Transfusion, 2008, 48: 2638-2644.
19. Portmann-Lanz C B, Schoeberlein A, Huber A, et al. Placental mesenchymal stem cells as potential autologous graft for pre- and perinatal neuroregeneration. American Journal of Obstetrics and Gynecology, 2006, 194: 664-673.
20. Finney M R, Greco N J, Haynesworth S E, et al. Direct comparison of umbilical cord blood versus bone marrow-derived endothelial precursor cells in mediating neovascularization in response to vascular ischemia. Biology of Blood and Marrow Transplantation: Journal of the American Society for Blood and Marrow Transplantation, 2006, 12: 585-593.
21. Tsai M S, Lee J L, Chang Y J, et al. Isolation of human multipotent mesenchymal stem cells from second-trimester amniotic fluid using a novel two-stage culture protocol. Hum Reprod, 2004, 19: 1450-1456.
22. Barcena A, Muench M O, Kapidzic M, et al. Human placenta and chorion: Potential additional sources of hematopoietic stem cells for transplantation. Transfusion, 2011, 51 Suppl 4: 94S-105S.
23. Barcena A, Kapidzic M, Muench M O, et al. The human placenta is a hematopoietic organ during the embryonic and fetal periods of development. Developmental Biology, 2009, 327: 24-33.
24. Troyer D L, Weiss M L. Wharton's jelly-derived cells are a primitive stromal cell population. Stem Cells, 2008, 26: 591-599.
25. Igura K, Zhang X, Takahashi K, et al. Isolation and characterization of mesenchymal progenitor cells from chorionic villi of human placenta. Cytotherapy, 2004, 6: 543-553.
26. Li C D, Zhang W Y, Li H L, et al. Mesenchymal stem cells derived from human placenta suppress allogeneic umbilical cord blood lymphocyte proliferation. Cell Research, 2005, 15: 539-547.
27. Han K, Lee J E, Kwon S J, et al. Human amnion-derived mesenchymal stem cells are a potential source for uterine stem cell therapy. Cell Proliferation, 2008, 41: 709-725.
28. Hess D A, Meyerrose T E, Wirthlin L, et al. Functional characterization of highly purified human hematopoietic repopulating cells isolated according to aldehyde dehydrogenase activity. Blood, 2004, 104: 1648-1655.
29. Kim J Y, Song S H, Kim K L, et al. Human cord blood-derived endothelial progenitor cells and their conditioned media exhibit therapeutic equivalence for diabetic wound healing. Cell Transplantation, 2010, 19: 1635-1644.
30. Suh W, Kim K L, Kim J M, et al. Transplantation of endothelial progenitor cells accelerates dermal wound healing with increased recruitment of monocytes/macrophages and neovascularization. Stem Cells, 2005, 23: 1571-1578.
31. Ahrens I, Domeij H, Topcic D, et al. Successful *in vitro* expansion and differentiation of cord blood derived $CD34^{+}$ cells into early endothelial progenitor cells reveals highly differential gene expression. PloS One, 2011, 6: e23210.
32. Reagan J, Foo T, Tracy Watson J, et al. Distinct phenotypes and regenerative potentials of early endothelial progenitor cells and outgrowth endothelial progenitor cells derived from umbilical cord blood. Journal of Tissue Engineering and Regenerative Medicine, 2011, 5: 620-628.
33. Sudchada S, Kheolamai P, U-Pratya Y, et al. $CD14^{-}/CD34^{+}$ is the founding population of umbilical cord blood-

derived endothelial progenitor cells and angiogenin1 is an important factor promoting the colony formation. Annals of Hematology, 2012, 91: 321-329.

34. Murohara T, Ikeda H, Duan J, et al. Transplanted cord blood-derived endothelial precursor cells augment postnatal neovascularization. The Journal of Clinical Investigation, 2000, 105: 1527-1536.

35. Reitsma M J, Lee B R, Uchida N. Method for purification of human hematopoietic stem cells by flow cytometry. Methods in Molecular Medicine, 2002, 63: 59-77.

36. Castrechini N M, Murthi P, Gude N M, et al. Mesenchymal stem cells in human placental chorionic villi reside in a vascular niche. Placenta, 2010, 31: 203-212.

37. Miki T, Mitamura K, Ross M A, et al. Identification of stem cell marker-positive cells by immunofluorescence in term human amnion. J Reprod Immunol, 2007, 75: 91-96.

38. Jaramillo-Ferrada P A, Wolvetang E J, Cooper-White J J. Differential mesengenic potential and expression of stem cell-fate modulators in mesenchymal stromal cells from human-term placenta and bone marrow. Journal of Cellular Physiology, 2012, 227: 3234-3242.

39. Takahashi K, Yamanaka S. Induction of pluripotent stem cells from mouse embryonic and adult fibroblast cultures by defined factors. Cell, 2006; 126: 663-676.

40. Laflamme M A, Chen K Y, Naumova A V, et al. Cardiomyocytes derived from human embryonic stem cells in pro-survival factors enhance function of infarcted rat hearts. Nature Biotechnology, 2007, 25: 1015-1024.

41. Soldner F, Hockemeyer D, Beard C, et al. Parkinson's disease patient-derived induced pluripotent stem cells free of viral reprogramming factors. Cell, 2009, 136: 964-977.

42. Ye L, Chang J C, Lin C, et al. Induced pluripotent stem cells offer new approach to therapy in thalassemia and sickle cell anemia and option in prenatal diagnosis in genetic diseases. Proc Natl Acad Sci USA, 2009, 106: 9826-9830.

43. Mauritz C, Schwanke K, Reppel M, et al. Generation of functional murine cardiac myocytes from induced pluripotent stem cells. Circulation, 2008; 118: 507-517.

44. Schenke-Layland K, Rhodes K E, Angelis E, et al. Reprogrammed mouse fibroblasts differentiate into cells of the cardiovascular and hematopoietic lineages. Stem Cells, 2008, 26: 1537-1546.

45. 张乐平. 干细胞表达谱的生物信息学与系统生物学分析. 2011，上海，复旦大学博士学位论文.

46. Yamanaka S. Elite and stochastic models for induced pluripotent stem cell generation. Nature, 2009, 460: 49-52.

47. Meng X, Neises A, Su R-J, et al. Efficient reprogramming of human cord blood $CD34^{+}$ cells into induced pluripotent stem cells with oct4 and sox2 alone. Mol Ther, 2012, 20: 408-416.

48. Rao M, Ahrlund-Richter L, Kaufman D S. Concise review: Cord blood banking, transplantation and induced pluripotent stem cell: Success and opportunities. Stem Cells, 2012, 30: 55-60.

49. Liu T, Zou G, Gao Y, et al. High efficiency of reprogramming CD34(+) cells derived from human amniotic fluid into induced pluripotent stem cells with oct4. Stem Cells and Development, 2012, 21: 2322-2332.

50. Fan Y, Luo Y, Chen X, et al. Generation of human beta-thalassemia induced pluripotent stem cells from amniotic fluid cells using a single excisable lentiviral stem cell cassette. J Reprod Dev, 2012, 58(4): 404-409.

51. Cai J, Li W, Su H, et al. Generation of human induced pluripotent stem cells from umbilical cord matrix and amniotic membrane mesenchymal cells. Journal of Biological Chemistry, 2010, 285: 11227-11234.

第九章　围产期干细胞库

干细胞是一类具有自我复制能力和多向分化潜能的原始细胞，在机体的发育过程及发育成熟后维持组织器官的稳态过程中发挥重要作用。它的这种特性使它成为再生医学理想的种子细胞，可用于多种组织器官的损伤修复，具有巨大的科学研究和商业价值。

人类干细胞可从胚胎、胎儿、围产期组织（如脐血、脐带、羊水、胎盘等）和成体（如骨髓、肌肉、脂肪、牙髓、毛囊、血液、肝、脑、皮肤等）中获得（图 9.1）。理论上说，从不同发育时期获得的这些干细胞，在分化能力上是有差异的。发育时期越早，干细胞分化能力越强。从这个层面来说，胚胎干细胞是一种较好的种子细胞，其具有向三个胚层所有细胞分化的能力。但目前有三个问题限制了其临床应用。

(1) 伦理道德问题：在有些国家，甚至涉及胚胎干细胞的研究都不被允许。

(2) 致瘤性问题：直接移植的胚胎干细胞可引起畸胎瘤，而体外分化技术目前还不成熟，很难控制稳定得到期望的细胞类型。

(3) 移植的胚胎干细胞会引起免疫反应。

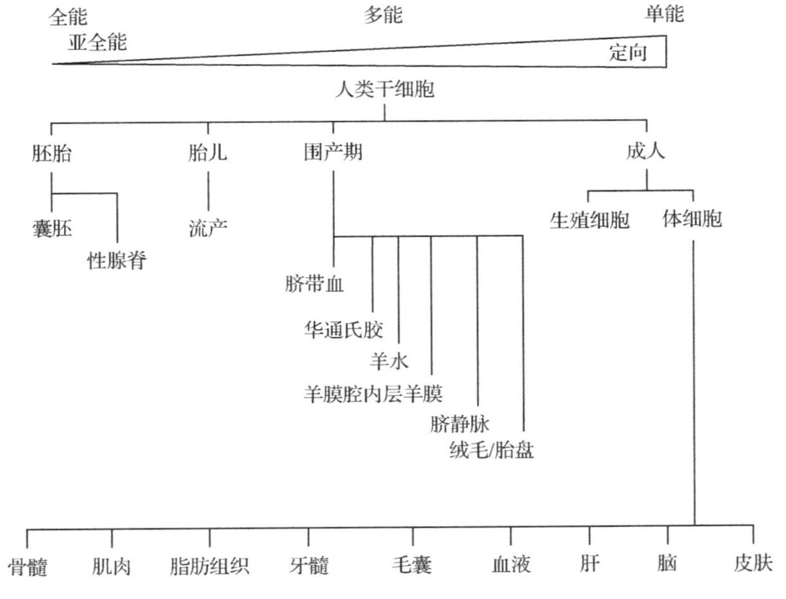

图 9.1　人干细胞来源和分类[1]

从流产胎儿组织获得的干细胞，其分化能力介于亚全能干细胞和多能干细胞之间，但同样也面临伦理道德问题。

因为伦理道德的限制，研究人员逐渐将目光转向成体干细胞。其中最有名的例子是骨髓造血干细胞。自 1957 年 Thomas 等首次成功进行骨髓移植[2]治疗急性白血病以来，骨髓造血干细胞移植已成为治疗多种恶性和非恶性血液病的有效方法，挽救了大量患者的生命。除造血干细胞外，骨髓中还存在另外一类非造血干细胞——间充质干细胞，近年来也得到极大关注。Friedenstein 等首先发现骨髓中存在间充质干细胞[3]；Horwitz 等在1999 年发表的文章中，首次进行间充质干细胞移植治疗儿童成骨不全[4]，取得较好效果。随后，多项应用间充质干细胞治疗多种难治性疾病的临床实验取得令人振奋的结果（http://www.clinicaltrials.gov）。除骨髓外，研究人员随后从多种成体组织分离获得间充质干细胞，包括肌肉、骨、脂肪、牙髓、毛囊、经血、肝、脑、皮肤等。

虽然成体干细胞在临床上取得一定的成功，且没有伦理道德问题的困扰，但其不足也是非常明显的。

(1) 成体干细胞分化增殖能力不强，且在成体组织中数量不多，常常不能满足临床上对细胞数的要求；

(2) 获取时对供者存在一定的伤害；

(3) 来自成体组织，携带病毒等有害微生物风险高；

(4) 移植等待时间长。

而来自围产期组织的干细胞却没有以上胚胎干细胞和成体干细胞的这些缺点。围产期本来是产科的一个专用术语，是指怀孕 28 周到产后一周这一分娩前后的重要时期。近年来研究人员发现，围产期的一些非胎儿组织，如羊水、脐血、脐带和胎盘中存在大量早期干细胞，这些干细胞的分化能力介于亚全能干细胞和多能干细胞之间，人们将这些组织来源的干细胞统称为围产期干细胞。对再生医学来说，和其他几种来源的干细胞相比，围产期干细胞有较大的优势，是一种理想的种子细胞。

(1) 围产期干细胞是一种医疗废弃物，不存在伦理道德问题；

(2) 围产期干细胞的分化能力介于亚全能干细胞和多能干细胞之间，能够向三个胚层细胞分化；

(3) 围产期干细胞增殖能力虽然没有胚胎干细胞强，但因来自分娩前后组织，比成体干细胞强；

(4) 对供者无伤害；

(5) 因为胎盘屏障，围产期干细胞携带病毒等有害微生物风险低；

(6) 分娩时保存下来，可大大缩短移植等待时间；

(7) 低免疫原性。

随着围产期干细胞在临床上取得的成功，其显示出巨大的临床应用潜能，1992 年，美国纽约血液中心创建了世界上第一个脐血库。随后，世界上许多国家都相继建立了脐血库。近年来，除脐血库外，脐带干细胞库、胎盘干细胞库也相继建立。本章就围产期干细胞库的建设情况进行介绍。

第一节 脐 血 库

一、概 况

自从20多年前首例脐带血移植成功以来[5]，基于临床应用的针对脐血干细胞的研究得到快速发展。在某些情况下，脐带血移植比骨髓和动员外周血移植显示出更大的优势：①等待时间短，这对某些急性患者来说是性命攸关的；②异基因移植时，GVHD发生概率和严重程度低，但GVL保留；③ 原始干/祖细胞含量丰富；④HLA配型相合要求低。临床资料显示，1～2个HLA位点不相合的脐血和6个位点完全相合的骨髓移植效果相当。这极大地增加了供者范围，特别是对一些基因型少见的患者来说。因为其巨大的临床应用潜能和优势，自1992年纽约血液中心创建了世界上第一个脐血库以来，世界各国的脐血库得到迅速发展，目前全球脐血库超过150家，储存的脐血，公共库登记50多万份(图9.2)，私人库约90万份[6]。

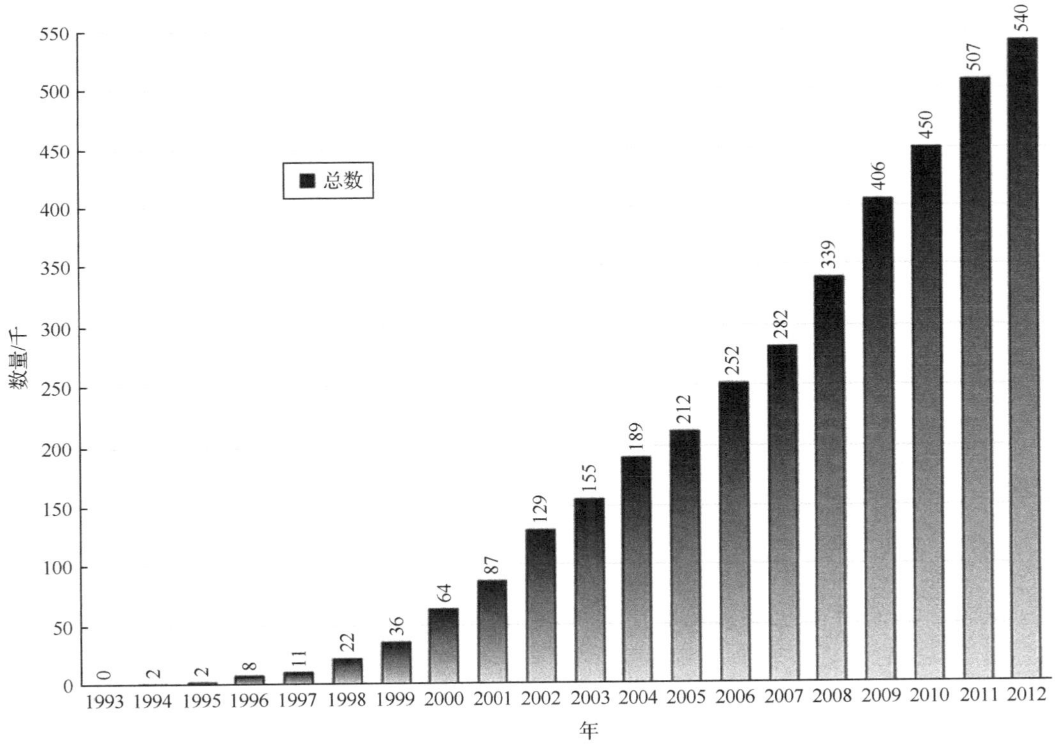

图9.2 全球公共库储存的脐血总量(数据源自BMDW)

除了白血病，脐血移植还可以用于多种疾病的治疗，包括：骨髓机能紊乱，如范科尼贫血；代谢紊乱，如克拉培氏病；免疫缺陷，如严重联合免疫缺陷。迄今为止，全球无关供者的脐血移植超过20 000例(图9.3)；报道的自体脐血移植也超过100例[6]。

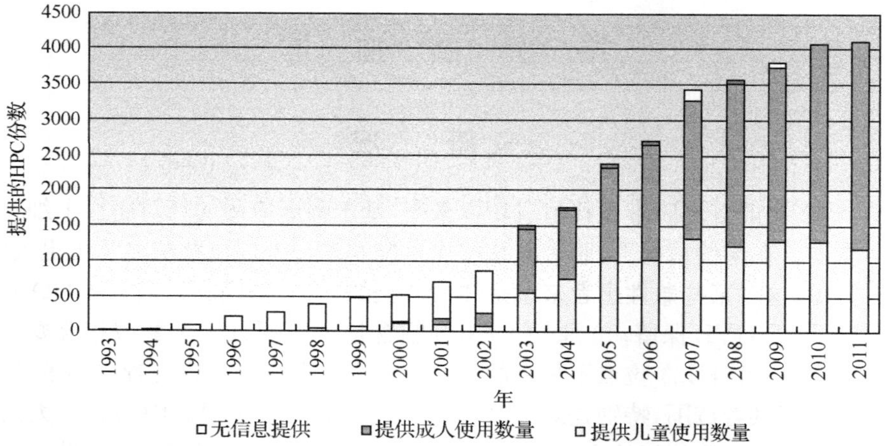

图 9.3　全球无关供者的脐血移植例数(数据源自 WMDA)

二、世界各国脐血库现状

1. 澳大利亚

澳大利亚目前共有 5 个脐血库,共储存超过 25 000 份脐血,每年约 40 份用于移植,其中最大的悉尼脐血库采用 Netcord-FACT 认证。

2. 比利时

比利时目前共有 5 个脐血库,共储存超过 15 000 份脐血,已提供 300 多份用于移植。其中 Liege 脐血库已获得 Netcord-FACT 认证。

3. 巴西

巴西的脐血库始建于 2001 年,目前共有 7 个,共储存 7000 多份脐血,使用超过 50 份。

4. 法国

法国于 1999 年在巴黎启动脐血项目,目前共有 9 个脐血库,储存了 16 000 多份脐血。由于其储存的标准较高,因此使用率较高,提供给成人使用的比例也较高。法国脐血项目采用的是 Netcord-FACT 认证,是 Netcord 的创始成员。

5. 德国

德国目前共有 7 个脐血库,储存超过 35 000 份脐血,其中最大的 Dusseldorf 脐血库采用 Netcord-FACT 认证。

6. 意大利

意大利目前有 16 个脐血库，共储存超过 26 000 份脐血。其中，米兰脐血库是建立在同一质量保证体系下脐血库网络概念的倡导者和践行者，采用 Netcord-FACT 认证并通过认证。

7. 西班牙

西班牙目前有 9 个脐血库，共储存超过 52 000 份脐血，使用超过 760 份。西班牙脐血项目采用 Netcord-FACT 认证。

8. 英国

英国目前有 3 个脐血库，共储存超过 16 000 份脐血。其中，伦敦脐血库是 Netcord 创始成员之一，也是最早通过 Netcord-FACT 认证的脐血库之一，其储存脐血超过 14 000 份，使用超过 270 份。

9. 美国

美国目前有脐血库 22 个，共储存超过 20 多万份脐血，每年使用超过 900 份。1992 年成立的纽约血液中心脐血库，至今已冻存了 5 万多份脐血，发挥着全世界 UCBT 中心的作用。目前国际上许多主要的脐血库都采用他们的方法进行脐血细胞处理和冻存。美国大多数脐血库采用 AABB 认证。

10. 日本

日本目前有 11 个脐血库，储存超过 29 000 份脐血。

11. 韩国

韩国目前有 9 个脐血库，储存超过 23 000 份脐血。

12. 中国

中国目前有 7 个脐血库，储存的公共脐血数量不详。

三、脐血库的国际组织

脐血库国际组织建立的目的是为了使全球异基因移植更容易找到适合的脐血供者及共享移植后随访资料。

1. Netcord

Netcord 成立于 1998 年，目的是为了推动高品质的脐血储存和应用。其协同 FACT (Foundation for the Accreditation of Cellular Therapy) 制订专业的脐血采集、加工、鉴定、放行质量标准。所有 Netcord 成员库必须获得 Netcord-FACT 认证。目前，超过 50

个来自美国及欧洲和亚洲各国的脐血库获得其认证。Netcord 成员库目前储存超过 19 万份脐血，超过 8500 份已用于移植。

2. AsiaCORD

AsiaCORD 于 2000 年在泰国曼谷成立，其成员包括曼谷脐血库、北京脐血库、胡志明市脐血库、首尔脐血库、台北脐血库、天津脐血库和东京脐血库。AsiaCORD 认证是参照 Netcord-FACT 认证。AsiaCORD 目前储存超过 4 万份脐血，应用超过 1000 份，大部分是东京库使用的。

3. BMDW

BMDW 成立于 1988 年，总部位于荷兰 Leiden。其接受全球干细胞供者登记，并将供者 HLA 表型等信息提供给医生和需要进行造血干细胞移植的患者。其成员包括 43 国家的 58 个干细胞供者登记组织和 27 个国家的 38 个脐血库，目前登记的脐血数超过 50 万份(图 9.2)。

第二节 脐 带 库

间充质干细胞是继胚胎干细胞、造血干细胞后干细胞领域的又一研究热点。间充质干细胞具有低免疫原性和免疫调节作用，不需要配型，可以广泛用于异体，不引起排斥反应；有较强的扩增能力，在体外经长期培养后保持稳定的生物学特性；能够获得足够数量的细胞，可以满足临床对细胞数量的要求；能够向多种组织细胞分化，用于这些组织的损伤修复；能够向损伤部位趋化，如趋化到肿瘤部位，这使间充质干细胞成为理想的基因治疗载体，可以携带消灭肿瘤的基因，向肿瘤定向移动，达到治疗肿瘤的目的。目前，世界范围内注册的间充质干细胞临床实验有 100 多项(www.clinicaltrials.gov)，用于多种疾病的预防、治疗。

间充质干细胞最早是从成人骨髓中发现的，但随着研究人员发现脐带组织中存在丰富的间充质干细胞，由于脐带具有来源广泛、便于取材、对供者无不利影响、无道德伦理问题等优势，迅速成为理想的间充质干细胞骨髓替代源。

2006 年，全球首家脐带间充质干细胞库在中国天津细胞产品国家工程中心落成。2007 年，Cryo-save 集团宣布将在欧洲的部分国家开展脐带间充质干细胞储存业务。

第三节 其他围产期干细胞库

近年来，研究人员在胎盘(羊膜、绒毛膜、底蜕膜)中分离出多种干细胞，目前经确认的至少有 5 种，即亚全能干细胞、间充质干细胞、造血干细胞、内皮祖细胞及上皮干细胞。特别是胎盘组织来源的造血干细胞，其生物学特性与脐血来源的造血干细胞无明显差别，但数量可能是其 10 倍，可在造血干细胞移植时克服脐血中造血干细胞数量少的缺点。

另外，考虑到胎盘在母胎耐受过程中的重要作用，因此胎盘来源细胞可能有免疫调节的特性。2008 年,韩忠朝教授创建全球首家胎盘干细胞库,为胎盘干细胞的研究建立了一个良好的技术平台。

第四节 相关法律法规

一、美 国

对细胞治疗的监管是 FDA 的一项新职责。FDA 行使该项权力的法律依据包括公共健康服务法案(Public Health Service Act,用于监管生物制品)和食品、药品及化妆品法案(Food, Drug, and Cosmetic Act,用于监管食品和药品,但也涵盖医疗器械)。随着细胞治疗的出现,FDA 开始积极寻求监管这些产品的方法并对细胞产品进行定义。目前以人类细胞、组织或细胞组织衍生品(human cells, tissues, or cellular or tissue-based products,HCT/Ps)这一术语统称,并将 HCT/Ps 区分为仅受公共健康服务法案 361 监管的产品和受公共健康服务法案 351 监管的产品。

仅受公共健康服务法案 361 监管的产品必须满足 4 个标准,包括:

(1) 最少操作;

(2) 同源使用;

(3) 非复合产品;

(4) ①无全身影响且不依赖代谢活动;②有全身影响或依赖代谢活动,但自体使用,或一、二代血亲使用,或用于生殖。

大部分 HCT/Ps 受公共健康服务法案 351 监管,因同时也满足药品的定义,故也受食品、药品及化妆品法案监管。

受公共健康服务法案 351 监管的产品,需要市场准入,应该向 FDA 申请新药临床研究(investigational new drug),以收集安全性和有效性数据。产品在制备过程中,必须遵守 GMP[7] 和 GTP[8] 的要求。

而仅受公共健康服务法案 361 监管的产品,不需要申请新药临床研究,但需要登记和满足 GTP 的要求。所有 HCT/Ps 必须满足供者资质要求[9]。

二、欧 盟

在欧盟指令 2001/83/EC[10] 中,体细胞治疗产品被归为医药产品。这意味着其生产过程必须满足 GMP 的要求。

在另一指令 2004/23/EC[11] 中,要求对打算用于人体的组织和细胞,包括外周血、脐血和骨髓干细胞、生殖细胞、胎儿组织和细胞、成体和胚胎干细胞等的捐献、获取、检测、加工、冻存、储藏和分发制定质量及安全标准。随后发布了两个具体的技术性指令:①2006/17/EC[12] 提出了人组织和细胞的捐献、获取和检测的技术要求,包括供者的选择和评估标准;②2006/86/EC[13] 制定了可溯性要求、严重不良反应和事件报告,以及人组织和细胞的编号、加工、冻存、储藏和分发的技术要求。

另外，指南(CHMP/410869/06)[14]也为人细胞医药产品的研发、制备和质量控制、临床前研究和临床研究提供详细指导。

三、中　　国

对脐血库的管理，除了必须执行我国《血站管理办法》中相关规定外，卫生部在 1999 年发布《脐带血造血干细胞库管理办法(试行)》，并于 2002 年发布《脐带血造血干细胞库技术规范(试行)》，对脐带血库的质量控制、脐带血的供者和采集、脐带血制备，以及脐带血的选择、发放和运输等提供详细的技术要求。

关于干细胞的应用，2009 年，卫生部印发了《关于医疗技术临床应用管理办法》[15]，将干细胞治疗列为第三类医疗技术，受卫生部监管，必须遵守相关的第三类医疗技术管理规范。脐带血造血干细胞移植被批准成为首批可以应用的第三类医疗技术，并发布《脐带血造血干细胞治疗技术管理规范》(征求意见稿)。

第五节　相关行业标准

一、FACT 标准

FACT(Foundation for the Accreditation of Cellular Therapy)成立于 1995 年，最初建立是为造血细胞获取、加工、移植提供标准和认证。2001 年，除了造血细胞外，增加了间充质干细胞、免疫细胞、基因修饰细胞等细胞治疗产品。

所有 FACT 标准基于已确定的证据，并经内部修订，然后公布标准的草案并收集 ASBMT、EBMT、ISCT、NetCord 成员，以及细胞治疗领域的其他从业者和广大公众的评论，由标准委员会经过仔细考虑和讨论后生效。

1. Netcord-FACT 标准

FACT 标准也适用于来源于脐带血的造血祖细胞，但由于脐带血采集和储存的复杂性，因此需要额外的标准。通过和一个独立的脐血库——NetCord 合作，颁布了额外的标准。第 1 版 NetCord-FACT 脐血加工、检测、储存、选择和放行国际标准[16]经该领域的国际专家的认可于 2000 年 6 月公布，现在是第 4 版。这些国际标准需要脐血库坚持全面的质量管理体系，记录采集和制备员工的培训，使用经验证的方法、耗材、试剂和设备，保持产品的跟踪，记录和保留临床效果的详细情况。

2. FACT-JACIE 细胞治疗产品采集、加工和移植国际标准

FACT 联合 JACIE[Joint Accreditation Committee of ISCT-Europe and EBMT(European Group for Blood and Marrow Transplantation)]制定了细胞治疗产品采集、加工和移植国际标准[17]。该标准由临床、采集和实验室处理三个标准组成。这些 FACT-JACIE 标准为从事相关细胞治疗的机构和个人提供指南，旨在提高细胞治疗质量，目前是第 5 版。

二、AABB 标准

AABB(American Association of Blood Banks)成立于 1947 年。成立的原因之一是由于第二次世界大战期间美国血库的迅速发展,使血库成为一个专门的医学领域,需要寻求专业的指导和合作。AABB 成立后一直致力于为促进血库和输血满足监管要求而制定专业标准。1957 年,第 1 版血库和输血标准生效。有关 HPC 和骨髓的相互内容出现在 1991 年第 14 版血库和输血标准。1996 年,AABB 发行第 1 版 HPC 标准,2001 年发行第 1 版脐血标准。2002 年,AABB 董事会批准合并造血祖细胞标准和脐血标准,同时增加体细胞标准,如胰岛素细胞和供者淋巴细胞。2005 年,第 1 版新合并的细胞治疗产品标准[18]生效,包括脐血、造血祖细胞,以及从活的或死的供者获得的其他体细胞。标准修订周期为 24 个月,目前是第 4 版。

第六节 围产期干细胞库的建设

为临床应用目的建立的细胞库必须按药品生产质量管理规范的要求进行管理,影响产品质量的所有因素都必须进行严格控制。

一、机 构 人 员

细胞库应设立相应的部门,如细胞生产部、质量部、行政办公室、市场部、采购部、工程部、财务部等来承担相应的工作,履行相应的职责。细胞生产部负责细胞生产,质量部负责检测和质量保证,行政办公室负责人员招聘,市场部负责供者管理,采购部负责物料采购,工程部负责设施设备维护,财务部负责财务。各部门及岗位应有详细的书面工作职责。需要指出的是,质量部应独立于其他部门,直接受细胞库负责人领导,负责整个过程的质量管理工作,行使质量否决权。

不同岗位的人员应具有适宜的资质(学历、工作经验、健康状况和卫生习惯等)。如前所述,目前细胞生产过程是一种“开放”模式,可能会引入微生物,而这种风险的一个主要来源是操作人员。皮炎、严重头皮屑、伤风、流感、慢性咳嗽、过敏引起的瘙痒等情形都会增加污染的机会。虽然进入洁净室时有严格的穿衣程序,但工作人员还是有责任养成良好的卫生习惯,如每天洗澡、保持头发清洁和定期剪发等。

人员上岗前,应接受必要的培训并合格。所有人员应明确并理解自己的职责,熟悉与其职责相关的要求。如果岗位人员能够严格按要求履行自己的职责,影响产品质量的主观因素就能得到控制。当然,这是终极目标,需要通过对人员进行持续性培训并定期考核、淘汰来实现,让参与该过程的所有人员从主观上真正理解按要求履行自己职责的重要性。

二、设施、清洁及环境监测

1. 设施

细胞生产用设施位置应适宜，选址时要充分考虑其外部环境条件。内部布局应合理，根据工艺流程，设计出合理的人、物流走向。洁净室房间大小合适，不同供者来源的组织、细胞需要在独立的空间操作，最大限度地避免污染、交叉污染，并确保生产有序进行，避免混淆和差错。

设施要配备照明、通风、给水、排水系统。参照欧美及我国相关的规范和指南，细胞生产用洁净室空气洁净度等级目前定为万级，在此背景下，细胞分离、换液、培养等工作在百级的生物安全柜中完成。

必须制订细胞生产用设施的维护程序，使设施保持良好使用状态，并有防火、防静电等安全措施。

2. 清洁

细胞生产用洁净室地面、墙面及顶棚应平整、光滑，没有卫生死角。装修材料应耐腐蚀。必须制订清洁和消毒程序，包括清洁和消毒的周期、方法，以及清洁消毒剂的浓度和作用时间等；保持细胞生产用设施清洁和卫生，防止微生物的引入、传出和扩散。

生产过程中的废弃物、垃圾应及时、安全、卫生地处理。

3. 环境监测

环境是引起产品污染、交叉污染的重要原因之一，因此必须严格控制和监测环境，为生产提供适宜的条件。为了得到适宜的环境条件，必须做好以下工作：

(1) 温度和湿度的监控；

(2) 压差的监控；

(3) 洁净室及生物安全柜空气洁净度的监控；

(4) 房间和设备的清洁与消毒；

(5) 未经批准的人员不准进入洁净室；洁净室工作人员进入时，按要求程序进行净化；

(6) 进入洁净室的物料按要求程序进行净化处理。

三、设　　备

根据用途进行细胞生产用设备的选型、购买。设备的表面、内壁应光滑，避免卫生死角。设备能够耐腐蚀，比如可以选用不锈钢材质。安装前，综合房间/设备尺寸、设备生产商要求、使用方要求等情况，计划好布局。摆放适当的话，可以防止使用过程中的污染和交叉污染。当然，设备主要还是为了满足工艺的要求，应便于操作，包括清洁和维护。

所有设备，不管是自动化的、机械的、还是电子的；是用于细胞生产的，还是用于检查、测量和检测的，都必须是准确的，要进行设备确认(IQ、OQ、PQ)。

某些计量设备，如细胞库液氮罐中的温度监测设备，必须定期校准。为了制订适宜的校准时间表，可以参照操作手册或与设备制造商联系，制订适宜的设备校准时间间隔。也可根据设备的用途决定是否需要进行更频繁的校准以确保设备的状态。精确度应该满足公认/已知的标准，或生产商提供或推荐的标准。

必须建立设备清洁、消毒和维护程序，定期对设备进行清洁、消毒和维护，防止出现故障、污染、交叉污染和其他一些可能导致微生物引入、传播和扩散的情况。设备清洁、消毒程序必须经过验证。对设备的清洁、卫生状况和校准情况需要进行日常检查。

所有设备的使用、维护、清洁、消毒和校准记录必须存档并保留。近期设备维护、清洁、消毒和校准记录必须置于设备上或设备附近，便于责任人和使用者看到。设备使用记录必须保留，在追溯产品的生产设备时应能查到。

四、细胞/组织供者及物料管理

细胞产品生产物料包括供者组织/细胞和其他多种试剂、耗材，如培养基、细胞因子、血清等。

如果细胞产品用于异体治疗的话，必须进行供者筛查[19]，供者必须符合国家对献血员的要求。需要提供供者的既往病史、现病史、家族史等资料，并抽取供者血样检验证明HBV抗原、抗HCV、抗HIV-1/2、梅毒抗体、细菌、霉菌等均为阴性。以上检测的病毒种类是最低要求，事实上，不同地区应根据区域流行病情况及临床医生的意见进行更宽泛的病毒检测。另外，采集的方法、环境及随后的保存和运输条件也应描述，以防病毒等有害因子污染。

目前，大部分细胞产品生产用辅料是没有GMP级别的，需要使用“仅供研究用”材料。这些材料中有些是会和细胞直接接触的。物料生产商提供的质检报告中常常没有说明这些产品在生产纯化过程中是否会混杂一些未经检测的有害因子。例如，一些重组的细胞因子、抗体等，其纯化过程通常是采用亲和层析法，所用的鼠源抗体是否经过鼠源病毒检测，一般情况下生产商是没有提供相关信息的。因此，在使用这些材料时，应建立严格的检验制度，以确保材料的可用性。还有一些标明是动物源的产品，如血清、消化酶等，必须是非疫区来源的，并按相关法规检验证实不含有害因子。

应对主要的物料供货商进行评估，物料的接受、储存、发放应建立标准操作规程并留存相关记录。

应对终产品中一些辅料残留进行检测，如细胞因子、抗生素、动物血清等。细胞因子有毒副作用，而抗生素和动物血清可能会引起某些患者过敏。

五、标准操作规程及文件控制体系

细胞治疗产品通常源于实验室的研究成果。在实现技术转化时，首先要建立标准操作规程和文件控制体系，确保整个生产过程是受控和模式化的，保证产品的稳定性。

每一个对产品质量、人员安全、设备和环境安全有影响的过程都应该编写一个标准操作规程。规程应全面，但要避免重复、繁杂，可以参照其他机构的标准操作规程。编写前，在文件控制体系里先规定统一的编号体系、格式和内容、编审批的程序、分发和回收、培训、修改及年度复核等。尽可能让实际操作者起草标准操作规程，应该用简洁易懂的语言，避免使用像“适当的”、“充足的”等字眼。最根本的原则是“说你所做，做你所说”。检验新起草的标准操作规程是否清楚，最好的方式是让一个不相关人员实际操作一次，他们总是能发现一些不清楚或难以理解的地方。当文件的准确性和完整性审核完成后，进行批准并指定生效日期。在生效日期前，安排员工培训。如果是修订的标准操作规程，必须回收所有旧版本的文件，确保员工接触到的是最新版本的。所有文件必须进行年度复核，年度复核的目的是为了评估现有文件的适宜性，也可以作为一种辅助手段，用于判别文件有无必要进行变更或改进。

高效的文件控制体系和标准操作规程建立后，在此基础上，产品的质量、安全性和可重复性才有保障。

六、质 量 体 系

细胞治疗产品最终会用于人体，必须建立质量控制和质量保证体系，系统地贯彻到供者筛查、组织采集、细胞分离、培养、冻存、复苏、放行、运输、使用等全过程中，确保产品的安全性、有效性及稳定性。

对质量控制来说，由于细胞治疗产品是近年来才出现的，某些项目的检测方法还没有法定标准。在建立这些检测方法时，应根据我国现行有关法规[20]的要求，并参照国际组织和先进国家相关标准的要求，征询相关机构和专家的意见，起草制定并通过验证。

对质量保证来说，应建立健全文件系统，特别是变更控制、偏差处理、风险管理、纠正和预防措施、质量回顾等内容，切实负起监督保障责任。

（龚　伟）

参 考 文 献

1. Witkowska-Zimny M, Wrobel E. Perinatal sources of mesenchymal stem cells: Wharton's jelly, amnion and chorion. Cell Mol Biol Lett, 2011, 16(3): 493-514.
2. Thomas E D, Lochte H L Jr, Lu W C, et al. Intravenous infusion of bone marrow in patients receiving radiation and chemotherapy. N Engl J Med, 1957, 12; 257(11): 491-496.
3. Friedenstein A J, Piatetzky-Shapiro II, Petrakova K V. Osteogenesis in transplants of bone marrow cells. J Embryol Exp Morphol, 1966, 16(3): 381-390.
4. Horwitz E M, Prockop D J, Fitzpatrick L A, et al. Transplantability and therapeutic effects of bone marrow-derived mesenchymal cells in children with osteogenesis imperfecta. Nat Med, 1999, 5(3): 309-313.
5. Gluckman E, Broxmeyer H E, Auerbach A D, et al. Hematopoietic reconstitution in a patient with Fanconi's anemia by means of umbilical-cord blood from an HLA-identical sibling. N Engl J Med, 1989, 321: 1174-1178.
6. Alkindi S, Dennison D. Umbilical cord blood banking and transplantation: a short review. Sultan Qaboos Univ Med J, 2011, 11(4): 455-461.
7. Current Good Manufacturing Practice in Manufacturing, Processing, Packing, Holding of Drugs, and Finished Pharmaceuticals. Title 21 Code of Federal Regulations, Part 210 and 211.
8. Human cells, tissue, and cellular and tissue-based products. Title 21 Code of Federal Regulations, Part 1271.

9. US Food and Drug Administration. 2004. Draft Guidance for Industry Eligibility Determination for Donors of Human Cells, Tissues, and Cellular and Tissue-Based Products (HCT/Ps).

10. Directive 2001/83/EC of the European Parliament and the Council on the Community code relating to medicinal products for human use, OJ L 311, 28. 11. 2001, 67-128.

11. Directive 2004/23/EC of the European Parliament and the Council on the Community setting the standards of quality and safety for the donation, procurement, testing processing, preservation, storage and distribution of human tissues and cells, OJ L 102, 7. 4. 2004, 48-58.

12. Directive 2006/17/EC of the European Parliament and the Council on the Community as regards certain technical requirements for the donation, procurement and testing of human tissues and cells, OJ L 38, 9. 2. 2006, 40-52.

13. Directive 2006/86/EC of the European Parliament and the Council on the Community implementing Directive 2004/23/EC as regards traceability requirements, notification of serious adverse reactions and events and certain technical requirements for the coding, processing, preservation, storage and distribution of human tissues and cells, OJ L 294, 25. 10. 2006, 32-50.

14. Guideline on human cell-based medicinal products (EMEA/CHMP/410869/2006).

15. 卫生部. 医疗技术临床应用管理办法. 2009.

16. NetCord-Foundation for the Accreditation of Cellular Therapy (FACT). International standards for cord blood collection, processing, testing, banking, selection, and release. 4rd edition.

17. FACT-JACIE International Standards for Cellular Therapy Product Collection, Processing and Administration. 5th edition.

18. Standards for Cellular Therapy Product Services. 5th ed. AABB, Bethesda, MD.

19. 国家食品药品监督管理局. 人体细胞治疗研究和制剂质量控制技术指导原则. 2003.

20. 国家药典委员会. 中华人民共和国药典(2010 年版). 北京:中国医药科技出版社.

第十章　围产期干细胞在心血管疾病治疗方面的应用

第一节　概　　述

在心血管疾病研究领域，由于心肌梗死后心肌的再生能力有限，心肌梗死及其导致的心力衰竭等心血管疾病是危害人类健康的头号杀手。流行病学资料显示，在美国过去10年中，因急性心衰而急诊就医者达1000万例次。在我国，35～74岁人群中，心力衰竭患病率为0.9%，即在我国35～74岁人群中，约有心力衰竭患者400万人，按每位患者每年住院1次花费1万元计算，每年医疗花费400亿元，为家庭和社会带来巨大的经济负担[1]。虽然外科冠状动脉旁路移植(coronary artery bypass grafting，CABG)和内科经皮冠状动脉介入治疗(percutaneous coronary intervention，PCI)技术已取得很大进展，但是，对于心力衰竭为代表的终末期心脏病治疗目前还没有大的突破。左心辅助装置应用可以改善患者的心脏功能，但是潜在的感染、血栓形成限制了其发展。心脏移植又受到供体缺乏、免疫排斥和巨额经济费用等的限制，使其不能作为一种常规的治疗手段。鉴于此，世界各地的医学研究人员及社会各界投入很大精力和财力进行相关基础及临床研究，以期寻找一种新的治疗手段。

细胞治疗，即将干细胞移植至心肌梗死区，增加或保持心肌细胞数量、促进局部血管新生、改善心肌缺血、提高缺血心肌的收缩功能，或许能成为治疗终末期缺血性心脏病的新方法。Hendrikxv等[2]报道了第一个自体干细胞移植的前瞻性随机对照研究，发现移植组的局部心肌收缩功能较对照组明显改善。骨髓干细胞移植后能够通过心肌细胞分化、血管新生、抑制心肌细胞凋亡及通过旁分泌作用促进心脏功能的恢复。但是，单纯干细胞移植都不可避免地存在细胞存活率低的问题，这对大面积心肌梗死(室壁瘤形成)和先天性心脏缺损无能为力，由此，引出心脏组织工程(cardiac tissue engineering)。随着在细胞分化、材料工程、组织构建、再血管化等领域的进展，心脏组织工程研究得到快速发展，本章就细胞移植治疗心血管疾病领域的一些基本问题进行探讨，并介绍围产期干细胞在心血管疾病中的应用及基础研究。

第二节　干细胞移植方法

一、静脉注射干细胞(intravenous infusion)

心肌梗死后心肌组织能表达并释放某些生物活性因子促进干细胞向梗死心脏归巢，但干细胞靶向迁移并聚集到心脏损伤区域的机制尚不完全明了[3,4]。研究结果认为，趋化作用(chemotactic activity)是细胞迁移的主要机制之一。干细胞定向迁移与其细胞表面及胞浆内的多种趋化因子受体有关。趋化因子(chemokine)是一类可引起趋化反应的小分子细胞因子超家族,可分为 4 个家族,以 CXC 和 C-C 亚族成员为主。其特有的分泌性糖蛋白可激活细胞表面表达的相应趋化因子受体(chemokine receptor),并吸引这些细胞沿趋化因子梯度从低到高迁移。其中,淋巴系统特异性趋化因子(lymphatic chemokine)可吸引成熟的树突状细胞由外周进入淋巴结,由此使幼稚 T 细胞进入淋巴结,成为成熟 T 细胞并参与炎症反应等一系列重要的生理病理活动。

静脉注射干细胞具有操作简单、创伤小、并发症发生率低、可以反复多次注射等优点。Hare 等[5]报道了第一个静脉注射干细胞治疗心肌梗死的临床研究,研究认为静脉注射干细胞安全、可操作性强,患者能从中获益,有一定的临床价值。该方法的主要缺点就是大量干细胞分布于肺、脾、肝及网状内皮系统,可能会导致治疗效价降低并对其他器官造成影响,目前尚缺少相关数据。

二、外科心肌内注射(surgical myocardial injection)

外科心肌内注射主要用于需要同时行冠状动脉搭桥的慢性心肌梗死患者,从 1999 年开展以来[6],临床研究报道较多,结果令人满意。该方法的主要优点是直接进行心肌内注射,局部细胞数量和细胞迁移率明显提高;缺点是进行心肌内注射可能导致心律失常,且该方法为创伤性操作,临床应用限定为特定病例。对心肌菲薄的心肌梗死患者,操作风险,包括心肌穿透伤等明显增加,目前临床对此类患者要求超声下心肌厚度至少应大于 4mm。现在,一项Ⅲ期临床试验(NCT00950274)旨在全面评估外科心肌内注射复合 CABG 对患者心脏功能、临床指标和生活质量的影响。这项研究是随机、双盲、对照的多中心研究,对其中的每一项操作和实验完全按照药品生产质量管理规范(GMP)的要求来完成。

三、冠状动脉注射(intracoronary artery infusion)

冠状动脉注射是临床研究最常用的方法之一。该方法一般与球囊冠状动脉成形术(PCI)同时进行,细胞通过特殊的球囊导管输送到再通的冠状动脉。细胞直接输送到冠状动脉,避免了静脉注射干细胞时的细胞损耗和再分布[7],大部分临床试验,包括新英格兰杂志的 3 篇文章[8~10]都认为该方法安全、有效,对急性心肌梗死患者心脏功能的恢复是有利的。但争议依然存在,有研究认为该方法增加了患者其他并发症,包括心律失常等的发生率,从而对其安全性提出质疑[11]。目前一些Ⅲ期临床试验(NCT00279175、NCT00747708、NCT00765453、NCT01187654)正在进行当中,以评估冠状动脉注射干细胞对患者心脏功能及其他临床相关问题的影响。

四、冠状静脉注射(retrograde coronary venous infusion)

经冠状静脉注射心肌保护液已经广泛用于心脏外科手术,能获得与冠状动脉注射相同的心肌保护效果。Vicario 等的研究证明冠状静脉注射干细胞是可行的[12]。进而,他们开始临床试验,对 15 位慢性心绞痛患者进行了临床研究,结果表明该方法切实可行,患者能够从中获利[13]。

该方法可以单独操作，操作方法和冠状动脉注射一样容易完成。因为冠状静脉系统是完全开放的，而冠状动脉存在严重狭窄，这样冠状静脉注射理论上可以获得更好的治疗效果，这对那些严重冠状动脉狭窄、侧枝循环差的患者尤为适用，这些患者因为心功能较差往往无法接受 CABG 手术或 PCI 治疗[14,15]。但是，患者能否从冠状静脉注射获得更好的治疗效果还需要更多的临床试验来证明，特别是和冠状动脉注射的对比研究。

五、心内膜注射干细胞(transendocardial injection)

心内膜注射干细胞可以作为一种独立的干细胞移植方法，它是在电机械标测(electromechanical mapping，EMM)的引导下完成的。Fuchs 等首先报道 EMM 导引下心内膜注射干细胞，证明该方法的安全性和有效性，并促进局部侧枝血管的形成和心脏功能的恢复[16]。最近，Chan 等报道心内膜注射干细胞治疗严重冠状动脉疾病的随机对照研究，结果表明心内膜注射干细胞能够减少局部心肌凋亡、促进心肌灌注的恢复，从而促进心脏功能的恢复[17]。

电机械标测可以根据病变细胞坏死透过器官壁的情况来精确地区分梗死心肌和存活心肌[18,19]，这对临床细胞移植非常重要，通过该方法，我们能够精确地将干细胞输送到需要的心肌部位。理论上，EMM 导引下心内膜注射干细胞相比较冠状动脉注射和外科直接心肌内注射，能够使患者获得更好的治疗效果，这还需要更多的临床数据来证明其优势。

除此之外，还有动员自体干细胞到损伤心肌部位、干细胞移植与细胞因子治疗结合起来等方法。

第三节　干细胞移植再生心肌的机制

一、心肌细胞分化(cardiomyocyte regeneration)

心肌梗死后，梗死区心肌细胞数量的减少导致局部心肌收缩无力，影响心脏射血功能。干细胞具有多向分化潜能，在心肌的微环境下，移植的干细胞能够分化为心肌细胞，表达心肌特异的基因，增加心肌细胞的数量，从而提高心脏的射血功能，最早由 Orlic 等提出。但是这种分化的假设目前还存在争议，在不同的学术群体间还没有达成共识[20,21]。

二、细胞融合(cell fusion)

细胞融合是在自发或人工诱导下，两个不同基因型的细胞或原生质体融合形成一个杂种细胞。基本过程包括细胞融合形成异核体(heterokaryon)、异核体通过细胞有丝分裂进行核融合、最终形成单核的杂种细胞。研究发现，干细胞移植到局部心肌梗死区后，在梗死区周围发现融合形成的新的心肌细胞，而不是心肌分化后的心肌细胞[22]。有研究认为，细胞移植后，细胞融合和细胞分化是相辅相成的，共同促进移植的干细胞向心肌细胞表型变化，并促进原始的心脏干细胞分化为成熟的心肌细胞[23]。目前还没有研究融合或分化细胞在机体内的转归及对心脏功能恢复的贡献。

三、旁分泌(paracrine effect)

虽然干细胞在心肌微环境下能够通过细胞分化或细胞融合形成新的心肌细胞，但是由于定位于心肌内的移植细胞数量少，分化的细胞更少，很难解释细胞移植对心脏功能的改善，因此细胞移植修复心脏损害还存在其他的机制。有实验研究发现移植的干细胞能够分泌促血管新生因子，如血管内皮生长因子、碱性成纤维细胞生长因子、干细胞因子等，通过组织间隙作用于周围细胞，发挥重要的旁分泌作用，促进血管新生、抑制心肌细胞凋亡、促进心肌前体细胞增生分化，从而促进心脏功能的恢复[24]。另外，移植的干细胞还能够调控血管内皮细胞及平滑肌细胞增殖，抑制心肌纤维化来发挥改善心室重构，提高心功能的作用[25]。

四、激活内源性修复(stimulation of endogenous repair)

在干细胞心肌移植机制研究中，我们过多地认为其治疗机制为移植干细胞通过相应作用促进心脏功能的恢复。有研究认为，细胞移植启动内源性修复，激活体内干细胞龛(stem cell niche)，干细胞龛是成体干细胞的集中存储部位，通过特定的细胞外基质和龛细胞提供特殊的微环境，维持干细胞的自我更新和多向分化潜能。移植的干细胞促进内源性干细胞向心肌梗死部位定向趋化移动，分化为心脏所需的心肌细胞、内皮细胞或成纤维细胞，从而修复心脏损伤[26]。

五、神经芽生(nerve sprouting)

Pak 等研究认为细胞移植后能够促进局部神经再生，增加交感神经密度，增加心脏收缩力，从而改善心脏功能[27]。可是，这样可能导致室性心律失常，目前该项研究尚少，需要进一步的研究。

第四节　干细胞移植再生存在的问题

一、细 胞 存 活

干细胞移植后必须存活，然后与宿主心肌发生新的整合，才能促进心脏功能的恢复。细胞移植后面临的主要问题就是细胞存活，研究发现经冠状动脉注射骨髓干细胞 75min 后，只有约 1%～2%的注射细胞能够在心肌内存活[28,29]。Blocklet 等发现只有约 5.5%的移植细胞能够在心肌注射周围存活[30]。Suzuki 等直接将干细胞注射至局部心肌内，动态研究发现，注射 10min 后有约 44%细胞存活，24h 后约有 15%，而 3 天后这一数字下降至 8%[31]。只有少量细胞存活可能是由于注射时的机械损伤及心脏跳动导致的压迫以及血流的冲击损失；另一重要原因是死亡的细胞释放免疫调节物质产生炎症反应，新移植的细胞还没有与宿主细胞建立有效的联系，因而细胞发生死亡。目前有研究采用细胞预处理[32]、微粒包装后移植[33]、基因修饰[34]等来提高移植细胞的存活率。

二、室性心律失常

细胞移植后导致的心律失常也是值得关注的问题，Menasche 在患者行 CABG 时进行骨骼肌成肌细胞移植，有位患者在移植后的第 11、12、13、22 天出现不同程度的室性心动过速而安装体内除颤仪[35]。Siminiak 等[36]报道 2 例患者在移植早期出现室性心动过速，2 例在 2 周后出现，产生心律失常的原因可能与缝隙连接分布不均、骨骼肌和心肌中同型离子通道的差异、穿刺点的炎症反应等相关。由于干细胞不纯，掺杂的其他细胞可能会加剧这种反应。

三、再　狭　窄

Kang 等研究发现干细胞移植后低灌注区减少、冠脉血流储备增加、功能容量和心脏功能改善，但干细胞组 10 人中有 5 人出现了支架植入处的再狭窄。他们认为冠状动脉内注射干细胞可能会促进冠状动脉支架局部内皮细胞增生，从而加快再狭窄的发生[37]。Vulliet 等研究发现在急性心肌梗死模型中，干细胞移植后出现 ST 段抬高、T 波改变，7 天后检查心肌组织发现了多个梗塞病变区，表明冠脉内注射干细胞后出现急性心肌缺血和亚急性心肌微梗塞[38]。采用药物涂层支架可能预防支架局部内皮细胞增生导致的再狭窄。

四、钙　　化

移植区心肌钙化是另一个问题。Yoon 等[39]研究了骨髓干细胞移植是否会导致心肌钙化的出现，他们选择 7 周龄雌性 Fisher-344 大鼠，随机分为 3 组：全骨髓细胞组、骨髓干细胞组、对照组。全骨髓干细胞移植 2 周后，超声显示 14 只存活大鼠中有 4 只出现了不同程度的心肌钙化，发生率为 28.5%，钙化区碱性磷酸酶染色阳性，荧光显微镜下观察，钙化区被染色的全骨髓细胞包围，提示移植的骨髓细胞与钙化密切相关。相反，纯化的骨髓干细胞和对照组没有出现明显的心肌钙化。因而认为直接移植未经筛选的骨髓细胞可能引起明显的心肌钙化，而移植纯化的干细胞可能会避免出现心肌钙化。

还有，由于干细胞的分化调控机制还未完全阐明，这些细胞移植后会不会分化为不期望的细胞类型甚至肿瘤，也是需要解决的问题[40]。

第五节　围产期干细胞治疗心肌梗死

以脐带干细胞和脐带血干细胞为代表的围产期干细胞具有骨髓干细胞相似的特性，且较骨髓干细胞更为原始、分化增殖能力更强、可以冻存等，因而得到更多的关注。我们采用 5μmol/L 的 5-氮胞苷诱导脐带干细胞，研究发现，诱导后细胞的形态不断发生变化，

RT-PCR 检测显示分化后的细胞表达心肌特异性基因肌钙蛋白 T，免疫组化发现诱导后的细胞表达心肌特异性肌球蛋白和 α-肌动蛋白，电镜下观察，诱导 4 周后有明显的肌丝样结构形成[41]。Kadivar 等的研究认为脐带间充质干细胞具有分化为心肌细胞的潜力，是细胞治疗心肌梗死的新的细胞来源[42]。Nishiyama 等研究发现脐带血来源干细胞具有更强的分化为心肌细胞的潜能[43]。Ma 等将脐带血干细胞移植到动物心肌梗死模型中，发现移植后，脐带血干细胞能够在局部梗死心肌内迁移、存活，促进局部血管生成，改善局部心肌血流灌注，从而改善心脏功能[44]。

内皮细胞表达 CD31、CD34 等内皮特异性因子，具有摄取乙酰化低密度脂蛋白的功能。在体外研究中，我们发现在 VEGF 和 bFGF 的作用下，脐带间充质干细胞能够形成网格样结构，表达 CD31、CD34，阳性率为 30%～50%，同时具有摄取乙酰化低密度脂蛋白的功能，说明分化的脐带间充质干细胞具有了内皮细胞的功能[45]。我们将脐带干细胞移植到大鼠心肌梗死模型中，发现移植的细胞在梗死心肌内存活、分化为心肌细胞、血管平滑肌细胞和内皮细胞，分泌血管生长因子，促进血管新生和局部微血管的增生，减少心肌细胞凋亡，改善心肌重构，从而促进心脏功能的恢复[46]。Davies 等在羊的右心锻炼（环缩肺动脉，增加右心射血阻力）模型中，发现脐带血干细胞移植后能够与宿主心肌发生整合，提高心肌能量储备，增加心肌做功，改善心脏功能[47]。Ghodsizad 等在心肌梗死模型中，发现移植脐带血干细胞能够增加局部心肌储备，移植心肌凋亡，从而改善心脏功能[48]。这些研究为围产期干细胞在心血管疾病的治疗研究提供了很有价值的参考。

第六节 围产期干细胞构建组织工程心肌

对于大面积心肌梗死（室壁瘤形成）和先天性心脏病患者，如果通过组织工程方法构建具有活性的组织工程心肌，移植后能与自体心肌发生电机械和功能整合，进而改善心脏的收缩和舒张功能，无疑会对心脏外科的发展起到重要作用。理想的组织工程心肌应具备以下特点：①可收缩性；②电生理的稳定性；③良好的机械强度和柔韧性；④移植后快速血管化或已血管化；⑤无免疫原性[49]。目前已经有采用胎儿或新生儿心肌细胞成功构建组织工程心肌的成功报道[50,51]。脐带等围产期来源的干细胞具有旺盛的增殖能力，在体外条件下可以分为心肌细胞，是非常有前途的细胞来源。

一、支架材料

在组织工程研究中支架材料起到细胞外基质作用，是细胞附着的基本框架和代谢场所，决定新生组织的形状和大小。理想的支架材料应具有以下特点：良好的表面活性和生物相容性，材料本身或其降解产物在体内不引起炎症反应；具可塑性；有一定的机械强度；生物可降解性及降解的速度应与细胞的生长、组织的形成相一致；移植后能够与自体组织发生整合并快速血管化[52]。目前还没有开发出具备所有这些特性的支架材料。胶原是一种天然材料，具有良好的生物相容性、可降解性和可塑性，能为细胞的生长提供一定的空间，刺激细胞合成新的胶原蛋白，但天然支架材料存在来源不足、力学强度不足、降解速度不易控制等缺陷。目前研究使用最多的是人工合成材料，如聚羟乙酸（PGA）、聚乳酸

(PLA)、聚羟基丁酸戊酯(P4HB)、PGA 和 PLA 的共聚物(PLGA)等。

如何促进细胞在支架材料上的黏附、生长,控制支架材料的降解与细胞生长、组织形成相一致也是一个非常有意思的课题。到目前为止,我们对细胞与支架材料之间的信号通路包括整合素、细胞因子及激素之间的关系和相互影响还知之甚少,更为重要的是,细胞黏附率及支架降解造成的炎症反应还是困扰研究进展的一个重要问题[49]。研究者们正在研究一些新型的、空隙率更好的支架材料和促进细胞生长的技术方法,降解时间、生物相容性、易于外科裁剪等都是要考虑的因素。

二、细胞种植方法和技术

细胞种植是体外构建心肌块的第一步,这是组织块构建成功非常关键的一步。研究表明高密度细胞种植有利于细胞的黏附和三维组织块的形成[53],而且细胞在最初种植时的分布影响细胞在组织块中的分布和组织的生物学特性,提示协调一致的细胞种植对形成性能良好、可以临床使用的组织工程心肌块至关重要[54]。组织的形成还需要给种植细胞提供一定的空间生长密度,利于细胞的生长和迁移。但是合适的种植密度和种植时间还有待于进一步研究阐明。

促进细胞在支架材料上快速生长,特别是向深层生长形成是另一个需要研究的课题。研究者研究了很多种植技术,包括静态种植、在旋转力作用下的动态种植。动态种植是目前研究最多、应用最广泛的种植方法,也取得了很好的结果,但是这种方法在低密度种植时效果很差。平衡密度梯度离心下的种植优于静态种植和旋转瓶中的动态种植,这种种植方法种植效率高,细胞分布均匀,生长状态良好,重要的是,细胞能够在三维支架上均匀分布,这与其他种植方法只在表面是显著不同的,特别是在细胞数较少时[55]。

三、生物反应器

过去几年里,在体外构建过程中模拟体内的生长环境方面的研究取得了很大的进展。应用传统的细胞培养方法和培养系统很难满足细胞生长所需的高标准要求。天然机体细胞都是处于机体提供的动力微环境中生长的,常规的体外单层培养方法不能提供组织正常生长发育所需的环境条件。通过模拟体内组织生长所处的动力微环境,构建细胞培养系统,可为体外细胞的生长提供较为理想的环境。最主要的就是利用生物反应器模拟体内环境。近年来,研究者已设计出了多种提供动力环境的培养系统,如机械搅拌式反应器、灌注培养反应器、模拟微重力旋转生物反应器、固体旋转生物反应器等。

有研究比较了机械搅拌式生物反应器及模拟微重力旋转生物反应器对体外心肌组织的培养效果,证实在模拟微重力旋转生物反应器培养的心肌组织有更高的有氧代谢活力。由于这种生物反应器提供给心肌细胞或组织的剪切力非常低,在体外培养过程中细胞能保持与其他细胞的三维接触,所培养的细胞或组织更接近于自体心肌[56]。几年前,Kofidis 等[57]设计了一种新型的生物反应器在体外构建心肌组织,他们将新生鼠心肌细胞种植在纤维蛋白凝胶支架上,然后在这种生物反应器中培养,在培养过程中提供波动式灌注,结果表明所形成的心肌组织有高的细胞活性和代谢率。可是,目前大多数生物反应器不能为较厚的组织提供足够的养分和氧气，研究设计可调节的、能感受搏动或机械刺激变化的、适合培养临床可使用的组织块的生物反应器是一大挑战[58]。

四、再 血 管 化

目前困扰组织工程进一步发展的一个问题是如何使构建的组织工程移植物在体外培养和重塑过程中存活以至于移植后能够快速血管化来保证移植物的活性，使其能够与自体组织发生整合，成为自体组织的一部分。因为自体的血管很难在短时间内长入构建的组织工程移植物，所以这成为目前研究的一个难点。随着研究的深入，目前可以在体外构建有一定厚度的组织工程移植物并使其血管化。Birla 等描述了一种能够促进组织工程心肌血管新生的体内模型，移植后构建的组织工程心肌能够促进大鼠心脏功能的恢复[59]。

最近的研究结果表明，通过添加促进血管生成的因子如血管内皮生长因子、碱性成纤维细胞生长因子[60]能够促进血管的生成，有助于移植物的存活和体外生长。但是，新生血管的生成依然缓慢，同时新生的血管还没有达到携带血液的功能，这方面的研究进展将为最终研制出临床可用的组织工程移植物起到至关重要的作用[61]。

五、细胞片心肌组织工程

为了避免支架材料降解速度与细胞生长不匹配、炎症反应等不良反应，Shimizu 等[62]报道了温度反应性细胞片层培养技术(cell sheet engineering)，不采用任何支架材料在体外构建组织工程移植物。该技术利用 *N*-异丙基丙烯酰胺聚合物(PIPAAm)在不同温度下细胞黏附能力不同而收集细胞。PIPAAm 在 37℃具有高度疏水性，细胞能够在 PIPAAm 上快速黏附，增殖分化。当温度下降至 32℃以下时，PIPAAm 具有高度亲水性，能够通过水化作用让细胞从 PIPAAm 表面解离出来，而不需要经过酶的消化，达到收集细胞的目的。动物实验研究证明，将干细胞构建的细胞片层移植到心肌梗死区能够促进局部血管新生及心脏收缩和舒张功能的恢复[63～65]。有研究发现将体外构建的组织工程心肌片移植到受损的心肌部位，这些细胞片表达血管新生相关的基因，形成内皮网络样结构，并且与宿主自体微血管相连接，从而改善心脏的功能[66]。Furuta 等进一步验证细胞片移植后能否与宿主心肌建立信号连接，形成电机械偶联。他们发现移植后心肌组织片能够形成双向的动作电位，没有出现自发的或者诱发的心律失常。这说明移植的心肌组织片能够与宿主心肌发生整合而不会出现严重的心律失常[67]。

六、体内移植研究

Kenar 等以脐带来源的干细胞为种子细胞，体外构建三维组织工程心肌，得到的组织工程心肌块发生协调一致的收缩并对物理或药物刺激发生反应。组织学和透射电镜检查发现，构建的心肌块在结构和功能上都初步具备了新生儿心肌组织的特点[68]。Caspi 等[69]在体外将胚胎干细胞诱导为心肌、内皮和成纤维细胞，在体外成功构建出组织工程心肌组织，这些说明胚胎干细胞可以在心血管组织工程研究领域发挥很大的作用。Krupnick 等[70]将骨髓间充质干细胞种植在三维基质支架上，体外培养后移植到鼠的左心室梗死部位，发现体外构建的组织工程块移植后没有出现明显的炎症反应，阻止了室壁瘤的进一步扩张，并且没有发生室性心律失常。超声随访显示大鼠的心室舒张和收缩期容积都较对照组明显增加。更为重要的是，间充质干细胞在心肌微环境下能够分化为具有心肌表型的细胞。

Lee等分离脐带血来源的干细胞和脐带静脉内皮细胞，体外构建血管化的组织工程心肌组织，并将构建的心肌组织移植到大鼠的心肌梗死部位，体外研究发现这些细胞能够协同一致的生长，构建的组织韧性强，血管源性生长因子 VEGF 和 IGF-1 表达增加，并且观察到脐带干细胞分化为平滑肌细胞和心肌细胞的表型。体内移植实验发现组织在心肌梗死部位生长良好，具有更好的血管生成能力，与对照相比，组织工程心肌移植后有效地避免了心脏的进一步扩大，使梗死心肌局部的收缩功能增强。因而认为可以在体外成功构建具有收缩功能、有一定韧性、可以外科裁剪使用的组织工程心肌块，而且构建的心肌组织移植后能够存活并与宿主心肌发生整合，改善心脏的收缩功能[71]。这些令人鼓舞的研究结果让我们相信组织工程血管将会在先天心脏病的外科治疗领域发挥重要的作用，成为临床重建材料的重要补充，并将会进一步取代这些材料，从而提高心血管疾病外科治疗的整体水平和远期结果。

第七节　问题与展望

总之，心血管疾病，尤其是冠状动脉硬化性心脏病，发病率高，严重威胁着人类身体健康，细胞治疗可能会为这类心血管病变的治疗带来新的治疗选择。骨髓来源的干细胞在细胞移植方面已经取得非常好的结果，但是仍然需要进一步的长期研究评价其远期结果。围产期干细胞具有自体来源、可以冻存、更强的增殖分化潜能等特点使其成为细胞移植领域非常有竞争力的细胞来源。除直接移植外，细胞移植合并基因治疗以及动员自体干细胞修复受损的心肌也是非常有前途的治疗选择，但我们仍然需要进一步的研究来评估心肌再生对心功能的影响及可能的机制。

对于严重冠状动脉狭窄引起的大面积心肌梗死，如室壁瘤形成及先天性心脏病患者，可以将干细胞与组织工程结合起来，体外构建出有活性、植入后能与机体发生电机械融合的组织工程心肌来代替梗死心肌，修复心脏缺损，这将是干细胞治疗的又一选择。但是仍然需要进一步的长期研究评价其远期结果，并和未种植细胞或种植其他细胞的血管补片进行对比研究来证明其有效性。进一步的研究还包括：①寻找合适的支架材料；②寻找最佳的细胞来源和种植方法；③完善体外构建的条件，包括生物反应器的应用、各种细胞活性因子的释放和控制、移植物再血管化等，只有当这些问题解决了，才能最终宣布组织工程移植物的研究获得成功。与此同时，越来越多的证据表明成体心肌组织也具有再生能力[72]，但仍需要进一步的研究来评估心肌再生对心功能的影响和可能的机制。如果研究成功，将能够在心脏原位控制心肌细胞的生长和分化，并且会最终用于修复或预防心肌梗死，修复心脏缺损。

（武开宏）

参考文献

1. 中华医学会心血管病学分会，中华心血管病杂志编辑委员会. 急性心力衰竭诊断和治疗指南. 中华心血管病杂志，2010，38：195-208.

2. Hendrikx M，Hensen K，Clijsters C，et al. Recovery of regional but not global contractile function by the direct intramyocardial autologous bone marrow transplantation：results from a randomized controlled clinical trial. Circulation，2006，114：I101-107.

3. Min J Y，Huang X，Xiang M，et al. Homing of intravenously infused embryonic stem cell-derived cells to injured hearts after myocardial infarction. J Thorac Cardiovasc Surg，2006，131：889-897.

4. Boomsma R A，Swaminathan P D，Geenen D L. Intravenously injected mesenchymal stem cells home to viable myocardium after coronary occlusion and preserve systolic function without altering infarct size. Int J Cardiol，2007，122：17-28.

5. Hare J M，Traverse J H，Henry T D，et al. A randomized，double-blind，placebo-controlled，dose-escalation study of intravenous adult human mesenchymal stem cells（prochymal）after acute myocardial infarction. J Am Coll Cardiol，2009，54：2277-2286.

6. Hamano K，Nishida M，Hirata K，et al. Local implantation of autologous bone marrow cells for therapeutic angiogenesis in patients with ischemic heart disease：clinical trial and preliminary results. Jpn Circ J，2001，65：845-847.

7. Strauer B E，Brehm M，Zeus T，et al. Repair of infarcted myocardium by autologous intracoronary mononuclear bone marrow cell transplantation in humans. Circulation，2002，106：1913-1918.

8. Assmus B，Honold J，Schachinger V，et al. Transcoronary transplantation of progenitor cells after myocardial infarction. N Engl J Med，2006，355：1222-1232.

9. Schachinger V，Erbs S，Elsasser A，et al. Intracoronary bone marrow-derived progenitor cells in acute myocardial infarction. N Engl J Med，2006，355：1210-1221.

10. Lunde K，Solheim S，Aakhus S，et al. Intracoronary injection of mononuclear bone marrow cells in acute myocardial infarction. N Engl J Med，2006，355：1199-1209.

11. Penicka M，Horak J，Kobylka P，et al. Intracoronary injection of autologous bone marrow-derived mononuclear cells in patients with large anterior acute myocardial infarction：a prematurely terminated randomized study. J Am Coll Cardiol，2007，49：2373-2374.

12. Vicario J，Piva J，Pierini A，et al. Transcoronary sinus delivery of autologous bone marrow and angiogenesis in pig models with myocardial injury. Cardiovasc Radiat Med，2002，3：91-94.

13. Vicario J，Campo C，Piva J，et al. One-year follow-up of transcoronary sinus administration of autologous bone marrow in patients with chronic refractory angina. Cardiovasc Revasc Med，2005，6：99-107.

14. Yokoyama S，Fukuda N，Li Y，et al. A strategy of retrograde injection of bone marrow mononuclear cells into the myocardium for the treatment of ischemic heart disease. J Mol Cell Cardiol，2006，40：24-34.

15. Wu K，Mo X，Lu S，et al. Retrograde delivery of stem cells：promising delivery strategy for myocardial regenerative therapy. Clin Transplant，2011，25：830-833.

16. Fuchs S，Baffour R，Zhou Y F，et al. Transendocardial delivery of autologous bone marrow enhances collateral perfusion and regional function in pigs with chronic experimental myocardial ischemia. J Am Coll Cardiol，2001，37：1726-1732.

17. Chan C W，Kwong Y L，Kwong R Y，et al. Improvement of myocardial perfusion reserve detected by cardiovascular magnetic resonance after direct endomyocardial implantation of autologous bone marrow cells in patients with severe coronary artery disease. J Cardiovasc Magn Reson，2010，12：6.

18. Kornowski R，Hong M K，Gepstein L，et al. Preliminary animal and clinical experiences using an electromechanical endocardial mapping procedure to distinguish infarcted from healthy myocardium. Circulation，1998，98：1116-1124.

19. Perin E C, Silva G V, Sarmento-Leite R, et al. Assessing myocardial viability and infarct transmurality with left ventricular electromechanical mapping in patients with stable coronary artery disease: validation by delayed-enhancement magnetic resonance imaging. Circulation, 2002, 106: 957-961.
20. Orlic D, Kajstura J, Chimenti S, et al. Bone marrow cells regenerate infarcted myocardium. Nature, 2001, 410: 701-705.
21. 武开宏,刘迎龙. 干细胞向心肌细胞分化的研究进展. 中华医学杂志,2006,86:1868-1870.
22. Nygren J M, Jovinge S, Breitbach M, et al. Bone marrow-derived hematopoietic cells generate cardiomyocytes at a low frequency through cell fusion, but not transdifferentiation. Nat Med, 2004, 10: 494-501.
23. Oh H, Bradfute S B, Gallardo T D, et al. Cardiac progenitor cells from adult myocardium: homing, differentiation, and fusion after infarction. Proc Natl Acad Sci USA, 2003, 100: 12313-12318.
24. Uemura R, Xu M, Ahmad N, et al. Bone marrow stem cells prevent left ventricular remodeling of ischemic heart through paracrine signaling. Circ Res, 2006, 98: 1414-1421.
25. Kinnaird T, Stabile E, Burnett M S, et al. Local delivery of marrow-derived stromal cells augments collateral perfusion through paracrine mechanisms. Circulation, 2004, 109: 1543-1549.
26. Beltrami A P, Barlucchi L, Torella D, et al. Adult cardiac stem cells are multipotent and support myocardial regeneration. Cell, 2003, 114: 763-776.
27. Pak H N, Qayyum M, Kim D T, et al. Mesenchymal stem cell injection induces cardiac nerve sprouting and increased tenascin expression in a Swine model of myocardial infarction. J Cardiovasc Electrophysiol, 2003, 14: 841-848.
28. Hofmann M, Wollert K C, Meyer G P, et al. Monitoring of bone marrow cell homing into the infarcted human myocardium. Circulation, 2005, 111: 2198-2202.
29. Wu K H, Mo X M, Han Z C, et al. Stem cell engraftment and survival in the ischemic heart. Ann Thorac Surg, 2011, 92: 1917-1925.
30. Blocklet D, Toungouz M, Berkenboom G, et al. Myocardial homing of nonmobilized peripheral-blood $CD34^+$ cells after intracoronary injection. Stem Cells, 2006, 24: 333-336.
31. Suzuki K, Murtuza B, Beauchamp J R, et al. Role of interleukin-1beta in acute inflammation and graft death after cell transplantation to the heart. Circulation, 2004, 110: II219-224.
32. Wu K H, Mo X M, Han Z C, et al. Cardiac cell therapy: pre-conditioning effects in cell-delivery strategies. Cytotherapy, 2012, 14: 260-266.
33. Al Kindi A H, Asenjo J F, Ge Y, et al. Microencapsulation to reduce mechanical loss of microspheres: implications in myocardial cell therapy. Eur J Cardiothorac Surg, 2011, 39: 241-247.
34. Huang J, Zhang Z, Guo J, et al. Genetic modification of mesenchymal stem cells overexpressing CCR1 increases cell viability, migration, engraftment, and capillary density in the injured myocardium. Circ Res, 2010, 106: 1753-1762.
35. Menasche P, Hagege A A, Vilquin J T, et al. Autologous skeletal myoblast transplantation for severe postinfarction left ventricular dysfunction. J Am Coll Cardiol, 2003, 41: 1078-1083.
36. Siminiak T, Kalawski R, Fiszer D, et al. Autologous skeletal myoblast transplantation for the treatment of postinfarction myocardial injury: phase I clinical study with 12 months of follow-up. Am Heart J, 2004, 148: 531-537.
37. Kang H J, Kim H S, Zhang S Y, et al. Effects of intracoronary infusion of peripheral blood stem-cells mobilised with granulocyte-colony stimulating factor on left ventricular systolic function and restenosis after coronary stenting in myocardial infarction: the MAGIC cell randomised clinical trial. Lancet, 2004, 363: 751-756.
38. Vulliet P R, Greeley M, Halloran S M, et al. Intra-coronary arterial injection of mesenchymal stromal cells and microinfarction in dogs. Lancet, 2004, 363: 783-784.
39. Yoon Y S, Park J S, Tkebuchava T, et al. Unexpected severe calcification after transplantation of bone marrow cells in acute myocardial infarction. Circulation, 2004, 109: 3154-3157.
40. Morrison S J, Kimble J. Asymmetric and symmetric stem-cell divisions in development and cancer. Nature, 2006, 441: 1068-1074.

41. Wu K H, Mo X M, Zhou B, et al. Cardiac potential of stem cells from whole human umbilical cord tissue. J Cell Biochem, 2009, 107: 926-932.

42. Kadivar M, Khatami S, Mortazavi Y, et al. *In vitro* cardiomyogenic potential of human umbilical vein-derived mesenchymal stem cells. Biochem Biophys Res Commun, 2006, 340: 639-647.

43. Nishiyama N, Miyoshi S, Hida N, et al. The significant cardiomyogenic potential of human umbilical cord blood-derived mesenchymal stem cells in vitro. Stem Cells, 2007, 25: 2017-2024.

44. Ma N, Stamm C, Kaminski A, et al. Human cord blood cells induce angiogenesis following myocardial infarction in NOD/scid-mice. Cardiovasc Res, 2005, 66: 45-54.

45. Wu K H, Zhou B, Lu S H, et al. In vitro and in vivo differentiation of human umbilical cord derived stem cells into endothelial cells. J Cell Biochem, 2007, 100: 608-616.

46. Wu K H, Zhou B, Yu C T, et al. Therapeutic potential of human umbilical cord derived stem cells in a rat myocardial infarction model. Ann Thorac Surg, 2007, 83: 1491-1498.

47. Davies B, Elwood N J, Li S, et al. Human cord blood stem cells enhance neonatal right ventricular function in an ovine model of right ventricular training. Ann Thorac Surg, 2010, 89: 585-593, 593 e581-584.

48. Ghodsizad A, Ungerer M N, Bordel V, et al. Transplanted human cord blood-derived unrestricted somatic stem cells preserve high-energy reserves at the site of acute myocardial infarction. Cytotherapy, 2011, 13: 956-961.

49. Zimmermann W H, Melnychenko I, Eschenhagen T. Engineered heart tissue for regeneration of diseased hearts. Biomaterials, 2004, 25: 1639-1647.

50. Li R K, Jia Z Q, Weisel R D, et al. Survival and function of bioengineered cardiac grafts. Circulation, 1999, 100: II63-69.

51. Leor J, Aboulafia-Etzion S, Dar A, et al. Bioengineered cardiac grafts: A new approach to repair the infarcted myocardium? Circulation, 2000, 102: III56-61.

52. Wu K, Liu YL, Cui B, et al. Application of stem cells for cardiovascular grafts tissue engineering. Transpl Immunol, 2006, 16: 1-7.

53. Carrier RL, Papadaki M, Rupnick M, et al. Cardiac tissue engineering: cell seeding, cultivation parameters, and tissue construct characterization. Biotechnol Bioeng, 1999, 64: 580-589.

54. Dar A, Shachar M, Leor J, et al. Optimization of cardiac cell seeding and distribution in 3D porous alginate scaffolds. Biotechnol Bioeng, 2002, 80: 305-312.

55. Godbey W T, Hindy S B, Sherman M E, et al. A novel use of centrifugal force for cell seeding into porous scaffolds. Biomaterials, 2004, 25: 2799-2805.

56. Kofidis T, Akhyari P, Boublik J, et al. *In vitro* engineering of heart muscle: artificial myocardial tissue. J Thorac Cardiovasc Surg, 2002, 124: 63-69.

57. Kofidis T, Lenz A, Boublik J, et al. Bioartificial grafts for transmural myocardial restoration: a new cardiovascular tissue culture concept. Eur J Cardiothorac Surg, 2003, 24: 906-911.

58. Akhyari P, Fedak P W, Weisel R D, et al. Mechanical stretch regimen enhances the formation of bioengineered autologous cardiac muscle grafts. Circulation, 2002, 106: 1137-142.

59. Birla R K, Borschel G H, Dennis R G. *In vivo* conditioning of tissue-engineered heart muscle improves contractile performance. Artif Organs, 2005, 29: 866-875.

60. Perets A, Baruch Y, Weisbuch F, et al. Enhancing the vascularization of three-dimensional porous alginate scaffolds by incorporating controlled release basic fibroblast growth factor microspheres. J Biomed Mater Res A, 2003, 65: 489-497.

61. Richardson T P, Peters M C, Ennett A B, et al. Polymeric system for dual growth factor delivery. Nat Biotechnol, 2001, 19: 1029-1034.

62. Shimizu T, Yamato M, Kikuchi A, et al. Cell sheet engineering for myocardial tissue reconstruction. Biomaterials, 2003, 24: 2309-2316.

63. Miyahara Y, Nagaya N, Kataoka M, et al. Monolayered mesenchymal stem cells repair scarred myocardium after myocardial infarction. Nat Med, 2006, 12: 459-465.

64. Bel A, Planat-Bernard V, Saito A, et al. Composite cell sheets: a further step toward safe and effective myocardial regeneration by cardiac progenitors derived from embryonic stem cells. Circulation, 2010, 122: S118-123.

65. Miyagawa S, Saito A, Sakaguchi T, et al. Impaired myocardium regeneration with skeletal cell sheets—a preclinical trial for tissue-engineered regeneration therapy. Transplantation, 2010, 90: 364-372.

66. Sekiya S, Shimizu T, Yamato M, et al. Bioengineered cardiac cell sheet grafts have intrinsic angiogenic potential. Biochem Biophys Res Commun, 2006, 341: 573-582.

67. Furuta A, Miyoshi S, Itabashi Y, et al. Pulsatile cardiac tissue grafts using a novel three-dimensional cell sheet manipulation technique functionally integrates with the host heart, *in vivo*. Circ Res, 2006, 98: 705-712.

68. Kenar H, Kose G T, Toner M, et al. A 3D aligned microfibrous myocardial tissue construct cultured under transient perfusion. Biomaterials, 2011, 32: 5320-5329.

69. Caspi O, Lesman A, Basevitch Y, et al. Tissue engineering of vascularized cardiac muscle from human embryonic stem cells. Circ Res, 2007, 100: 263-272.

70. Krupnick A S, Kreisel D, Engels F H, et al. A novel small animal model of left ventricular tissue engineering. J Heart Lung Transplant, 2002, 21: 233-243.

71. Lee W Y, Wei H J, Wang J J, et al. Vascularization and restoration of heart function in rat myocardial infarction using transplantation of human cbMSC/HUVEC core-shell bodies. Biomaterials, 2012, 33: 2127-2136.

72. Laugwitz K L, Moretti A, Lam J, et al. Postnatal isl1+ cardioblasts enter fully differentiated cardiomyocyte lineages. Nature, 2005, 433: 647-653.

第十一章　围产期干细胞在血液系统疾病治疗方面的应用

第一节　概　　述

造血干细胞移植(hematopoietic stem cell transplantation，HSCT)是目前治疗某些恶性血液病、骨髓衰竭性疾病及自身免疫性疾病最有效的方法，但是只有1/3的患者能够找到HLA全相合的供者，许多患者因无合适供者而错失了最佳的治疗时机。脐带血(umbilical cord blood，UCB)作为围产期干细胞(perinatal stem cell，PSC)的重要组成成分，含有丰富的造血干细胞(hematopoietic stem cell，HSC)和间充质干细胞(mesenchymal stem cell，MSC)，并具有较原始的免疫能力，可用于HLA配型1～2个位点不完全相合的同胞及无关供者间的移植，明显扩大了供者的选择范围，成为了继骨髓和外周血后的第三种造血干细胞来源。目前应用脐带血造血干细胞移植(umbilical cord blood transplantation，UCBT)的疾病有白血病、再生障碍性贫血、骨髓增生异常综合征、非霍奇金淋巴瘤、Fanconi贫血、先天性代谢病等70余种。下面我们将脐带血HSC作为围产期干细胞的代表，介绍其在血液病治疗中的应用。

自1988年首例HLA相合同胞脐带血移植及1993年首例非亲缘脐带血移植以来，全世界以脐带血作为移植物的造血干细胞移植数量逐年增加(图11.1)，并取得理想的效果。脐带血移植的崛起除了与医疗技术快速发展相关之外，也依赖于脐血库的蓬勃发展。据统计(2011年)，全世界约40个国家的100多家脐血干细胞库储存了超过500 000份脐

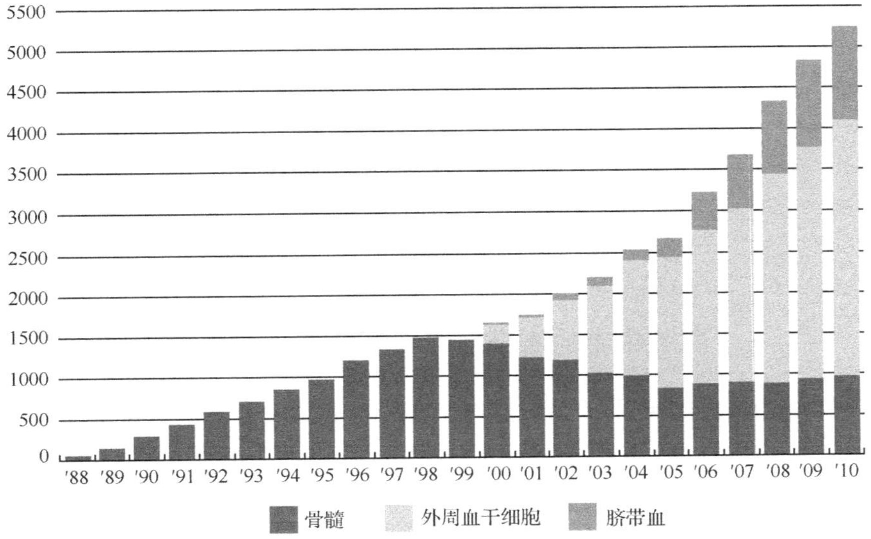

图11.1　NMDP完成的不同来源造血干细胞移植的比例[1]

带血供无关供者移植，完成了 25 000 例脐带血移植。公共脐血库主要分布于美国、澳大利亚以及西欧、亚洲各国；2002 年我国建立了第一个公共脐血库——北京脐血库，之后又建立了 7 家脐血库，完成了脐带血移植约 500 例。

脐带血移植与骨髓/外周干移植相比较，既有优点，也有不足之处。其优点是：①寻找合适位点的脐血仅需要 2 周；②可耐受 HLA 配型 1～2 个位点不合，扩大了供体源；③来源丰富、采集方便，对孕妇和胎儿均无伤害；④脐血以实物的形式保存，不会被供者拒绝；⑤脐血中免疫细胞不成熟，移植后急、慢性 GVHD 的发生率低且程度较轻；⑥脐血中各种病毒感染的机会较小。不足之处：①单份脐血含有的造血干细胞数量有限，不适合体重较大的患者；②造血重建的时间较长，感染、出血的发生率较大；③若移植失败或疾病复发，则无备用的造血干细胞进行再次移植，也不能采集供者淋巴细胞输注。

第二节　脐带血移植的预处理方案及 GVHD 的预防

预处理的目的：①最大限度地消灭残留的白血病细胞和(或)肿瘤细胞；②抑制受体的免疫反应，防止移植物被排斥；③空出骨髓利于移植物的植入。

预处理方案根据疾病的不同而有所差异，但基本上与骨髓及外周血造血干细胞移植相似。首例脐带血移植治疗 Fanconi 贫血的预处理方案为：CTX 5mg/(kg · d)×4d，TBI 500cGy×1d。目前多采用以 BU＋CTX 为基础的方案，或者以 TBI＋CTX 为基础的方案，具体为：BU 4mg/(kg · d)×4d，CTX 60mg/(kg · d)×2d；TBI 总剂量 12Gy，分次，CTX 60mg/(kg · d)×2d；按疾病类型及患者一般情况，可酌情加入 Ara-C、氟达拉滨、替尼泊苷、依托泊苷、塞替派等药物；对于无关供者的预处理可加用 ATG；非血液恶性疾病或再生障碍性贫血预处理药物强度较弱，疗程较短。

GVHD 的预防，在选择合适的供者基础上多采用免疫抑制剂，环孢素 A＋甲氨蝶呤被认为是异基因造血干细胞移植中预防急性 GVHD 的黄金搭档，具体为：MTX 15mg/m^2 第 1 天，以后＋3、＋6、＋11 天各给 10mg/m^2，CsA 3mg/(kg · d)，0～30d；但 MTX 副作用较大，易造成口腔溃疡，也可采用 CsA＋霉酚酸酯(MMF)的方案。近年来，越来越多的基础实验及临床研究发现间充质干细胞(MSC)有促进植入、预防 GVHD 的作用，许多移植中心已把 MSC 纳入常规的 GVHD 预防方案中。

第三节　脐带血移植的临床应用

一、同胞供者的脐带血移植在儿童疾病中的应用

欧洲骨髓移植协作组织 EBMT[2] 总结了 128 例儿童同胞脐血造血干细胞移植(related umbilical cord blood transplantation，RUCBT)的临床疗效，其中急性淋巴细胞白血病 73 例，急性非淋巴细胞白血病和骨髓增生异常综合征 33 例，慢性粒细胞性白血病 13 例，其他肿瘤 9 例；HLA 完全相合 104 例(占 81%)，HLA 不全相合 24 例(占 19%，其中 1 个位点不合 3 例，2 个位点不合 10 例，3 个位点不合 11 例)；中位随访时间 55 月(2～162

月),中位年龄5岁(1～20岁),中位体重19kg(8～56kg);有核细胞中位输入量4×10^7/kg;中性粒细胞及血小板植入的中位时间分别为23天(8～49天)和38天(12～165天);移植后60天中性粒细胞恢复率为89%,移植后108天血小板恢复率为81%;Ⅱ～Ⅳ度aGVHD和cGVHD的发生率分别为18.7%和12%,HLA相合患者的植入率和aGVHD发生率分别为93%和46%,HLA不全相合患者的植入率和aGVHD发生率分别为72%和17%,输入的有核细胞数量越高,植入率越高;5年无病存活率(disease free survival,DFS)为40%,移植相关死亡率(transplantation related mortality,TRM)为21%,低危、中危、高危患者的复发率分别为44%、54%、65%,其中,HLA全相合与HLA不全相合的5年DFS分别为46%和13%。研究指出影响RUCBT长期无病生存的因素包括HLA相合程度、脐血有核细胞输入量、性别、年龄、移植前疾病状态。

为了更好地了解脐带血移植和骨髓移植的优、缺点,欧洲脐血移植组和国际骨髓移植登记处[3]对113例HLA配型相合同胞间儿童UCBT和2052例HLA配型相合同胞间儿童骨髓移植(bone marrow tranaplantation,BMT)的临床效果进行了比较,发现UCBT组和BMT组的中性粒细胞植入时间分别为26天和18天,UCBT组的aGVHD和cGVHD的发生率明显低于BTM组,但两组在3年DFS、复发率及移植相关死亡率方面则无显著性差异(具体数据及比较见表11.1),这些临床研究和数据提示HLA相合的同胞供者的UCBT可以替代BMT应用于儿童。

表11.1　同胞间HLA相合的UCBT与BMT患者特点及疗效的比较

	UCBT组(*n*=113例)	BMT组(*n*=2052例)	*P*值
患者特点			
中位年龄	5岁(1～15岁)	8岁(1～15岁)	<0.001
性别(男%)	59例(52%)	1264例(62%)	0.46
中位体重	17kg(5～46kg)	26kg(4～109kg)	<0.001
CMV感染	53例(48%)	1153(57%)	
疾病类型			<0.001
急性白血病	41例(36%)	991例(48%)	
慢性粒细胞白血病	6例(5%)	90例(4%)	
淋巴瘤	2例(2%)	48例(2%)	
MDS或其他肿瘤	12例(11%)	133例(6%)	
再生障碍性贫血	8例(7%)	290例(14%)	
遗传性血液病	35例(31%)	385例(19%)	
先天性免疫缺陷	5例(4%)	54例(3%)	
其他疾病	4例(4%)	61例(3%)	
供者特点			<0.001
性别 男供男	37例(34%)	674例(33%)	
女供女	29例(26%)	371例(18%)	
女供男	25例(23%)	414例(20%)	
男供女	19例(17%)	585例(29%)	

续表

	UCBT 组（n=113 例）	BMT 组（n=2052 例）	P 值
血型相同	66 例（62%）	1122 例（67%）	
诊断到移植的中位时间	25 月（2～118 月）	10 月（1～175 月）	
输入有核细胞中位数	4.7×10^7/kg	3.5×10^8/kg	
移植后情况			
ANC＞500/μl 中位时间	26 天	18 天	
PLT＞2000/μl 中位时间	44 天	24 天	
60 天内 ANC 植活率	89%	98%	＜0.001
180 天内 PLT 植活率	86%	96%	＜0.001
aGVHD（＞Ⅱ度）	15 例（14%）	498 例（26%）	0.004
cGVHD（3 年内）	6%	15%	0.02
3 年总生存率	64%	66%	0.93
恶性疾病的 3 年生存率	46%	55%	0.69
非恶性疾病的 3 年生存率	86%	84%	0.82
死亡率	31 例（27%）	648 例（32%）	
复发在死亡中的比例	48%	49%	

二、非亲缘脐带血移植在儿童疾病中的应用

许多临床研究发现非亲缘脐血造血干细胞移植（unrelated umbilical cord blood transplantation，URUCBT）可以支持造血植入和恢复，GVHD 发生率低，疾病复发率较低，但多为单中心报道，且病例数量有限。2008 年，Kurtzberg 等[4]首次回顾性分析了多个移植中心应用 URUCBT 治疗 191 例儿童恶性血液病的临床疗效，其中 174 例患儿 HLA 配型 1～3 个位点不相合，中位有核细胞输入量 3.9×10^7/kg，中性粒细胞＞500/μl 和血小板＞2000/μl 的中位时间分别为 27 天和 174 天，aGVHD 发生率和 cGVHD 发生率为 19.5%、20.8%，1 年内疾病复发率为 19.9%，0.5 年和 2 年的总生存率为 67.4%和 49.5%，死亡首要原因为复发，其次为 GVHD。该研究总结了影响预后的因素包括有核细胞输入量、HLA 相合程度、血型、性别、患者 CMV 感染情况、疾病种类及移植时疾病状态，并明确指出：①输入的有核细胞数≤2.5×10^7/kg 时会明显降低植入率和总生存率；②供受者 HLA 配型不相合位点数应控制在 2 个以内。Rubinstein 等[5]分析了 861 例脐血造血干细胞移植患者的预后，发现患者年龄和 HLA 相合程度是影响急性 GVHD 发生率及严重程度的两个独立因素，移植时疾病的状态和是否存在急性 GVHD 会影响疾病复发率，HLA 相合和不全相合患者中性粒细胞植入中位时间分别为 23 天和 28 天，虽然显著延迟，但二者的预后没有显著性差异。

国内也有少量非亲缘脐血移植治疗儿童血液病的报道。廖灿等[6]对广州脐血库的 54 例非亲缘脐血移植病例进行统计分析显示，在 54 例受者中，恶性病患者 43 例，占 79.6%，非恶性病患者 11 例，占 20.4%，有核细胞中位输入量 6.8×10^7/kg，移植后 60 天

植入 43 例（ANC＞500/μl 的中位时间为＋17 天），植入率为 79.6%，急性Ⅲ～Ⅳ度 GVHD 发生率为 21.6%，慢性 GVHD 发生率为 5.4%，1 年总生存率 53.5%。姜夕锋等[7]对山东脐血库的 32 例儿童非亲缘脐血移植的疗效及并发症进行了回顾性分析，中位年龄 8 岁（2～15 岁），中位体重 31.5kg(14～55kg)，急性淋巴细胞白血病 13 例，急性髓系白血病 9 例，慢性粒细胞白血病 2 例，重型再生障碍性贫血 3 例，急性混合性白血病 3 例，非霍奇金淋巴瘤 2 例，供受者 HLA 全相合 10 例，1 个位点不相合 16 例，2 个位点不相合 6 例，有核细胞中位输入量 5.57×10^7/kg(2.16×10^7～12.3×10^7/kg)，32 例患者中有 20 例(62.5%)白细胞达到植入标准，ANC＞500/μl 的中位时间 17 天(9～38 天)，PLT＞2000/μl 中位时间 42 天(18～102 天)，Ⅱ～Ⅲ度和Ⅲ～Ⅳ度 aGVHD 累计发生率分别为 35%和 15%，1 年总生存率 59.4%，2 年总生存率 40.6%。

为进一步了解非亲缘脐血移植和全相合骨髓移植的差异，Eapen 等[8]比较了 503 例非亲缘脐带血移植和 282 例骨髓移植治疗儿童白血病的疗效，非亲缘 UCBT 组中 HLA 全相合 35 例，1 个位点不相合 201 例，2 个位点不相合 267 例；BMT 组中 HLA 全相合 116 例，不全相合 166 例，结果发现 1～2 个位点不相合 UCBT 与 BMT 的 5 年 DFS 相似，而全相合 UCBT 的 DFS 偏高，但 2 个位点不相合 UCBT 的移植相关死亡率明显增加，即使只有 1 个位点不相合，若输入有核细胞数量少，也会明显增加移植相关死亡率。由上可知，非亲缘 UCBT 治疗儿童血液病是安全有效的，为缺乏干细胞来源的患儿提供了新的选择。

三、成人的脐带血造血干细胞移植

脐带血移植在儿童患者中的疗效已经得到肯定，但由于脐带血中造血干细胞数量相对较少，所以限制了 UCBT 在成人患者中的应用。下面我们将讨论脐带血移植在成人患者中的疗效。

1995 年，Laport 首次报道了 1 例 26 岁、体重 55kg 的患者行 UCBT 获得成功。1997 年，Long 等[9]报道了 57 例成人高危患者行非血缘 UCBT 的临床结果，中位年龄 31 岁(18～58 岁)，中位体重 70kg(46～110kg)，疾病种类主要是进展期的血液恶性疾病，HLA 配型完全相合 2 例，1 个位点不相合 8 例，2 个位点不相合 44 例，3 个位点不相合 3 例，有核细胞中位输入量 1.5×10^7/kg(0.54×10^7～2.78×10^7/kg)，移植后中性粒细胞＞500/μl 的中位时间为 26 天(12～55 天)，血小板＞2000/μl 的中位时间为 84 天(35～167 天)，17 例患者发生了Ⅱ～Ⅳ度 aGVHD，3 年生存率为 19%，死亡原因分别主要为感染，表明成人 UCBT 是可行的，但应在疾病早期进行。Laughlin 等[10]报道了 68 例成人患者行 UCBT 的预后，其中 48 例为 2 个或 2 个以上 HLA 位点不相合，有核细胞中位输入量为 2.1×10^7/kg；55 例患者细胞植入并存活超过 28 天，其中 11 例患者发生了Ⅲ～Ⅳ度急性 GVHD；33 例患者细胞植入并存活超过 100 天，其中 12 例患者发生了慢性 GVHD；中位随访时间为 22 个月，19 例存活，其中 18 例无病生存超过 40 个月。Yamamoto 等[11]报道了 12 例成人再生障碍性贫血行非亲缘脐血移植的临床效果，所有患者均采用减低剂量的预处理，有核细胞中位输入量 2.5×10^7/kg，$CD34^+$ 细胞中位输入量 0.76×10^5/kg，所有患者均获得中性粒细胞和血小板植入并转化为完全供者型（除外 1 例患者移植后 3 年发生移植物排异)，2 例患者死于特发性肺部疾病，中位随访时间 36 个月，其余 10 例患者长期无病生存。这些临床研究结果表明，UCBT 效果和 BMT/PBSCT 的移植效果相当，对于无合适骨髓或外周血造血干细胞供者的成人患者，UCBT 是一个安全可行的治疗方法。

四、影响脐带血移植疗效的因素

由上述临床资料可知，影响脐带血植入的首要因素为有核细胞输入量，建议输入的有核细胞数>2.5×10^7/kg；其次是 HLA 相合程度。HLA 选择原则为：①HLA 不合的位点应尽量控制在 2 个以内，选择顺序为 6/6 相合、5/6 相合、4/6 相合；②若多份脐带血与患者的不相合位点数相同，则选择 HLA-DRB1 相合且含有更高有核细胞数量的供者；③HLA-A 相合。

第四节 脐带血造血干细胞移植的进展

一、脐带血造血干细胞体外扩增后的临床应用

通过体外扩增脐带血造血干细胞，增加输入的造血干细胞数量，可能会缩短造血重建时间，理论上是可行的，临床上也有少量报道，但尚未建立安全有效的扩增体系。Shpall 等[12]报道了 37 例行 UCBT 的患者，其中 25 例成人，12 例儿童，部分分选每例脐血的 $CD34^+$ 细胞并进行体外扩增，然后与未扩增的脐血一起回输给患者，总的有核细胞中位数为 0.99×10^7/kg，中性粒细胞植入中位时间为 28 天(15～49 天)，血小板植入中位时间为 106 天(38～345 天)，Ⅲ～Ⅳ度 aGVHD 发生率为 40%，cGVHD 发生率为 63%，中位随访 30 个月，DFS 为 35%。但是有些学者认为，扩增的同时存在着干细胞分化的问题，会减弱干细胞的增殖能力而影响移植成功率。

二、双份脐带血造血干细胞移植

单份脐带血造血干细胞数量有限，每单位含有的单个核细胞数约为骨髓的 1/10、外周干的 1/100。双份脐血移植(double umbilical cord blood transplantation，dUCBT)能有效解决细胞数量的问题，但是否会影响植入、增加 GVHD 及移植相关死亡率仍是我们担心的问题。一些动物研究及临床资料已显示，双份脐血移植后 1 个月，只有 1 份脐血获得植入并维持造血，另一份则消失，关于这一现象的原因尚不清楚，考虑可能与有核细胞数、$CD34^+$ 等因素有关。Andromachi 等[13]比较了 303 例双份脐血移植和 106 例单份脐血移植的疗效，双份与单份脐血移植的中性粒细胞植入中位时间均为 20 天，血小板植入中位时间分别为 55 天和 46 天，2002～2004 年期间Ⅱ～Ⅳ度 aGVHD 发生率分别为 58%和 18%，2005～2009 年期间Ⅱ～Ⅳ度 aGVHD 发生率分别为 31%和 27%，2 年内 TRM、复发率和 DFS 均相似，表明单份脐血含有的有核细胞数不够时，双份脐血是一个可行的治疗方法。Yin 等[14]报道了 13 例白血病患者行双份脐血移植后的长期疗效，HLA 不相合

位点0～2个，中性粒细胞植入中位时间21天(16～38天)，血小板植入中位时间34天(25～51天)，移植后30天持续植活的12例患者中有8例仅能检测到1份脐血，4例能检测到双份脐血，1例患者发生Ⅱ度aGVHD，2例患者发生cGVHD，中位随访期45月(1.5～121月)，5例患者在移植后1年内死亡，其余8例患者获得长期无病存活。Cen等[15]对64例双份脐血移植和221例其他移植物来源移植的疗效进行了比较，结果显示dUCBT组与非脐血移植组的Ⅱ～Ⅳ度aGVHD的发生率分别为14.1%和20.3%，2年内cGVHD的发生率分别为21.9%和53.9%，2年疾病复发死亡率dUCBT组明显低于非脐血移植组，但二者的3年总生存率无差异。许多学者认为HLA相合程度及相对的有核细胞数是决定两份脐血中哪份最终植入的重要因素，并指出白血病患者在行双份脐血移植后，疾病复发率明显低于单份脐血移植。这表明临床上同时移植双份脐血是可行的，但由于病例数少，此种方法是否可以持久植入、不增加GVHD的发生及具体的竞争植入的机制还有待研究和探讨。

三、脐带血造血干细胞联合其他细胞共移植

间充质干细胞(MSC)具有促进植入、造血及预防GVHD的作用，脐带MSC因为来源广泛、病毒感染机会小、细胞增殖能力强而受到很多临床医生和学者的重视。我科室总结了18例骨髓衰竭性患者行异基因造血干细胞联合间充质干细胞移植后的临床疗效，17例(94.4%)获得植入，中性粒细胞>500/μl的中位时间为12天(10～22天)，血小板>2000/μl的中位时间为14天(11～24天)；22.2%(4/18)出现Ⅱ～Ⅳ急性GVHD，16.7%(3/18)出现慢性GVHD；1例并发肝静脉闭塞综合征(HVOD)，1例并发出血性膀胱炎；随访2～78个月，现存活15例(83.3%)。Hiwase等[16]研究了双份脐血联合间充质干细胞移植的动物实验，发现间充质干细胞能明显促进脐血的植入。Lee等[17]最近报道了7例患者行脐血造血干细胞与间充质干细胞共移植的疗效，并与历史对照组进行比较，共移植组中性粒细胞和血小板植入时间分别是+19天和+47天，对照组中性粒细胞和血小板植入时间分别是+24天和+57天，共移植组植入率高达100%。Wu等[18]报道了5例患者行脐血造血干细胞与间充质干细胞共移植的疗效，中性粒细胞和血小板植入的中位时间分别为+11天和+32天。表明此种共移植方法是安全有效的，可缩短造血恢复时间，减少移植相关死亡率，但病例数少，长期有效性有待于观察。

目前，许多移植中心采用脐带血造血干细胞作为第三方细胞联合骨髓/外周干共移植的方法治疗血液病，取得不错的成绩。Liu等[19]回顾性分析了45例亲缘单倍体造血干细胞联合脐带血共移植的临床疗效，患者中位年龄50岁，中位体重80kg，中性粒细胞和血小板植入的中位时间分别为11天和19天，aGVHD和cGVHD的发生率均为25%，1年总生存率、无病生存率、非复发死亡率和疾病复发率分别为55%、42%、28%和30%，表明此种方法造血恢复迅速、GVHD发生率低、长期效果良好，并且脐带血有核细胞数量的多少不会影响造血恢复。具体哪一种来源的造血干细胞是脐带血的最佳移植伙伴仍在观察和探索中。

综上所述，脐血移植的优势在于取材容易、HLA相合程度的要求较低、GVHD发生率较小；有核细胞数目较少和植入延迟是影响脐血移植预后的重要因素，会增加感染的风

险和移植相关死亡率。所以选择造血干细胞来源是应考虑：移植的迫切程度、能否找到HLA全相合的骨髓供者、脐血的有核细胞数、脐血与患者HLA相合程度。如果输入的脐血有核细胞数达到2.5×10^7/kg，HLA不相合位点在2个以内，并且患者病情急需移植，可优先考虑UCBT。

（杨雪良　吴晓雄）

参考文献

1. Betul O, Elizabeth S. Umbilical cord blood transplantation: a maturing technology. Hematology, 2012, 2012: 215-222.
2. Rocha V, Kabbara N, Ionescu I, et al. Pediatric related and unrelated cord blood transplantation for malignant diseases. Bone Marrow Transplantation, 2009, 44: 653-659.
3. Rocha V, Wagner J E, Sobocinski K A, et al. Graft-versus-host disease in children who have received a cord blood or bone marrow transplant from an HLA-identical sibling. N Engl J Med, 2000, 342: 1846-1854.
4. Kurtzberg J, Prasad V K, Carter S L, et al. Results of the Cord Blood Transplantation Study (COBLT): clinical outcomes of unrelated donor umbilical cord blood transplantation in pediatric patients with hematologic malignancies. Blood, 2008, 112: 4318-4327.
5. Rubinstein P, Stevens C E. Placental blood for bone marrow replacement: the New York Blood Centers program and clinical results. Baillieres Best Pract Res Clin Haematol, 2000, 13(4): 565.
6. 廖灿，刘斌，黄以宁，等. 54例非亲缘脐血造血干细胞移植回顾性分析. 中国实验血液学杂志，2005，13(2): 240-144.
7. 姜夕锋，沈柏钧. 32例儿童非亲缘脐血移植临床研究. 中国实验血液学杂志，2006，14(4): 829-831.
8. Eapen M, Rubinstein P, Zhang M J, et al. Outcomes of transplantation of unrelated donor umbilical cord blood and bone marrow in children with acute leukaemia: a comparison study. Lancet, 2007, 369(9577): 1947-1954.
9. Long G D, Laughlin M, Madan B, et al. Unrelated umbilical cord blood transplantation in adult patients. Biol Blood Marrow Tranaplant, 2003, 9(12): 772-780.
10. Laughlin M J, Barker J, Bambach B, et al. Hematopoietic engraftment and survival in adult recipient s of umbilical cord blood from unrelated donors. N Engl J Med, 2001, 344(24): 1815-1820.
11. Yamamoto Y, Kato D, Uchida N, et al. Successful sustained engraftment after reduced-intensity umbilical cord blood transplantation for adult patients with severe aplastic anemia. Blood, 2011; 117(11): 3240-3242.
12. Shpall E J, Quinones R, Giller R, et al. Transplantation of ex vivo expanded cord blood. Biol Blood Marrow Transplant, 2002, 8(7): 368-376.
13. Andromachi S, Claudio G B, Mary E, et al. Double unit grafts successfully extend the application of umbilical cord blood transplantation in adults with acute leukemia. Blood, 2013, 121(5): 752-758.
14. Yin Y, Ren H Y, Cen X A, et al. Long-term outcomes in adults with leukemia treated with transplantation of two unrelated umbilical cord blood units. Chin Med J(Engl), 2011, 124(16): 2411-2416.
15. Chen Y B, Aldridge J, Kim H T, et al. Reduced-intensity conditioning stem cell transplantation: comparison of double umbilical cord blood and unrelated donor grafts. Biol Blood Marrow Tranaplant, 2012, 18(5): 805-812.
16. Hiwase S D, Dyson P G, To L B, et al. Cotransplantation of placental mesenchymal stromal cells enhances single and double cord blood engraftment in nonobese diabetic/severe combined immune deficient mice. Stem Cells, 2009, 27(9): 2293-2300.
17. Lee S H, Lee M W, Yoo K H, et al. Co-transplantation of third-party umbilical cord blood-derived MSCs promotes engraftment in children undergoing unrelated umbilical cord blood transplantation. Bone Marrow transplant, 2013, 10: 1038.

18. Wu K H, Sheu J N, Wu H P, et al. Cotransplantation of Umbilical Cord-Derived Mesenchymal Stem Cells Promote Hematopoietic Engraftment in Cord Blood Transplantation: A Pilot Study, 2012, 12:28.

19. Liu H, Rich E S, Godley L, et al. Reduced-intensity conditioning with combined haploidentical and cord blood transplantation results in rapid engraftment, low GVHD, and durable remissions. Blood, 2011, 118(24): 6438-6445.

第十二章　围产期干细胞在神经系统疾病治疗方面的应用

胚胎干细胞和神经干细胞的研究，为中枢神经损伤修复、变性疾病的治疗展示了光明的前景。但由于受道德伦理的限制，人胚胎干细胞和神经干细胞不易获得。因此，寻找理想的神经干细胞来源一直是十几年来细胞治疗的重点研究课题。围产期干细胞（perinatal stem cell，PSC）是指人脐带、胎盘羊膜和绒毛膜、脐血和羊水等胎儿生产附属物组织来源的干细胞，主要包括造血干细胞、间充质干细胞、上皮干细胞、内皮祖细胞、亚全能干细胞等。由于突破了胚胎干细胞所难以逾越的法律与伦理的瓶颈，围产期干细胞在神经系统疾病的治疗中越来越具有更广泛的使用价值，特别是间充质干细胞近年来成为神经科的研究热点之一。

间充质干细胞（mesenchymal stem cell，MSC）是来源于发育早期中胚层的一类多能干细胞，Friedenstein 等[1]分离出 MSC，并证实了其具有自我更新、高增殖和分化的潜能。大量证据表明，间充质干细胞（MSC）具有分化为各种品系细胞的多分化潜能。动物试验和临床研究表明[2~5]，MSC 可以在受损的脑组织和脊髓中生存、增殖、迁移及分化成神经样细胞，从而应用于脊髓损伤、脑卒中等神经系统疾病，可以有效提高神经学功能，改善患者生存状态。最具代表性的骨髓间充质干细胞（BMSC）已被体内外试验证实，可分化为神经元和神经胶质细胞，并在受损脑和脊髓中存活、增殖和迁移，使受损的神经功能得到改善。BMSC 无免疫排异反应之虑，被认为是一种较理想的神经干细胞来源，已成为组织工程和细胞治疗的重要手段。然而因其受高病毒感染风险及取材量等的制约，临床应用仍然受到一定的限制。近几年的研究发现，脐带血管的内皮下层含有大量的 MSC 样细胞；2003 年，Yuri 等报道，采用内皮消化法从胎儿脐带内皮/内皮下分离出 MSC 样细胞，具有和成人骨髓相似的免疫表型。脐带来源广泛，便于取材，对供者无不利影响，无道德伦理问题的限制，因此，我们开展了对脐带源 MSC 的研究。根据文献，采用传统的内皮消化法，从胎儿脐带内皮/内皮下分离的 MSC 样细胞不仅所获细胞数很少，且成功率低，只有 30%的标本可以得到 MSC，而 70%的标本不能得到可多次传代的 MSC。研究发现，应用改进的胶原酶和胰酶相结合的酶直接消化法，通过磁珠筛选，可从脐带中获得大量的 MSC，我们由此建立了一种可以分离扩增脐带 MSC 的方法，且操作简单易行。根据本方法，每一根足月新生儿脐带均可分离出 MSC，通过扩增培养可获得 1×10^9 MSC，充分满足临床和实验研究的需要。

近期也有研究证明，人脐带 MSC 具有多向分化潜能，在适宜条件下可诱导分化为神经细胞。但目前对人脐带 MSC 在中枢神经系统的体内移植报道较少。众所周知，绝大多数中枢神经系统疾病如脑中风、外伤和变性性疾病，主要是因为神经元的损害或死亡所致。神经元的及时有效补充，对这些疾病的防治至关重要。人脐带间充质干细胞具有增殖能力强、来源丰富、费用低廉及 HLA 配型不完全相同亦可利用等优点，具有广阔的临床应用前景。由于脐带来源丰富，较骨髓更易获得，如本研究达到预期结果，人脐带 MSC

势必成为一种更理想的神经干细胞来源，在脑血管病、脊髓损伤乃至中枢神经系统疾病的细胞和基因治疗中发挥更大作用。不仅如此，研究还证明间充质干细胞还能对神经系统的其他疾病类型如神经退行性疾病和神经免疫性疾病等具有治疗作用。

第一节　间充质干细胞在脑血管病治疗方面的应用

脑血管病是指脑部动脉或支配脑的颈部动脉发生病变，从而引起颅内血液循环障碍、脑组织受损的一组疾病。脑血管病按其性质可分为两大类，即缺血性和出血性脑血管病。脑血管疾病已经成为仅次于心血管疾病的第二大致死性疾病。另外，因缺乏有效的治疗手段，脑血管病发病后通常导致多种神经系统的后遗症，如偏瘫、失语、失明等，严重地影响患者的健康和生活质量，因此脑血管病的治疗成为神经学上的一大难题。在过去的很长一段时期，中枢神经系统（central nervous system，CNS）的组织细胞被认为是不能在损伤后进行再生修复的，随着干细胞技术的发展，研究者们发现在成体的中枢神经系统中，存在多个神经再生的区域，这些区域存在神经干细胞（neural stem cell，NSC），具有分化成为多种神经组织细胞的能力，它们能够在损伤的情况下，激活、迁移参与损伤的修复[6]。神经干细胞的发现为脑血管病发生后的神经再生提供了可能。尽管胚胎干细胞和神经干细胞移植治疗脑血管疾病是有效的，但是伦理、取材、移植后免疫排斥等问题限制了这两种细胞的应用。研究发现，将间充质干细胞移植到脑缺血或出血动物中，动物的神经功能得到了明显的改善，证明间充质干细胞可以有效地促进脑血管疾病引起的神经功能损伤的修复[6~11]。

一、间充质干细胞治疗脑血管病的机制研究

干细胞治疗神经系统疾病，理论上是希望干细胞通过分化成损伤组织因坏死或凋亡而丢失的细胞，重建组织或器官，也就是所谓的“细胞替代”（cell replacement）。对于神经系统疾病来说，用MSC来治疗，理所当然就是期望它们能够分化为神经细胞，从而替代丢失的神经细胞，使机体神经再生，重建功能。随着研究的深入和诱导培养基的优化，发现体外诱导的MSC可以获得神经细胞一个重要的特性——神经电生理特性。Trzaska等[12]通过下调RESF（一个神经祖细胞中抑制其向成熟神经元分化的因子）可以诱导MSC，诱导后细胞不仅能表达钠离子通道蛋白和酪氨酸羟化酶TH，还具有自发电位的突触后电位。这一功能性的结果为证明MSC体外可以分化为神经细胞提供了有力证据。当然体外的条件和体内环境有着很大的不同，所以体外的实验并不能代表MSC移植在体内的生物学行为和变化，因此，Kopen[13]等将骨髓MSC注射到脑组织中以检测其向神经分化的能力，结果也表明人来源的MSC可以在小鼠的脑组织中表达胶质细胞的蛋白GFAP或神经元蛋白NF-M。

陈镭等[14]综述了近十年文献研究，结果发现脐血间充质干细胞具有与造血干细胞和骨髓间充质干细胞相似的多向分化潜能，可以在体外诱导分化为神经样细胞，对CD34表达阴性，是脐血间充质干细胞区别于脐血造血干细胞的主要标志物。脐血间充质干细胞在体外诱导分化的方法主要有细胞生长因子法、化学诱导剂法、生长因子与诱导剂联合

法，通过各种神经诱导剂的作用，使培养出的神经元样细胞数量有所增加。国内外基础研究结果显示移植脐血间充质干细胞诱导分化的神经元样细胞可以修复中枢神经系统损伤性疾病，脐血间充质干细胞是神经损伤修复的一种理想种子细胞。

脐血来源的间充质干细胞具有与造血干细胞和骨髓间充质干细胞相似的多向分化潜能，并且可以诱导分化为神经元样细胞，但分离培养后的成功率比较低，需要寻求一种成功率较高的培养方法。相对于骨髓、脐带血，从脐带组织华通氏胶中分离 MSC 具有组织来源丰富、细胞原始、增殖能力强和安全无病毒感染风险等优点，因此脐带 MSC 可能为今后临床应用需求提供更为理想的种子细胞。

为此，我们将分离培养的人脐带 MSC 移植到脑血管病大鼠模型，即实验性大鼠大脑中动脉栓塞(middle cerebral artery occlusion，MCAO)后 2h 再灌注和胶原酶诱导的大脑内出血(intracerebral hemorrhage，ICH)两种模型，观察人脐带 MSC 在脑血管病后脑组织中的存活和神经分化情况，以及对神经功能恢复的影响，探讨人脐带 MSC 神经修复作用的机制，为人脐带 MSC 在神经科学领域的进一步研究和应用提供动物实验依据。

在 MCAO 和 ICH 两种模型中，我们都发现移植到大鼠脑组织的部分 UC-MSC 能够表达神经元或神经胶质细胞的表型蛋白，但是在两种模型中这部分细胞的比例很低，通常都在 3%以下，这和其他绝大多数实验室所观察到的结果相一致。总体来说，以往的实验证据显示 MSC 移植到脑缺血和脑出血模型中，MSC 向神经细胞分化的比率很低，而且这些有限的分化细胞是否与受体动物的神经细胞构成有效的功能联系也尚未明确，因此目前并不认为 MSC 通过细胞替代的方式促进脑血管疾病后神经功能恢复是其治疗的主要机制，提高和定量分析体内细胞分化率都有待于今后的深入研究。

我们将人脐带来源的 MSC 移植到大鼠的大脑中，并没有看到明显的免疫反应，而且 UC-MSC 可以在大脑中存活在一个月以上。这和别的实验小组异基因 MSC 移植观察到的结果一致。MSC 的低免疫源性使其能够在异基因细胞移植中具有“先天”的优势。UC-MSC 移植到 MCAO 和 ICH 大鼠中，大鼠的神经功能症状得到了明显的改善，这和别的小组用骨髓、脂肪等其他来源的 MSC 移植治疗脑缺血或出血动物得到的结果相一致。

在我们的研究中，UC-MSC 移植后，脑缺血和脑出血周围区域的血管密度较对照组均明显增高，提示 UC-MSC 可以在大鼠脑内促进血管增生可能是 MSC 治疗脑血管疾病的一个机制。其他的实验小组利用骨髓或脂肪来源的 MSC 移植到 MCAO 动物中也发现了同样的结果[15,16]。在体外，MSC 在 Matrigel 上形成毛细血管结构，而且在条件培养基诱导下，UC-MSC 不仅可以表达血管内皮细胞的蛋白质，而且还获得了内皮细胞功能特性即摄取低密度脂蛋白(LDL)的能力。我们将 UC-MSC 和 Matrigel 混合后皮下注射到裸鼠中，也得到了同样的结果，因此体内体外实验均证明 MSC 具有成血管的能力。

同时，MSC 还具有丰富的分泌功能[17,18]，其分泌的因子中包括多种促血管因子如 VEGF、bFGF、HGF、IL-8、GCSF 等[19~21]，MSC 体外体内的成血管性和分泌促血管生成因子的能力可能是它们在脑血管疾病的体内提高血管密度，从而增强血液灌注，改善神经功能的机制。在本研究的 MCAO 大鼠中，我们得到了相似的结果，发现脑缺血损伤周围的 VEGF 和 bFGF 浓度明显高于对照组，而且部分移植的 UC-MSC 在体内分泌这些因子。同时 UC-MSC 也可以掺入到血管的结构当中，而且部分还表达血管内皮的表型

vWF。Chen 等[22]用骨髓来源的 MSC 移植到 MCAO 大鼠中也发现，损伤周围的血管密度明显高于对照组，血管活性因子 VEGF、Angiopoiten-1 及其相应受体浓度 Flk-1 和 Tie-2 上升。

在 ICH 模型中，我们还发现 UC-MSC 的移植可以减轻损伤后组织的炎症反应，包括抑制白细胞的浸润和小胶质细胞的激活，下调活性氧簇和炎症因子的分泌从而减轻神经损伤。实际上，MSC 在免疫方面具有非常特殊的作用，除了本身低免疫源性外，MSC 还能调节免疫系统，发挥免疫抑制和抗炎的作用。MSC 可以抑制 DC 迁移与成熟，使 DC 保持在不成熟状态或成熟异常；MSC 和淋巴细胞混合培养后，可以下调 INF-r、IL-2、TNF-alpha 等促炎因子，从而抑制 T 淋巴细胞的增殖；MSC 还可以抑制原始 T 细胞和记忆 T 细胞，抑制淋巴细胞生长因子 IL-2 及其受体的表达，抑制 T 细胞表面共刺激因子 CD80、CD86 的表达，而使 T 细胞无能(anergy)。人脐带 MSC 可以有效促进脑缺血和脑出血大鼠的神经功能恢复，其潜在的机制与神经元替代、血管新生、抑制炎症及分泌因子等相关。

二、间充质干细胞治疗脑血管病的临床应用

大量动物实验证实骨髓间充质干细胞在适宜条件下能够定向分化为神经细胞，但目前其应用于临床治疗神经系统损伤性疾病的报道较少。

韩国 Bang 等[23]发现间充质干细胞移植可以改善脑缺血动物的神经恢复。他们研究了应用中风患者自体间充质干细胞移植治疗缺血性中风的可行性、有效性和安全性，随机选取了 30 例大脑中动脉脑梗塞并有严重神经损害的患者，其中治疗组 5 例患者接受了 1×10^8 自体间充质干细胞静脉输注移植治疗，对照组 25 例。在症状发生一年后比较神经损害改变和功能改善，每组中 5 例患者进行了连续的神经影像检查。结果发现在 3、6、12 个月的随访期，MSC 移植治疗组 Barthel 指数(P 值分别为 0.011、0.017 和 0.115)和改良 Rankin 评分(P 值分别为 0.076、0.171 和 0.286)持续改善。系统的评估发现没有与细胞移植相关的不良反应，也没有血清学及影像学影响，认为在严重脑梗塞患者进行静脉输注移植自体间充质干细胞是一种可行而安全的治疗方法，可以提高患者功能恢复。

邓志锋等[24]也应用自体骨髓间充质干细胞移植治疗 5 例中枢神经系统损伤后神经功能障碍患者(脑卒中患者 3 例，脑外伤术后患者 2 例)。手术首先抽取自体骨髓细胞悬液，在体外经过分离培养后，制成骨髓间充质干细胞悬液，通过静脉输注方式移植脑内。结果移植治疗后所有患者均未见不良反应。出院半年后随访，最长随访时间达 2 年。5 例患者神经功能缺损症状较移植前均有很大程度的改善，其中 2 例神志不清患者神志恢复，可按吩咐动作；4 例患者肌力提高 1～3 个级别；失语症状均得到一定改善。初步研究表明自体骨髓间充质干细胞移植治疗中枢神经系统损伤后神经功能缺损疾病是一种简单、安全、有效的方法，值得进一步开展临床观察和验证。

孙洪波等[25]探讨了 G-CSF 联合自体骨髓间充质干细胞移植治疗脑梗死的临床效果。研究将 42 例急性脑梗死患者，随机分为两组：治疗组 20 例，对照组 22 例。治疗组给予 G-CSF 联合骨髓间充质干细胞移植治疗，对照组常规药物治疗。分别于发病时、治疗后 3 个月评价患者影像学(头 MRI 弥散像及灌注成像)及神经功能(用美国国立卫生研究院神经功能缺损评分 NIHSS 和 BI)变化。结果：治疗 3 个月后，治疗组 NIHSS 积分与 BI

积分分别为 4.8±2.0 与 78.5±7.2，对照组为 7.2±2.4 与 56.1±6.3，治疗组均优于对照组（$P<0.01$）。治疗组头 MRI 灌注量亦优于对照组，且治疗组未见明显不良反应。实验结论为 G-CSF 与 MSC 联合是一种安全有效的方法，其疗效也优于传统治疗。

最近，朱建新等[26]观察了自体骨髓间充质干细胞移植治疗脑出血的近期疗效，以神经外科收治的 32 例脑出血患者作为治疗组，根据患者一般状况及血肿量大小，分别行钻孔引流或开颅血肿清除，均留置血肿腔引流管，退至血肿腔边缘，通过引流管注射自体骨髓间充质干细胞悬液 3.5ml。选择同期入院但未行干细胞移植的 40 例患者作为对照组。分别于移植前和移植后 6 个月进行神经功能缺损程度评定（NIHSS 评分）和日常生活活动能力评定（Barthel 指数），行颅脑 MRI、血生化指标、肿瘤标记物检查，监测干细胞移植的安全性。结果发现，移植前两组患者 NIHSS 评分及 Barthel 指数基本相似。与对照组比较，移植后 6 个月治疗组 NIHSS 评分显著降低（$P<0.01$），Barthel 指数显著升高（$P<0.01$）。与移植前比较，治疗组在移植后 6 个月 NIHSS 评分显著降低（$P<0.01$），Barthel 指数显著升高（$P<0.01$）。治疗组 2 例患者在移植后出现一过性发热，予对症处理后症状缓解。移植后 6 个月随访，除 1 例患者因肺癌导致肿瘤标记物 CA-153 升高外，颅脑 MRI 及血生化指标均显示出现明显异常，说明自体骨髓间充质干细胞移植治疗脑出血是安全可行的，且在近期内疗效确定，远期疗效有待进一步观察。

多项临床研究试验可以得出一个初步的结论，即间充质干细胞用于脑梗塞或脑出血具有良好的安全性，并显示出一定的近期疗效，需要临床进一步扩大样本多中心随机对照研究。

第二节　间充质干细胞在小儿脑瘫治疗方面的应用

目前已经发现有多种因素能够造成新生儿脑损伤，其中最主要的原因就是围产期窒息及由此引发的新生儿缺氧缺血性脑病（hypoxia-ischemic encephalopathy，HIE）。据统计，大约 4‰的足月新生儿会发生围产期窒息，而早产儿发病率会更高。其中有 20%～50%患儿因此病导致脑损伤而在新生儿期死亡。而存活患儿中也有 25%～60%会遗留持久性神经发育障碍，如脑性瘫痪、癫痫、智力低下等后遗症[27]。我国每年出生的新生儿中，有 30 万左右的窒息儿因为缺氧缺血性脑病遗留永久性脑损害，如脑瘫、癫痫、智力低下、视听障碍等临床后遗症，导致不同程度的残疾，给家庭和社会造成了极大的危害。新生儿缺氧缺血性脑病的防治研究已成为一项直接关系国民素质和生活质量的重要课题。近年来，在 HIE 的病因和发病机制、药物治疗和干预措施方面均取得了较大进展，已经延伸到基因和分子水平。然而目前的治疗仅局限于支持疗法，没有直接阻止脑损伤进程或促进损伤神经再生的措施。

一、间充质干细胞治疗小儿脑瘫的机制研究

缺氧、缺血所致脑损伤可分为急性损伤和迟发性损伤[28,29]。急性损伤主要源自胎儿的中枢神经细胞在血液和氧气供应减少的情况下发生的一系列生化反应。由于氧气迅速

耗尽，细胞内的能量代谢由有氧代谢转为无氧代谢。这一转变导致了ATP等高能磷酸物质产生严重不足，代谢产物如乳酸等迅速积累，从而致使细胞的正常功能无法维持。由于ATP的供应不足，耗能的离子泵不能正常工作，钠离子、钙离子和水在细胞内潴留；而细胞膜的去极化导致大量的兴奋性神经递质，特别是谷氨酸从神经轴突末端释放出来，并激活细胞表面受体，使大量钙离子流入突触后细胞中；细胞膜中的磷脂降解加速使得细胞质内游离脂肪酸的含量上升，而这些脂肪酸又会被周围的氧自由基所氧化。另外，在某些神经元细胞中，内流的钙离子会引发一氧化氮（NO）的生成，而NO对细胞也会产生毒性作用。以上的一系列生化反应都会破坏细胞的组成成分，最终导致细胞的死亡[30]。

迟发性损伤则是发生在对神经中枢的供血和供氧恢复之后，由急性期发生的钙离子内流、兴奋性神经递质的神经毒性、氧自由基和NO引起的大脑损伤。这一阶段的特点是呼吸循环功能和体内pH基本正常，但细胞内的能量物质如磷酸肌酸严重不足，并造成神经细胞死亡。此种病变与之后数年中神经发育异常密切相关。缺氧、缺血造成的神经细胞死亡有两种类型，分别是坏死和凋亡。在缺氧、缺血较为严重的情况下，主要以坏死为主，在相对不太严重的情况下则以凋亡为主[29]。

所以如何防治新生儿HIE，避免其对中枢神经细胞的损害就成为了一个广受关注的问题。目前有多种治疗方法在临床使用。除了早期发现和必要的支持疗法，如维持正常血压、稳定血糖水平以防止低血糖、保持二氧化碳分压正常等以外，另一个极为重要的治疗方法就是及时干预，以抑制、阻断神经细胞的损伤，保护神经细胞[29]。目前最常用的保护神经细胞的方法是低温疗法和清除氧自由基。拮抗兴奋性神经递质的神经毒性作用、抑制NO合成等方法也在进行研究。特别是一些具有神经保护作用的生物工程药物和化学合成药物能够保护缺氧、缺血状态下的神经细胞，抑制其凋亡，如神经生长因子（NGF）[31]、促红细胞生成素（EPO）[32]、单唾液酸神经节苷酯（GM1）[33]、胰岛素样生长因子（IGF-1）[34]等也展示了很好的治疗前景。其中，低温疗法是将全身或头部保持在低于正常体温2～4℃的状态，这样可以降低细胞的代谢水平，抑制谷氨酸的释放以保留高能磷酸物质，减轻细胞内的乳酸堆积，防止大脑水肿并抑制细胞的凋亡。而NGF、EPO、GM1等药物的作用更为多样，除了可以抑制大脑神经细胞凋亡、直接保护神经细胞外，还具有降低神经细胞对谷氨酸的神经毒性作用的敏感性和改善脑血流等作用。

尽管上述神经保护治疗在临床或动物实验中取得了较好效果，但仍存在着不同缺陷。例如，低温疗法对于轻、中度HIE收到了很好疗效，但是对重度HIE效果并不理想，尤其是它不适用于早产儿。NGF、EPO等多肽类药物由于分子质量较大，难以穿过血脑屏障，必须要从侧脑室注射或大剂量静脉注射才能使药物在中枢神经系统达到有效浓度。而且由于这些药物生理活性的多样性，目前对它们可能的不良反应还缺乏了解。

神经组织或细胞移植为恢复损伤的神经系统功能提供了有希望的新途径。在最开始的移植研究中，研究者多采用胎脑组织或细胞作为移植的供体，胎脑组织具有抗原性低和能够无氧代谢等特点，移植后易于存活，并能与宿主脑整合，可产生较好的治疗效果。但胎脑组织移植要求“点对点”移植，不同的移植部位需要来源于相对应部位的脑组织，否则就不能形成正常的纤维投射，而且胎脑组织来源有限，还面临着医学伦理学的问题，临床应用受限，因此近年来人们致力于寻找其他的供体。癌细胞系和永生化的细胞系移植治疗缺血性脑损伤也取得了良好的疗效,但由于细胞类型单一而且存在致癌风险,限制了它的使用。神经干细胞(neural stem cell,NSC)可在体外传代、长期培养、大量增殖,也可低温保存而维持其未分化、未成熟、多潜能的特性不变,经体外诱导可以分化为各种成熟的神经细胞表型,如神经元、星形胶质细胞及少突胶质细胞等;NSC 脑内移植后,不仅可以在脑内发育、分化、成熟形成有功能的神经元,而且还能长期存活,接受局部的信号分化为相应的神经元,与宿主脑建立起复杂的神经联系。至今为止,尚未见 NSC 脑内移植形成肿瘤的报道。NSCS 作为脑移植的供体,克服了上述供体细胞的局限性,不难看出,NSC 在脑损伤的治疗上具有广阔的应用前景。目前,使用 NSC 移植治疗缺血性脑损伤的动物实验和临床实验均已取得了一定的疗效,但是这些研究结果大多来自于成年动物和成年人,治疗新生动物模型少见。由于成年期动物宿主对移植物的反应与新生期动物是不同的,因此,NSC 移植对治疗 HIE 是否有效尚需进一步研究。

缺血缺氧性脑病动物模型有很多种,包括:产前、产时及产后窒息模型,脂多糖诱发宫内感染模型,产后脑缺氧缺血模型,等等。目前国际尚无公认的脑瘫动物模型,但研究理想的脑瘫模型应具备以下 4 个条件:①临床相似性,即制作的脑瘫模型尽量接近人类临床情况,尽可能模拟人类发病过程;②可重复性,即模型制作尽量模式化,客观定量,可实施性强;③适用性,即运动死亡率低,存活率高,可大批量实验应用;④经济实用性。已有研究者在初步的动物模型基础上,就间充质干细胞治疗脑瘫机制方面做出了有益的探索和尝试。

官晓清等[35]通过全骨髓贴壁筛选法体外扩增 MSC,探讨骨髓间充质干细胞(MSC)能否透过新生大鼠血脑屏障 (BBB),大脑缺氧缺血对其透过率及分化有无影响。应用 Rice 法建立新生 Wistar 大鼠缺氧缺血性脑病 (HIE)模型,再经腹腔向 HIE 组($n=8$)和正常对照组($n=8$)新生大鼠注射 BrdU 标记的 MSC(4×10^6,0.5ml),移植后 14 天免疫组化法检测进入脑组织的移植细胞及其分化抗原的表达。结果表明 MSC 广泛分布于大脑组织,HIE 组和对照组细胞计数差异有统计学意义(3626±461 vs 2415±226;$t=6.68$,$P<0.05$);HIE 组右侧 (缺血侧)大脑半球的 MSC 为 1904±267,左侧大脑半球 MSC 为 1723±204,差异有统计学意义($t=4.47$,$P<0.05$);对照组右侧及左侧大脑半球 MSC 计数分别为 1193±127 和 1222±212,差异无统计学意义($t=0.31$,$P>0.05$)。仅观察到少量的 MSC 表达神经前体细胞标志物——巢蛋白(nestin),未检测到神经元特异性烯醇化酶(NSE)和胶质纤维酸性蛋白(GFAP)的表达,研究认为 MSC 可以透过新生大鼠 BBB 进入脑实质,并更多地向脑损伤部位迁移聚集,14 天内定居脑实质的 MSC 没有分化为神经元和星形胶质细胞。李禄全等[36]采用 Rice 法制备新生鼠缺氧缺血性脑病模型,探讨鼠骨髓间充质干细胞(MSC)在缺氧缺血性脑病新生鼠脑内的分布及分化。研究采用全骨髓贴壁筛选法分离培养鼠骨髓间充质干细胞,移植前加入 5-溴-2-脱氧尿嘧啶核苷(BrdU)连续标记 72h,24h 后经前囟旁缓慢注射 4×10^6 个 MSC 入缺氧缺血性脑性脑病新生鼠右侧脑内,4 周后进行免疫组化检测 MSC 的分布并鉴定神经元巢蛋白、神经元特异性烯醇化酶(NSE)、胶质纤维酸性蛋白(GFAP)的表达。结果 Rice 法可制备新生鼠单侧脑损伤为主的缺氧缺血性脑病模型,MSC 移植入脑后主要分布在患侧大脑,呈弥散性分布于皮层、海马等部位,细胞计数左侧为 2781±254,右侧为 4708±281,双侧比较 $t=$

18.70，$P<0.001$，并无神经性分化，左、右侧 Nestin 分化率为（1.56±0.47）%、（1.71±0.42）1%（$t=1.741$，$P>0.05$）；NSE 分别为（3.79±0.95）%、（5.69±1.48）%（$t=3.404$，$P<0.05$）；GFAP 分别为（2.06±0.89）%、（2.47±1.75）%（$t=0.855$，$P>0.05$）。研究认为，MSC 颅内直接移植后主要分布在患侧大脑，MSC 移植后 28 天可分化为神经干细胞、成熟神经元和星形胶质细胞。

Meier 等[37]对新生 7 天大鼠左侧颈总动脉结扎并低氧环境 80min 制作出了缺氧缺血模型，损伤后 1 天腹腔注射脐带血源单核细胞，出生后 21 天观察疗效：损伤组出现明显脑损伤和对侧痉挛性瘫痪；治疗组细胞能迁移入脑组织损伤区，不能分化为神经细胞，可与损伤脑组织整合；移植后 3 天在脑内可见阳性细胞，并持续到 14 天；移植细胞被严格限制于尖化小胶质细胞周围，相反，在未损伤区无此阳性细胞。实验动物行为学检查发现，痉挛性瘫痪明显减轻，步态改善，但不能改变形态学损伤严重程度。研究结果表明腹膜内移植人脐带血源单核细胞可迁徙至损伤区，并减轻脑瘫神经功能损害（足迹和步型分析）。

谢岷等[38]探讨骨髓基质细胞（BMSC）脑内移植对缺氧缺血性脑损伤新生大鼠脑白质损伤的保护作用。该方法采用 34 只 7 日龄新生 SD 大鼠，随机分为正常对照组（$n=10$）、HIBD 组（$n=12$）和移植组（$n=12$），后两组大鼠结扎左颈总动脉后低氧暴露 2h 制作 HIBD 模型，移植组大鼠在 HIBD 后 24h 在大鼠脑立体定位仪下，将体外培养 3～5 代的 Hochest 33324 标记的 SD 大鼠 BMSC 24h 后脑内移植于其左侧海马。45 日龄时处死大鼠，用荧光显微镜观察 BMSC 在脑内的存活及 BMSC 的 O4 的阳性表达。行髓鞘碱性蛋白（MBP）检测左侧胼胝体和皮质下白质 MBP 表达，行 O4 免疫组织化学检测左侧侧脑室周围和皮质下白质 O4 的表达。结果 BMSC 移植后 37 天，移植部位及左侧皮层区（损伤侧）均可见到胞核蓝色的 BMSC，移植细胞表达 O4 的阳性率为（3.70±1.09）%。HIBD 组左侧（损伤侧）胼胝体和皮质下白质 MBP 染色变浅，有不同程度的髓鞘脱失改变，左侧侧脑室周围和皮质下白质 O4 阳性细胞数较对照组明显减少，差异均有显著意义（$P<0.01$）。移植组胼胝体和皮质下白质 MBP 染色较深，部分有髓鞘脱失改变，相同部位 O4 阳性细胞数较对照组稍减少，比 HIBD 组明显增加，其差异有显著意义（$P<0.01$）。研究表明 BMSC 脑内移植对新生大鼠脑白质损伤具有保护作用。

二、间充质干细胞治疗小儿脑瘫的临床应用

间充质干细胞（MSC）是干细胞家族的重要成员，来源于发育早期的中胚层和外胚层。MSC 最初在骨髓中发现，因其具有多向分化潜能、造血支持和促进干细胞植入、免疫调控和自我复制等特点而日益受到人们的关注。骨髓基质细胞（bone marrowsromal cell，BMSC）移植可明显改善脑损伤后的神经功能缺陷，由于其分化为神经细胞的比例低，其治疗机制认为主要与其分泌的多种细胞因子有关。BMSCS 移植后能否分化为有功能的神经元，目前尚无定论，而且移植后会在脑内遗留许多非神经系统的细胞，因此作为移植的供体，其利弊还需进一步斟酌。自体骨髓间充质干细胞在治疗多种系统疾病方面具有可行性和应用优势，临床应用具有取材方便、可塑性强、应用范围广、没有排斥反应及伦理学问题，在许多重大疾病和疑难疾病方面成为新的治疗技术，显示出独特的临床应用前景。但自体间充质干细胞在临床推广应用中出现许多理论和技术问题需要解决：

①自体间充质细胞来源广泛，临床推广难以规范；②种子细胞数量和质量是临床治疗的关键，在自体 MSC 治疗中，不同个体、不同年龄、不同疾病状态和不同种族的 MSC 数量、质量均有差异，没有一整套高效率的 MSC 体外扩增和活化技术，难以保证足够数量和高质量的细胞；③不同医院、科研机构、不同实验条件下干细胞的质量控制难以统一和规范；④不同的干细胞临床疗效难以统一评价。

我们的最新研究发现，脐带组织 MSC 细胞含量丰富，而且具有来源丰富、采集方便、病毒污染率低、增殖潜能强、无道德伦理问题的限制等特点，已成为规模化制造干细胞产品的宝贵生物资源。细胞产品国家工程研究中心的科研团队已经于 2006 年就研究出了分离脐带 MSC 的方法，发表在国际知名学术刊物[12]上，并在 2007 年便已实现世界上首家脐带 MSC 库的规模化运营。因此，脐带 MSC 有望成为骨髓 MSC 的理想替代来源。

吴芳等[13]回顾性分析了 2005-11/2006-12 广东医学院附属南山医院收治的采用脐血间充质干细胞移植治疗的 20 例脑性瘫痪患儿的临床资料，应用脐血间充质干细胞鞘内注入的治疗方法，1 次/周，治疗 4 周后患儿的粗大运动功能中卧位与翻身、坐位、行走与跑跳功能及小腿三头肌肌张力均得到明显改善。

第三节　间充质干细胞在肌萎缩侧索硬化症治疗方面的应用

神经变性疾病是一类以神经元变性或凋亡为特征的慢性进行性神经系统疑难病，包括肌萎缩侧索硬化症、帕金森病、阿尔茨海默病等。肌萎缩侧索硬化症（amytrophic lateral sclerosis，ALS）是运动神经元病的典型代表。运动神经元病是指病变选择性侵犯脊髓前角细胞、脑干颅神经运动核、大脑运动皮质锥体细胞，以及锥体束受损的一组进行性神经系统变性疾病。ALS 病理累及上、下运动神经元，临床表现为进行性肌无力、肌萎缩、肌跳，最终导致瘫痪。在 ALS 患者发展过程中，常伴有延髓麻痹症状，表明病变已侵犯延髓脑神经核及其传出神经。患者经常出现构音不清、吞咽困难、饮食呛咳等，生活质量严重下降，并常因吸入性肺炎或窒息等引起死亡。发病年龄平均 55 岁，发病起平均存活 3.5 年，2.5 年后 50％患者存活，5 年后 20％患者存活。因为在 ALS 中运动神经元变性的机制尚未明了，故这种疾病目前无明确已知病因及有效治疗方法，是目前公认的一种世界性疑难病。谷氨酸释放抑制剂利鲁唑可减缓疾病的进展，是目前唯一通过美国食品及药物管理局（FDA）认证并在全球广泛使用的药物[39]。但该药价格昂贵，疗效不明显，并不能治愈 ALS，不能改善症状或逆转进行性恶化的趋向，而且有些患者会产生很大的副反应。干细胞及基因治疗是神经系统疑难疾病的一个方向，且在动物实验中取得令人瞩目的成绩。

一、间充质干细胞治疗神经变性疾病的机制研究

干细胞替代治疗可能是一种能彻底治愈肌萎缩侧索硬化症的方法。体外培养的胚胎干细胞和神经干细胞能分化为具有电生理活性并能支配肌管的运动神经元。在运动神经元缺失的成年大鼠脊髓内，移植的神经干细胞能分化为运动神经元，并能支配骨骼肌及部分恢复实验动物的运动功能。另一些研究表明，干细胞可通过释放神经营养因子及重建

运动神经元微环境等机制，保护濒死的运动神经元，从而延缓疾病进展。在目前看来，这种干细胞保护治疗更具实际意义。然而，目前胚胎神经干细胞存在取材来源受限、受法律及伦理观念制约，而且免疫排斥反应导致移植后成活率低等问题。

MSC 因其具有以下特点而日益受到人们的关注。①多向分化潜能：在体内/外特定的诱导条件下，可分化为脂肪、骨、软骨、肌肉、肌腱、韧带、神经、肝、心肌、内皮等多种组织细胞；②造血支持和促植入：作为造血微环境主要细胞成分——基质细胞系的干细胞，MSC 通过细胞对细胞的直接作用、分泌细胞外基质及多种细胞因子，实现对造血的精细调控，支持造血干细胞的生长，与造血干细胞共同移植可促进造血干细胞的植入；③免疫调控：MSC 表达 MHC-I 类分子，不表达 CD80、CD86、HLA-DR 等协同刺激分子，体外可抑制混合淋巴细胞反应，体内诱导免疫耐受，对于预防和治疗异基因造血细胞移植后引起的移植物抗宿主病、诱导器官移植免疫耐受有较好的应用前景；④自我复制：MSC 作为干细胞可以自我复制，体外扩增、增殖能力强，可以作为基因操作的干细胞平台，在基因治疗中有着十分诱人的前景。自体骨髓的干细胞具有多向分化潜能，不存在排异反应及伦理限制，成为近年干细胞移植治疗神经系统疾病的研究热点。国内外已有鼠或人骨髓基质细胞分化成神经元研究的文献报道。目前 MSC 的主要来源为成人骨髓，但成人骨髓源 MSC 细胞数量及增殖分化潜能随年龄的增大而下降，病毒感染率较高，且供者 MSC 的采集须行骨髓穿刺术，抽取大量骨髓(约 500ml)，故其来源受到限制。因此，寻找新的 MSC 的来源成为目前国内外研究的热点。

二、间充质干细胞治疗神经变性疾病的临床应用

近年干细胞的研究为神经的修复和再生开辟了一条新的道路，是治疗 ALS 等中枢神经系统变性疾病有效方法之一。由于来源、免疫排斥及道德伦理问题，胚胎神经干细胞移植的临床应用受到很大限制。因此，寻找神经干细胞替代细胞成为研究的热点。

意大利的 Mazzini 等在严密监测下研究了 ALS 患者脊髓内移植自体间充质干细胞的安全性和可行性。抽取后髂骨骨髓，进行体外扩增，细胞悬浮于 2ml 自体脑脊液中，通过微型注射泵移植入脊髓中。结果发现，患者未见明显的不良反应如呼吸衰竭或死亡，只有 4 例患者出现放射性肋间神经痛，但是可逆的，平均手术后 3 天缓解。5 例患者下肢感觉迟钝，平均手术后 6 周恢复。未观察到脊髓或其他细胞增殖异常改变。研究认为，体外扩增自体骨髓间充质干细胞并移植入脊髓是安全可耐受的。其后 Mazzini 进行 3 年随访研究显示，7 例患者中 4 例患者线性恶化趋势延缓。4 例患者的下肢近段肌群观察到肌力减弱呈轻度减缓的趋势，这个效应与移植细胞的数目相关。骨髓间充质干细胞很容易从肌萎缩侧索硬化的骨髓中分离到，长期观察已经证实自体同源骨髓间充质干细胞的培养扩充和移植入人脊髓是安全的，在肌萎缩侧索硬化患者可以耐受。长期观察还发现用力肺活量 FVC 和 ALS-FRS 的下降在至少 50%患者中移植后显著减慢[40~42]。Deda 等[43]将自体骨髓间充质干细胞移植到 13 例 ALS 患者的 C1-C2 区域，在一年随访期内 9 例患者症状好转，1 例患者病情稳定，3 例患者死于肺部感染和心肌梗死，认为该细胞治疗肌萎缩侧索硬化安全有效。

赖福生等[44]采集 322 例 MND 患者的自体骨髓，采用沉淀、离心等方法获得含干细胞的骨髓有核细胞混悬液，再将其移植入蛛网膜下腔，观察患者运动功能的变化。结果表明，移植后第 5 天，322 例患者 644 只手单手握力较移植前增加(1.21±1.93)kg($P<0.001$)；移植后 1～20 天内患者运动功能开始改善；第 1 个月 89%患者病情好转，第 2 个月 6.2%持续好转、75.9%保持稳定，第 3 个月 41.2%保持稳定，第 4 个月 19%保持稳定，第 5 个月 7.2%保持稳定。结论：①自体骨髓有核细胞蛛网膜下腔移植在一定时间内可有效缓解 MND 的临床症状，其可能的作用机制是通过有核细胞释放的某些神经营养因子实现的；②患者自体有核细胞存在于骨髓，不能阻止 MND 的发生和发展，而移植入脑脊液中却能够治疗 MND，提示骨髓产生的某些神经营养因子未能通过血脑屏障可能是 MND 发生的原因。

龚启明等[45]从每例患者分离出骨髓干细胞混合液 3～8ml，依据患者上、下肢损伤或假性延髓麻痹程度行腰椎穿刺或颈池穿刺，对 72 例确诊运动神经元病的患者通过蛛网膜下腔实施自体骨髓干细胞移植、围手术期给予营养神经等药物治疗。疗效评估以肌张力是否下降，言语不清、吞咽困难是否改善，抬头困难是否改善，肌束震颤次数是否减少，肌力是否增高为标准。如以上各项任何一种症状缓解即为有效。结果：5 种症状均减轻者 2 例，任意 4 种症状得到缓解者 6 例，任意 3 种症状得到缓解者 20 例，任意 2 种症状得到缓解者 28 例，任意 1 种症状得到缓解者 10 例，所有上述 5 种症状均未得到缓解者 6 例。以上 5 种症状中的任何一种症状得到缓解均视为有效，有效率为 92%(66/72)。无任何并发症出现。结论：自体骨髓干细胞移植具有改善运动神经元病功能障碍的可行性，近期疗效确切。

杨波等[46,47]探讨脐血间质干细胞移植对肌萎缩侧索硬化(ALS)患者神经系统功能的影响。研究中应用移植脐血间质干细胞治疗 8 例 ALS 患者，选用“神经康复功能评定系统-V2003”软件对治疗前 3 天、治疗后 2～3 月 ALS 患者的肢体运动(Carr-Shephard 评分)、构音障碍(Frenchay 评分)、平衡能力(Berg 评分)、功能独立性评定(FIM)各方面的功能进行评估。结果表明，移植治疗前 ALS 患者 Carr-Shephard、Frenchay、Berg、FIM 评分与治疗后比较，差异均有统计学意义($P<0.05$)，说明脐血间质干细胞移植治疗可以显著改善 ALS 患者的神经系统功能。他们进一步的研究观察了脐血间质干细胞(UCB-MSC)移植对肌萎缩侧索硬化(ALS)患者血浆及脑脊液谷氨酸(Glu)浓度的影响。治疗组 8 例 ALS 患者采用静脉滴注结合腰椎脊髓蛛网膜下腔注射 UCB-MSC 悬液，行 UCB-MSC 移植治疗。应用柱前衍生反相高效液相色谱法分别测定对照组(非神经系统疾病组)和治疗组不同治疗时间血浆和脑脊液中 Glu 的浓度。结果与治疗前相比，治疗组治疗后 3 周、3 个月血浆、脑脊液 Glu 浓度降低($P<0.05$)，但均高于对照组($P<0.05$)；治疗后 3 周与 3 个月相比，治疗组血浆、脑脊液 Glu 浓度差异无统计学意义($P>0.05$)。研究结果表明脐血间充质干细胞移植治疗能够降低 ALS 患者血浆、脑脊液中 Glu 浓度。

梁豪文等[48]也探讨了用脐血间充质干细胞来源的神经干细胞对肌萎缩侧索硬化(ALS)患者短期内功能独立性评分(FIM)的影响。对 11 例 ALS 患者治疗前、后 FIM 评分及总 T 细胞进行流式细胞检测，结果发现 ALS 患者治疗前、后 FIM 评分分别为(72.91±12.52)分、(100.64±9.94)分，T 淋巴细胞总数分别为(82.31±2.20)个、

(77.55±4.45)个，均有统计学意义($P<0.05$ 或 $P<0.005$)。研究结果表明，脐血间充质干细胞来源的神经干细胞移植治疗短期内通过一定的免疫调节作用可以改善 ALS 患者的临床症状和日常生活能力。

以色列 Hadassah 医学机构与 Brainstorm 细胞治疗公司合作，于 2010 年 1 月提出申请进行一项临床研究，通过肌肉注射一种自体骨髓间充质干细胞分泌的神经营养因子(MSC-NTF)来治疗处于初期和进展期的肌萎缩侧索硬化症患者，评估这种可能治疗方法的安全性、耐受性及初步治疗作用。

间充质干细胞移植在治疗神经系统变性疾病中已显示出特殊的治疗优势和临床价值，是一种安全有效的治疗手段，具有巨大的临床应用潜力。但目前在许多关键问题上，如所用细胞最佳选择(自体骨髓或外周血间充质干细胞、脐带或胎盘间充质干细胞)、移植合适部位和方法(静脉输注、局部注射、蛛网膜下腔注射)、细胞诱导或促进分化，以及不良反应及长期的安全性评价方面，还需要进一步系统研究。人脐带间充质细胞具有干细胞的特征，有多向分化的潜能，在一定条件下可诱导成神经干细胞，并向神经元和胶质细胞分化，同时来源广取材方便、排异反应弱，在治疗 ALS 等神经系统变性疾病方面具有广阔的应用前景。

(王继明)

参考文献

1. Friedenstein A J, Chailakhjan R K, Lalykina K S. The development of fibroblast colonies in monolayer cultures of guinea-pig bone marrow and spleen cells. Cell Tissue Kinet, 1970, 3(4):393-403.
2. Kopen G C, Prockop D J, Phinney D G. Marrow stromal cells migrate throughout forebrain and cerebellum, and they differentiate into astrocytes after injection into neonatal mouse brains. Proc Natl Acad Sci, 1999, 96, 10711-10716.
3. Tang Y, Yasuhara T, Hara K, et al. Transplantation of bone marrow derived stem cells: a promising therapy for stroke. Cell Transplant, 2007, 16 2:159-169.
4. Bang O Y, Lee J S, Lee P H, et al. Autologousmesenchymal stem cell transplantation in stroke patients. Ann Neurol, 2005, 57(6):874-882.
5. Liao W, Xie J, Zhong J, et al. Therapeutic effect of human umbilical cord multipotent mesenchymal stromal cells in a rat model of stroke. Transplantation, 2009, 87 (3):350-359.
6. Lederer C W, Santama N. Neural stem cells: mechanisms of fate specification and nuclear reprogramming in regenerative medicine. Biotechnology Journal, 2008, 3 (12):1521-1538.
7. Andres R H, Choi R, Steinberg G K, et al. Potential of adult neural stem cells in stroke therapy. Regenerative Medicine, 2008, 3 (6):893-905.
8. Suter D M, Krause K H. Neural commitment of embryonic stem cells: molecules, pathways and potential for cell therapy. The Journal of Pathology, 2008, 215 (4):355-368.
9. Chen J, Li Y, Wang L, et al. Therapeutic benefit of intracerebral transplantation of bone marrow stromal cells after cerebral ischemia in rats. Journal of the Neurological Sciences, 2001, 189 (1-2):49-57.
10. Chen J, Li Y, Katakowski M, et al. Intravenous bone marrow stromal cell therapy reduces apoptosis and promotes endogenous cell proliferation after stroke in female rat. Journal of Neuroscience Research, 2003, 73 (6):778-786.
11. Pavlichenko N, Sokolova I, Vijde S, et al. Mesenchymal stem cells transplantation could be beneficial for treatment of experimental ischemic stroke in rats. Brain Research, 2008, 1233:203-213.

12. Trzaska K A, Reddy B Y, Munoz J L, et al. Loss of RE-1 silencing factor in mesenchymal stem cell-derived dopamine progenitors induces functional maturity. Molecular and Cellular Neurosciences, 2008, 39 (2): 285-290.

13. Kopen G C, Prockop D J, Phinney D G. Marrow stromal cells migrate throughout forebrain and cerebellum, and they differentiate into astrocytes after injection into neonatal mouse brains. Proceedings of the National Academy of Sciences of the United States of America, 1999, 96 (19): 10711-10716.

14. 陈镭，陈冰，谢福堂. 诱导脐血间充质干细胞向神经元样细胞分化. 中国组织工程研究, 2012, 23(16): 4335-4338.

15. Chen J, Zhang Z G, Li Y, et al. Intravenous administration of human bone marrow stromal cells induces angiogenesis in the ischemic boundary zone after stroke in rats. Circulation Research, 2003, 92(6): 692-699.

16. Kim Y, Kim H, Cho H, et al. Direct comparison of human mesenchymal stem cells derived from adipose tissues and bone marrow in mediating neovascularization in response to vascular ischemia. Cell Physiol Biochem, 2007, 20 (6): 867-876.

17. Schmal H, Niemeyer P, Roesslein M, et al. Comparison of cellular functionality of human mesenchymal stromal cells and PBMC. Cytotherapy, 2007, 9 (1): 69-79.

18. Barlow S, Brooke G, Chatterjee K, et al. Comparison of human placenta-and bone marrow-derived multipotent mesenchymal stem cells. Stem Cells and Development, 2008, 17 (6): 1095-1107.

19. Friedman R, Betancur M, Boissel L, et al. Umbilical cord mesenchymal stem cells: adjuvants for human cell transplantation. Biol Blood Marrow Transplant, 2007, 13 (12): 1477-1486.

20. Kinnaird T, Stabile E, Burnett M S, et al. Local delivery of marrow-derived stromal cells augments collateral perfusion through paracrine mechanisms. Circulation, 2004, 109 (12): 1543-1549.

21. Chen X, Li Y, Wang L, et al. Ischemic rat brain extracts induce human marrow stromal cell growth factor production. Neuropathology, 2002, 22(4): 275-279.

22. Chen J, Zhang Z G, Li Y, et al. Intravenous administration of human bone marrow stromal cells induces angiogenesis in the ischemic boundary zone after stroke in rats. Circulation Research, 2003, 92(6): 692-699.

23. Bang O Y, Lee J S, Lee P H, et al. Autologous mesenchymal stem cell transplantation in stroke patients. Ann Neurol, 2005, 57: 874-882.

24. 邓志锋，汪泱，邓丽影，等. 自体骨髓间充质干细胞移植治疗中枢神经系统损伤性疾病(附五例报告). 实用临床医学, 2007, 8(6): 62-65, 70.

25. 孙洪波，夏圣梅，杨姗杉，等. G-CSF 联合自体骨髓间充质干细胞移植治疗急性脑梗死的临床研究. 中国医师杂志, 2008, 10(4) 441-443.

26. 朱建新，李忠民，肖太武，等. 自体骨髓间充质干细胞移植治疗脑出血 32 例：是否安全、可行及有效？中国组织工程研究与临床康复, 2010, 6: 1097-1100.

27. Strunk T, Hartel C, Schultz C. Does erythropoietin protect the preterm brain? Arch Dis Child Fetal Neonatal Ed, 2004, 89: F364-366.

28. Arpino C, D'Argenzio L, Ticconi C, et al. Brain damage in preterm infants: etiological pathways. Ann Ist Super Sanita, 2005, 41: 229-237.

29. Perlman J M. Intervention strategies for neonatal hypoxic-ischemic cerebral injury. Clin Ther, 2006, 28: 1353-1365.

30. Volpe J J. Perinatal brain injury: from pathogenesis to neuroprotection. Ment Retard Dev Disabil Res Rev, 2001, 7: 56-64.

31. Holtzman D M, Sheldon R A, Jaffe W, et al. Nerve growth factor protects the neonatal brain against hypoxic-ischemic injury. Ann Neurol, 1996, 39: 114-122.

32. Aydin A, Genc K, Akhisaroglu M, et al. Erythropoietin exerts neuroprotective effect in neonatal rat model of hypoxic-ischemic brain injury. Brain Dev, 2003, 25: 494-498.

33. Tan W K, Williams C E, Mallard C E, et al. Monosialoganglioside GM1 treatment after a hypoxic-ischemic episode reduces the vulnerability of the fetal sheep brain to subsequent injuries. Am J Obstet Gynecol, 1994, 170:

663-669.

34. Johnston B M, Mallard E C, Williams C E, et al. Insulin-like growth factor-1 is a potent neuronal rescue agent after hypoxic-ischemic injury in fetal lambs. J Clin Invest, 1996, 97: 300-308.

35. 官晓清,余加林,李禄全,等. 骨髓间充质干细胞透过新生大鼠血脑屏障的实验研究. 中华儿科杂志,204,42(12):920-924.

36. 李禄全,余加林,官晓清,等. 鼠骨髓间充质干细胞在缺氧缺血性脑病新生鼠脑内的分布及分化. 第三军医大学学报,2005,27(4):327-330.

37. Meier C, Middelanis J, Wasielewski B, et al. Spastic paresis after perinatal brain damage in rats is reduced by human cord blood mononuclear cells. Pediatr Res, 2006, 59(2): 244-249.

38. 谢岷,杨于嘉,刘沉涛,等. 骨髓基质细胞脑内移植对缺氧缺血性脑损伤新生大鼠脑白质的保护作用. 中国当代儿科杂志,2008,10(2):183-187.

39. 吴芳,杨佳勇,张敏,等. 脐血间充质干细胞移植对脑性瘫痪儿童神经系统功能的影响:20 例分析. 中国组织工程研究与临床康复,2008,12(16):3198-3200.

40. Miller R G, Mitchell J D, Lyon M, et al. Riluzole for amyotrophic lateral sclerosis (ALS)/motor neuron disease (MND). Cochrane Database Syst Rev, 2007, (1): CD001447.

41. Mazzini L, Fagioli F, Boccaletti R, et al. Stem cell therapy in amyotrophic lateral sclerosis: A methodological approach in humans. Amyotroph Lateral Scler Other Motor Neuron Disord, 2003, 4(3): 158-161.

42. Mazzini L, Mareschi K, Ferrero I, et al. Autologous mesenchymal stem cells: clinical applications in amyotrophic lateral sclerosis. Neurol Res, 2006, 28(5): 523-526.

43. Deda H, Inci M C, Kürekçi A E, et al. Treatment of amyotrophic lateral sclerosis patients by autologous bone marrow-derived hematopoietic stem cell transplantation: a 1-year follow-up. Cytotherapy, 2009, 11(1): 18-25.

44. 赖福生,王一芳,李翠萍,等. 自体骨髓有核细胞蛛网膜下腔移植治疗运动神经元病的临床研究. 临床神经病学杂志,2005,(01):10-12.

45. 龚启明,颜永红,李岩松,等. 骨髓干细胞移植治疗运动神经元病的近期效果:72 例疗效分析. 中国临床康复,2005,9:40-41.

46. 杨波,万鼎铭,曹勇,等. 脐血间质干细胞移植对肌萎缩侧索硬化患者神经系统功能的影响. 郑州大学学报(医学版),2006,2:239-241.

47. 曹勇,杨波,宋来君,等. 脐血间质干细胞移植对肌萎缩侧索硬化患者血浆和脑脊液中谷氨酸浓度的影响. 郑州大学学报(医学版),2006,(02):236-238.

48. 梁豪文,杨佳勇,杨万章,等. 脐血源神经干细胞移植治疗肌萎缩侧索硬化症. 中西医结合心脑血管病杂志,2007,(06):493-495.

第十三章　围产期干细胞在自身免疫病治疗方面的应用

第一节　系统性红斑狼疮

系统性红斑狼疮(systemic lupus erythematosus,SLE)是以T、B免疫细胞过度活化、自身抗体产生以及免疫复合物异常沉积为特点的自身免疫病。目前临床上SLE的常规治疗方法是以糖皮质激素联合免疫抑制剂为主,多数患者可取得良好疗效,但对于部分耐药或危重SLE患者疗效欠佳,预后差。因此,有学者提出通过干细胞移植治疗SLE。干细胞来源广泛,包括骨髓、外周血、脐带、脐带血、羊水等,我们着重探讨围产期干细胞对SLE的治疗。

Gu等[1]曾通过对MRL/lpr狼疮鼠应用脐带间充质干细胞(umbilical cord mesenchymal stem cell,UC-MSC)分别单次或多次进行移植治疗,观察到UC-MSC能够显著降低其24h蛋白尿、血肌酐及抗dsDNA抗体水平,且多次输注治疗的疗效较单次显著。此外,通过荧光染料CFSE标记MSC,1周后可于鼠肺、肾组织中观察到UC-MSC,11周后仍可在肾组织中观察到该细胞,同时该细胞还抑制了单核细胞趋化蛋白(monocyte chemotactic protein 1,MCP-1)、高迁移率族蛋白1(high mobility group box-1 protein,HMGB-1)的表达,提示UC-MSC可有效地迁移且存活于损伤组织。此外,用UC-MSC分别1次、3次输注治疗狼疮鼠,研究其对间质性肺炎和上颌腺炎的影响,可观察到无论3次还是1次输注MSC,小鼠肺及上颌腺的炎性细胞浸润均明显减少,且MCP-1表达明显减少[2]。还有研究[3,4]以UC-MSC尾静脉输注治疗狼疮鼠,可观察到UC-MSC能显著上调脾脏与淋巴结$CD4^+CD25^+Foxp3^+$ T细胞水平,并呈一定的剂量依赖性,由此可推测UC-MSC升高调节性T细胞(T regulatory cell,Treg)数量或比例可能是UC-MSC移植治疗SLE的有效机制之一。Xu[5]探讨UC-MSC移植治疗MRL/lpr狼疮鼠发现,治疗后MCP-1在肾脏的表达明显减弱,提出UC-MSC可能通过抑制MCP-1的表达而发挥治疗作用。

Chang等[6]研究发现,脐带血间充质干细胞(umbilical cord blood mesenchymal stem cell,UCB-MSC)移植可显著延迟蛋白尿进展、降低抗dsDNA抗体水平,缓解肾损伤,进而延长狼疮鼠的寿命。这些主要是通过抑制淋巴细胞活化以及促炎细胞因子的产生,而并非UCB-MSC直接植入、分化成肾脏组织。徐谷根等[7]报道2例脐带血干细胞移植治疗SLE合并1型糖尿病患者,移植细胞数为$1.2\times10^8\sim1.5\times10^8$,此后随访12个月未见移植相关并发症,且患者临床症状如关节痛、皮肤红斑得到良好控制,无复发;同时停用胰岛素治疗或将胰岛素用量减少80%,血糖控制基本正常。

Sun和他的团队[8]以UC-MSC移植治疗16例危重、难治性SLE患者,随访证实UC-MSC移植治疗可显著改善SLE患者的病情,包括升高血清白蛋白、改善肾功能、降低

SLE 疾病活动度(SLEDAI)评分和自身抗体水平等。在患者各项临床指标好转的同时,伴有 Treg 细胞增高和 Th1/Th2 平衡的重新建立。该研究中所有患者疾病活动度明显降低,未见治疗相关的死亡病例。因此,UC-MSC 移植治疗可缓解 SLE 患者的病情。此外,他们报道 UC-MSC 用于救治 SLE 严重致命的急性并发症如弥漫性肺泡出血综合征(diffuse alveolar hemorrhage syndrome,DAHS)[9,10]。2010 年,Liang[9]报道了 1 例 19 岁 SLE 女性患者出现快速进展的呼吸困难及低氧血症,肺部高分辨 CT 提示全肺弥漫性浸润,予甲强龙 500mg/d 冲击治疗 3 日,丙种球蛋白 20g/d 治疗 5 日,无明显好转,故予 UC-MSC 静脉输注,结果患者临床表现、血氧以及影像学上均得到明显改善。Shi 等[10]又报道了 4 例 SLE 合并 DAHDAHS,接受 UC-MSC 移植治疗后,4 例患者危重的病情均出现戏剧性的逆转,血红蛋白迅速上升,并在移植 6 个月后恢复正常水平,2 例血小板减少患者血小板水平也显著上升,血氧饱和度在移植治疗 1 个月后达正常,同时复查胸部 CT 可见肺部影像学明显好转,血清白蛋白水平 6 个月后升至 35g/L。根据上述多个病例报道,提出 UC-MSC 可用来抢救 SLE 危重患者并发 DAH。2010 年,有研究[11]以 UC-MSC 移植治疗 SLE 患者,4 周后 IL-10、IL-21 等炎性细胞因子与自身抗体水平降低的同时,Olf-1/EBF 相关锌指蛋白(OAZ)表达也降低,表明 UC-MSC 抑制 OAZ 信号通路可能是其有效治疗 SLE 的机制之一。既往还有研究[12]以 UC-MSC 输注治疗 14 例 SLE 患者并随访 6 个月,观察到患者 SLEDAI 评分降低,尿蛋白减少,血清白蛋白及补体 C3 升高,同时外周血 Th17 细胞百分率显著下降,UC-MSC 降低 SLE 患者 Th17 细胞可能亦是 UC-MSC 移植治疗 SLE 有效的机制之一。

最近 Wang 报道了单次及两次输注 MSC 治疗 SLE 患者并进行疗效比较[13],在 58 例难治性 SLE 患者中,30 例 MSC 单次输注,其余 28 例两次输注治疗,随访一年观察存活率、疾病缓解及复发、移植相关不良反应,结果发现单次输注与两次输注 MSC 相比,疾病缓解、复发、病情改善无明显差异。这项研究证实了单次输注 MSC 10^6/kg 能够诱导难治性 SLE 患者的疾病缓解。

第二节 类风湿关节炎

类风湿关节炎(rheumatoid arthritis,RA) 是一种以慢性、进行性多关节炎为主要表现的自身免疫性疾病,其发病机制尚未完全阐明,一般认为 T、B 淋巴细胞介导的免疫功能紊乱在其发病中具有重要作用。传统的 RA 治疗药物主要包括非甾体抗炎药物(NSAID)、慢作用抗风湿药(DMARD)等[14]。近年来发展的针对细胞因子靶向治疗的生物制剂,如肿瘤坏死因子-α(tumor necrosis factor-α,TNF-α)抑制剂 Etanercept 和 TNF-α 单克隆抗体 Infliximab 能抑制滑膜细胞增生,减少炎症因子释放,达到抗炎和改善 RA 病情的作用,然而昂贵的价格和较大的副作用限制了其在临床上的使用[15]。围产期干细胞移植可通过多种途径参与机体免疫调节,已成功用于 SLE[8]等自身免疫病的治疗,疗效显著且安全,但围产期干细胞对 RA 及其鼠模型胶原诱导关节炎(collagen-induced arthritis,CIA)的疗效仍有争议[16,17]。目前有关围产期干细胞与 RA 的研究主要集中于间充质干细胞(mesenchymal stem cell,MSC)和造血干细胞(haematopoietic stem cell,

HSC)方面。

早期研究发现，MSC 细胞系 C3H10T1/2(C3)对 CIA 鼠模型的临床症状及实验室指标均无明显改善作用[17]。但 Liu[18]等发现 UC-MSC 可于体外通过白细胞介素-10(IL-10)、吲哚胺 2,3-二氧酶(IDO)及转化生长因子 β1(TGF-β1)抑制 RA 患者成纤维细胞样滑膜细胞增殖及功能，且可通过前列腺素 E2(PGE2)、TGF-β1 和一氧化氮(NO)降低 RA 患者 T 细胞的致炎作用，促进 CD3＋Foxp3＋调节性 T 细胞扩增，且 UC-MSC 移植可显著减轻 CIA 模型鼠的严重程度。另一项临床治疗观察亦发现[19] UC-MSC 静脉输注后，17 例 RA 患者在饮食、睡眠、体力、疲劳等临床症状方面均有明显改善，其中 15 例 RA 患者 28 个关节的疾病活动度评分(DAS28)＜3.2，12 例患者满足 ACR70 标准，DAS28 评分＜2.6，1 例 RA 患者 UC-MSC 治疗 4 天后发热、皮疹消退，多关节疼痛得到控制，治疗前后患者血常规、肝肾功能、血清免疫球蛋白及补体 C3、C4 检测结果无显著变化，这提示 UC-MSC 具有免疫调节、防止炎性介质释放、减轻组织损伤等重要作用，可减轻和缓解 RA 的临床症状。国内的研究也证实[20]异基因 UC-MSC 移植治疗 3 例 RA 患者，随访 9～11 个月，所有患者均无移植相关并发症，移植后 1 个月疾病 DAS-28 由 5.13 降低为 2.16(n＝3)，移植前后比较抗环瓜氨酸肽(CCP)抗体滴度降低，1 例患者移植前后比较 Th17 细胞数明显升高，Treg 细胞数降低。最新一项关于 MSC 移植用于 4 例活动期难治性 RA 患者的临床研究[21]，其中 3 例接受 UC-MSC 移植，1 例骨髓 MSC 移植治疗，1～6 个月后随访，4 例患者中有 3 例患者的血沉(ESR)、DAS-28 及疼痛评分(VAS 评分)均显著降低，但随访未发现有患者获得 DAS28 评分意义上的缓解，无不良反应。以上研究表明 UC-MSC 可作为 RA 治疗的新策略，但因病例数太少，随访时间不长，其有效性及安全性尚待继续观察。

MSC 治疗 RA 患者的机制如图 13.1 所示[22]：MSC 可通过移植免疫系统活化，从而抑制免疫反应，有效减轻 RA 关节炎症，并可通过对组织的修复和分化效应促进 RA 患者成软骨和成骨作用。MSC 可表达骨形态发生蛋白-2(BMP-2)、BMP-4 及 TGF-β1 等，从而增强其成骨及软骨修复作用，局部注射似乎更能增强 MSC 的这种作用，而全身静脉注射则可显著调节 RA 患者体内免疫反应。其争议性治疗效果的可能原因为[22]：①MSC 细胞系可能已不具有免疫抑制作用；②不同组织或细胞来源 MSC 的表型或生物学特性有差异；③MSC 体外扩增可影响其多向分化潜能，甚至可促细胞衰老或转分化。

HSC 对 RA 患者则有较好疗效。欧洲一项有关自体 HSC 移植治疗 89 例 RA 患者的长达 12 年的随访发现[23]，其中除 2 例死于 HSC 移植、2 例死于感染、1 例死于不明原因外，其余患者均取得显著疗效，但该治疗具有早期复发倾向，这在一定程度上限制了其临床应用。目前自体 HSC 移植仍主要用于部分难治性 RA 患者，具体为 DMARD 联用治疗失败且生物制剂(如 TNF-α 拮抗剂、IL-6 受体拮抗剂等)无效并有糖皮质激素依赖性非晚期 RA 患者[24]。有研究表明[25]，RA 患者造血祖细胞(hematopoietic progenitor cell，HPC)具有早衰及增殖能力受限等特性，可由 ERK 信号通路介导，推测这可能与自体 HSC 移植治疗 RA 相关的疾病复发倾向有关。目前认为[26]，HSC 移植治疗作用相当于大剂量免疫抑制剂所致的 T 细胞缺失效应，HSC 移植治疗后须给予甲氨蝶呤维持治疗，以避免 RA 复发。

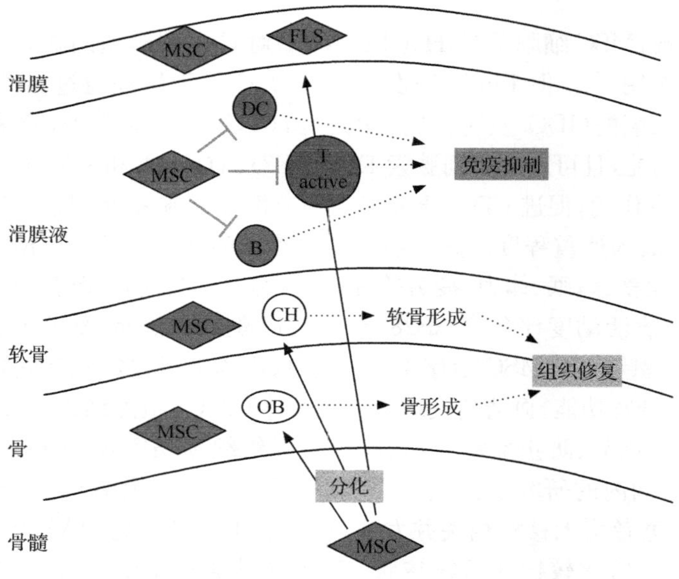

图 13.1 间充质干细胞在类风湿性关节炎治疗中的作用

总之，目前国内外关于胎盘羊膜、绒毛膜及羊水来源的围产期干细胞对 RA 治疗的疗效和机制需进一步研究。

第三节 干燥综合征

干燥综合征(Sjögren's syndrome，SS)是一种以淋巴细胞浸润唾液腺为主要表现的自身免疫病[27,28]。SS 患者的免疫系统会攻击自身的唾液腺细胞，导致唾液分泌减少，而由此引发口干、龋齿和口腔感染，使患者的生活质量严重下降[29~31]。然而，目前依赖刺激残余唾液腺分泌的药物治疗效果尚不佳，因为很多患者的唾液腺功能已丧失[32]，对于这部分患者，促进已破坏腺体的修复及再生是改善症状的关键。

已有文献报道异基因间充质干细胞移植治疗 SS 动物模型——NOD 小鼠的疗效显著[33,34]，主要表现在其可改善唾液流率、减少唾液腺体中淋巴细胞浸润、促进腺体再生。发挥作用的机制主要是通过提高脾脏及唾液腺体内 Foxp3+Treg 细胞的比例、升高小鼠外周血及唾液腺中 TGF-β 水平，同时降低脾脏中 Th17 及 Tfh 细胞的水平。绿色荧光蛋白示踪显示，静脉输注的 MSC 可主动迁移至 NOD 小鼠的下颌下腺，而将 MSC 输注至正常小鼠体内则无此现象。

脐带来源的 MSC 用于治疗 SS 患者的疗效亦较为显著[34]。据研究报道，24 例接受 MSC 移植的 SS 患者(其中 11 例仅表现为口眼干燥，13 例合并严重并发症，包括血小板减少、难治性溶血性贫血、间质性肺病、肾小管性酸中毒、干燥相关的自身免疫性肝病、难治性肠病和神经系统损害)，治疗前 SSDAI 评分的基础值为 5.63±1.44，接受 MSC 移植后 2 周、1 个月、3 个月、6 个月、12 个月 SSDAI 评分分别为 4.58±1.67、4.33±1.79、

4.08±1.44、3.46±1.18、3.08±1.21。患者的 VAS 评分在治疗后 2 周时改善最为显著。11 例口眼干燥的患者治疗后 2 周时唾液流率显著改善，1 个月时升高 2 倍；除 3 例合并神经系统损害患者治疗后效果不佳外，其余合并严重并发症患者治疗后均有不同程度的改善。此外，接受 MSC 移植治疗 1 个月后，患者血清中抗 SSA 与抗 SSB 抗体的滴度均显著下降，其中抗 SSB 滴度下降幅度达 50%，无不良反应发生。

因此，脐带来源的 MSC 治疗 SS 效果显著，与传统的刺激唾液腺分泌的药物相比，其副反应小、能够促进腺体的修复及再生，为临床提供了治疗 SS 的新途径。

第四节　系统性硬化

系统性硬化(systemic sclerosis，SSc)是一种以皮肤变硬和增厚为主要特征，并可累及内脏组织器官的结缔组织病。女性多见，多数发病年龄在 30～50 岁。根据患者皮肤受累的情况将 SSc 分为 5 种亚型：①局限性皮肤型 SSc(limited cutaneous SSc)；②CREST 综合征(CREST syndrome)；③弥漫性皮肤型 SSc(diffuse cutaneous SSc)；④无皮肤硬化的 SSc(SSc sine scleroderma)；⑤重叠综合征(overlap syndrome)。

该病是一种异质性的自身免疫病，以异常 T 细胞和 B 细胞激活、自身抗体产生及细胞因子分泌为特征。而内皮细胞功能异常所导致血管病变及成纤维细胞激活所引起的广泛纤维化则可能为其发病的病理机制[35]。

目前针对 SSc 的治疗措施包括抗炎及免疫调节治疗、针对血管病变的治疗及抗纤维化治疗三个方面。除了传统药物治疗之外，自体造血干细胞及骨髓间充质干细胞移植亦被用于临床治疗 SSc[36~40]，而关于围产期干细胞用于治疗该病的报道较少[41,42]。

(一) 非围产期干细胞治疗系统性硬化病

1. 自体造血干细胞移植(autologous hematopoietic stem cell transplantation，autologous HSCT)

欧洲抗风湿病联盟(European League Against Rheumatism，EULAR)与欧洲血液骨髓移植组织(European Group for Blood and Marrow Transplantation，EBMT)联合组织了一项 HSCT 治疗难治性早期内脏受累严重 SSc 的研究(国际硬皮病自体干细胞移植试验 Autologous Stem Cell Transplantation International Scleroderma Trial，ASTIS Trail)，结果表明 HSCT 能缓解 SSc 临床症状，并降低患者死亡率，治疗安全可靠[36,38]。而相关研究发现 HSCT 不仅影响 B 细胞的数量，也改变 T 细胞亚群[43]，同时还促进毛细血管的再生[39]。然而，异体 HSCT 也增加了慢性移植物抗宿主反应(graft-versus-host disease，GVHD)的发生，可能因为移植前使用的 G-CSF 在动员干细胞的同时，还诱导了 Th17 分化，该机制可能介导了排斥反应[44]。

2. 骨髓间充质干细胞移植(bone marrow derived mesenchymal stem cell transplantation，BM-MSCT)

相对于 HSCT，BM-MSCT 治疗 SSc 的报道较少。Cipriani 等研究发现 SSc 患者

BM-MSC 血管内皮分化能力受损[45]，而正常 BM-MSC 有抗淋巴细胞增殖、抗炎和免疫调节作用，已经应用于 GVHD 的治疗，故异体 BM-MSC 移植治疗 SSc 患者也成为可能。Zhou 等报道了 HSC 移植治疗 4 例白血病引起的硬皮病样慢性移植物抗宿主病（sclerodermatous chronic GVHD）的患者应用异体 BM-MSC 治疗取得良好效果，并未监测到病情复发[46]。Christopeit 等报道了 1 例严重进行性 SSc 患者接受异体 BM-MSC 治疗后，其手足溃疡等症状得到明显改善[47]。2012 年 Akiyama 等研究发现异体 BM-MSC 移植可以显著改善硬皮病模型鼠（genetic tight-skin，Tsk/＋）的皮肤病变，小鼠在移植后其外周 $CD3^+$ T 细胞数量减少、凋亡增加，调节性 T 细胞（Treg）数量上升和 Th17 下降，且该作用依赖于 BM-MSC 上 FasL 的表达[42]。

（二）围产期干细胞治疗系统性硬化

目前应用围产期干细胞治疗 SSc 的研究较少，2009 年报道过 1 例脐带间充质干细胞治疗难治性 SSc 取得显著疗效，促进了患者足部溃疡愈合，并改善了相关实验指标[41]。另外，Akiyama 等发现异体脐带间充质干细胞移植可改善 SSc 患者病情，包括皮肤溃疡的改善、抗核抗体水平的降低、改良的 Rodnan 皮肤评分（Modified Rodnan Skin Score，MRSS）和健康评估问卷疾病活动度（health assessment questionnaire disease activity index，HAQ-DI）评分改善。进一步的实验发现 MSC 促进外周 $CD4^+$ T 细胞的凋亡，增加 Treg 数量，并增加 TGF-β 表达水平。而 SSc 患者自身 MSC 表达 Fas/FasL 水平降低，其诱导 T 细胞凋亡和分泌 MCP-1 能力亦减弱[42]。

目前的研究发现非围产期及围产期干细胞均对系统性硬皮病治疗有效，但基于围产期干细胞的低免疫原性及多向分化潜能，且更易富集，其治疗 SSc 的效果应该会更优于非围产期干细胞，且可减少如 G-CSF 动员 HSC 所导致的迟发型 GVHD 等副反应。然而其安全性及有效性则有待于更进一步的研究。

第五节　其他自身免疫病

一、围产期干细胞移植治疗多发性硬化

多发性硬化（multiple sclerosis，MS）是一种发生于中枢神经系统的自身免疫性疾病，其病理特点为中枢神经系统少突胶质细胞的减少继而发生脱髓鞘病变，可广泛累及神经系统各个部位，从而引发不同的临床表现，病情反复发作、缓解交替，伴或不伴进行性加重。目前，临床上 MS 的治疗主要针对控制复发及炎性损害，常用药物为激素和免疫抑制剂，而有关受损髓鞘的再生暂无有效疗法。

近几年来，有关干细胞移植治疗 MS 的研究报道逐渐增加，以 HSC 和 MSC 为主。

MS 的常见动物模型为实验性自身免疫性脑脊髓膜炎（experimental autoimmune encephalomyelitis，EAE）小鼠。部分学者分别用人骨髓来源 MSC（human BM-MSC）[48]、鼠源性 MSC（mouse BM-MSC）[49,50]以及脂肪来源的 MSC（adipose-derived mesenchymal stem cell,ASC)[51]移植治疗 EAE 模型鼠,结果显示,移植后小鼠 EDSS(expanded disability status scale)评分减低,中枢神经系统炎性细胞浸润、脱髓鞘病变改善,少突胶质细胞增殖明显,神经源性营养因子表达增多等。在动物实验成功的基础上,Karussis 等[52]用自体 hBM-MSC 鞘内注射及静脉注射治疗 MS 患者,取得了较好的疗效。但因 MS 患者 MSC 本身存在异常[53],异基因 MSC 移植治疗 MS 成为了新的研究方向。Liang 等[9]首次应用异基因 UM-MSC 移植成功治疗难治性 MS 1 例。该患者为 55 岁女性,以下肢麻木起病,在 6 个月内相继出现躯干、颈部的麻木,并逐渐加重。入院查体提示感觉减退、四肢轻瘫及巴宾斯基征阳性,腰穿脑脊液检查提示单核细胞数增多,MRI 的 T2 加权像示两侧额叶、枕叶及顶叶多发高密度病灶,并有颈髓受累。在排除相关疾病后诊断为初发进展型 MS,在甲氨蝶呤、泼尼松等药物治疗 6 个月无效的情况下,选取在环磷酰胺预处理 3 天后,给予鞘内和静脉注射 UC-MSC,移植后仅小剂量泼尼松维持。术后未出现急性移植物抗宿主病以及其他毒性反应。术后 9 天患者感觉障碍明显改善、肌力增加,术后 EDSS 评分较移植前下降 2 分,术后 56 天 MRI 较术前亦有改善,以颈髓病变改善为著。

尽管异基因 UC-MSC 治疗 MS 的研究还处于初步阶段,但由于自体 MSC 本身的异常以及异基因 UC-MSC 更易增殖、易获取、较少污染等特点,在将来的科研及临床应用中异基因 UC-MSC 将发挥重要作用。

有关异基因 UC-MSC 治疗 MS 的具体机制目前尚不明确,有学者认为可能与 MSC 的多分化潜能有关,进入中枢的 MSC 可能向神经细胞方向分化[54]进而发挥疗效。而部分实验表明 MSC 可能是通过其免疫调节功能来发挥作用的,如调节趋化因子、细胞因子[55]分泌水平,以及 $CD4^+CD25^+Foxp3^+$ Treg[56]等淋巴细胞数量、活性。另外,MSC 还可分泌神经营养因子,发挥保护神经的作用。

HSC 是有关干细胞移植治疗 MS 的又一热点。尽管自体骨髓 HSC 治疗 EAE 鼠模型以及 MS 患者的研究[57]已不胜枚举,但有关脐血造血干细胞治疗 MS 的研究目前暂无报道。

二、围产期干细胞移植治疗 1 型糖尿病

1 型糖尿病(type 1 diabetesmellitus,T1DM)是以胰岛 β 细胞破坏、导致胰岛素绝对缺乏为特征的一类糖尿病。某些外在因素作用于有遗传易感性的个体,激活 T 淋巴细胞介导了一系列自身免疫反应,引起选择性胰岛 β 细胞破坏和功能衰竭,体内胰岛素分泌不足进行性加重,导致糖尿病。有关 T1DM 的治疗除了传统的饮食控制、外源性胰岛素降糖等方法外,近年来有关细胞移植治疗 T1DM 的报道逐渐增加,包括胰岛细胞、间充质干细胞等。关于围产期干细胞治疗 T1DM 的研究,目前比较集中于 UC-MSC 和 UCB-MSC。

选用 UC-MSC 主要是因为其一方面具有多分化潜能,另一方面可调节固有免疫和适应性免疫[58]。UC-MSC 不仅可向中胚层细胞分化,还可以向中胚层以外的其他细胞分化,甚至可分化为胰岛样细胞,从而改善胰岛素的低分泌水平。而 T1DM 作为一种自身免疫病,UC-MSC 的免疫调节作用无疑从另一个角度发挥了特殊的治疗作用。Wang

等[59]从人脐带中提取 MSC，在体外诱导分化为胰岛样细胞，移植给 T1DM 疾病模型 NOD 鼠，移植后的小鼠血糖水平下降，并可在其肝脏检测到人源性 C 肽。尽管各种来源的 MSC 均有多分化潜能，但与骨髓及其他来源的 MSC 相比，UC-MSC 的增殖能力以及向胰岛样细胞分化的潜能更为出色[60]，更适于成为治疗 T1DM 的新手段。

UCB-MSC 不仅仅是一种细胞，而是来源于脐带血的 HSC、MSC 等多种细胞的总称。Ende 等[61]用 UCB-MSC 治疗 T1DM 小鼠，经治疗的小鼠血糖降低、胰岛炎症改善、生存期延长。Willing 等[62]则将 UCB-MSC 用于临床 T1DM 患儿，发现患儿血糖控制改善、胰岛素及 C 肽分泌均增加。由此可见，UCB-MSC 一定程度上改善了 T1DM 病情，但究竟是何种干细胞发挥作用，目前尚无定论。

三、围产期干细胞移植治疗炎症性肠病

炎症性肠病（inflammatory bowel disease，IBD）是一组反复发作的慢性非特异性肠道炎症疾病，主要包括溃疡性结肠炎（ulcerative colitis，UC）和克罗恩病（Crohn’s disease，CD）。近十年来我国有关临床报道及系统分析的研究表明，IBD 病例数量升高了约 3.1 倍，其中 UC 患病率约为 11.6/10 万，CD 患病率约为 1.38/10 万[63]。干细胞移植为 IBD 的治疗带来了新的思路，而围产期干细胞由于取材方便、收集简便，有成为干细胞移植主要供体的可能。

Srivastava 等[64]报道在 CD 小鼠模型中，尾静脉输注鼠源性分化前胚胎干细胞（pre-differentiated embryonic stem cell）后，可以在小鼠的结肠、小肠、肝脏和胸腺处检测到此细胞。经过分化前胚胎干细胞移植治疗后的 CD 小鼠血清 IL-12 水平显著下调；同时在治疗后 3 个月处死小鼠，对小鼠进行分析发现，不论病理性分级、体重还是直肠脱垂等方面均有显著改善，推测分化前胚胎干细胞移植有可能成为治疗 CD 的新方法。Sánchez 等[65]研究发现，腹腔内注射人胚胎干细胞来源的间充质干细胞（human embryonic stem cell-derived mesenchymal stem cell，hESC-MSC）到三硝基苯磺酸钠（TNBS）所致结肠炎的小鼠模型中，hESC-MSC 优先分布于损伤或炎症肠段，减轻 TNBS 诱导的透壁性炎症、杯状细胞和上皮细胞的耗竭、肠壁纤维化、隐窝的消失以及炎症细胞的浸润，并显著降低结肠髓过氧化物酶（myeloperoxidase，MPO）的活性；同时模型小鼠的病死率大大降低，结肠炎相关症状显著减轻。近年来研究[66~68]表明，给予一定量的 IL-10 可以有效缓解 IBD 的病情。McCarthy 等[69]发现在 IL-10 缺陷小鼠体内输注人脐带血（human umbilical cord blood，HUCB）单核细胞（1×10^8）后，小鼠体内可以自行产生 IL-10，并且这种水平在 5.5 个月后小鼠被处死时依然存在。通过免疫组织化学的方法，在 IL-10 缺陷小鼠的小肠处检测出 HUCB 细胞。同时在没有使用任何免疫抑制剂的情况下，IL-10 缺陷小鼠未出现任何移植物抗宿主病表现，提示 HUCB 细胞具有产生 IL-10 的能力，而且比较安全。

Liang 等[70]对 7 例难治性 IBD 患者进行异基因间充质干细胞移植，其中包括骨髓来源的间充质干细胞和脐带来源的间充质干细胞。通过对这 7 例患者进行了平均 19 个月的随访发现，7 例患者腹痛、腹泻症状均有显著改善，同时伴有疾病活动度评分的下降；其中 5 例患者达到临床缓解，2 例患者临床缓解超过 24 个月；在内镜和组织病理学方面，部

分患者也有显著改善：1 例患者瘘管面积显著减小，2 例 CD 患者内镜下严重程度评分显著降低，3 例患者息肉损伤程度和溃疡面积均有明显改善；而在副反应方面，其中 3 例患者分别出现面部潮热、失眠和低热，但在未使用任何药物干预的情况下，均自行缓解。结果表明，异基因间充质干细胞移植治疗 IBD 具有一定有效性和安全性，但应用于临床尚需进一步大样本研究。

围产期干细胞因其高水平增殖、多分化潜能和免疫调节等特点，在自身免疫病的治疗中发挥着重要作用。除以上介绍的几种自身免疫病的治疗，围产期干细胞还在皮肌炎[71]、原发性胆汁性肝硬化[72]等治疗中显示有一定的疗效，干细胞将为自身免疫病的治疗开辟新的途径。

（孙凌云）

参考文献

1. Gu Z, Akiyama K, Ma X, et al. Transplantation of umbilical cord mesenchymal stem cells alleviates lupus nephritis in MRL/lpr mice. Lupus, 2010, 19: 1502-1514.
2. 顾志峰，金欧阳，徐婷，等. 脐带间充质干细胞移植对 MRL/lpr 狼疮鼠间质性肺炎和上颌腺炎的影响. 中华风湿病学杂志，2008, 12: 5.
3. 李荣良，黄诚，戴小丽. UC-MSC 移植对 MRL/lpr 鼠脾脏和淋巴 $CD4^+CD25^+Foxp3^+$ T 细胞水平的影响. 山东医药，2008, 48(41): 27-28.
4. 赵盛楠，张华勇，顾志峰，等. 间充质干细胞对系统性红斑狼疮 $CD4^+Foxp3^+$ T 淋巴细胞的调节. 中华风湿病学杂志，2008, 12(10): 663-666.
5. 徐婷，顾志峰，吴敏，等. 脐带间充质干细胞移植治疗对 MRL/lpr 狼疮鼠单核细胞趋化蛋白-1 的影响. 交通医学，2011, 25 (4): 325-328.
6. Chang J W, Hung S P, Wu H H, et al. Therapeutic effects of umbilical cord blood-derived mesenchymal stem cell transplantation in experimental lupus nephritis. Cell Transplant, 2011, 20: 245-257.
7. 徐谷根，杨茵，尹卓娜，等. 脐带血干细胞移植治疗系统性红斑狼疮合并 1 型糖尿病. 中国针灸学会经筋诊治专业委员会第三届学术年会：147-151.
8. Sun L, Wang D, Liang J, et al. Umbilical cord mesenchymal stem cell transplantation in severe and refractory systemic lupus erythematosus. Arthritis Rheum, 2010, 62: 2467-2475.
9. Liang J, Gu F, Wang H, et al. Mesenchymal stem cell transplantation for diffuse alveolar hemorrhage in SLE. Nat Rev Rheumatol, 2010, 6: 486-489.
10. Shi D, Wang D, Li X, et al. Allogeneic transplantation of umbilical cord-derived mesenchymal stem cells for diffuse alveolar hemorrhage in systemic lupus erythematosus. Clin Rheumatol, 2012, 31: 841-846.
11. 李荣良，黄静，王丹丹，等. 间充质干细胞移植对系统性红斑狼疮患者 Olf-1/EBF 相关锌指蛋白信号通路的影响. 中华风湿病学杂志，2010, 14(8): 516-520.
12. 刘慧青，王丹丹，汤郁，等. 脐带间充质干细胞对系统性红斑狼疮患者 Th17 细胞的调节. 中华风湿病学杂志，2011, 15(7): 439-444.
13. Wang D, Akiyama K, Zhang H, et al. Double allogenic mesenchymal stem cells transplantations could not enhance therapeutic effect compared with single transplantation in systemic lupus erythematosus. Clin Dev Immunol, 2012, 2012: 273-291.
14. Kruger K, Wollenhaupt J, Albrecht K, et al. German 2012 guidelines for the sequential medical treatment of rheumatoid arthritis: Adapted EULAR recommendations and updated treatment algorithm. Z Rheumatol, 2012, 71: 592-603.

15. Nakou M, Katsikas G, Sidiropoulos P, et al. Rituximab therapy reduces activated B cells in both the peripheral blood and bone marrow of patients with rheumatoid arthritis: depletion of memory B cells correlates with clinical response. Arthritis Res Ther, 2009, 11: R131.
16. Augello A, Tasso R, Negrini S M, et al. Cell therapy using allogeneic bone marrow mesenchymal stem cells prevents tissue damage in collagen-induced arthritis. Arthritis Rheum, 2007, 56: 1175-1186.
17. Djouad F, Fritz V, Apparailly F, et al. Reversal of the immunosuppressive properties of mesenchymal stem cells by tumor necrosis factor alpha in collagen-induced arthritis. Arthritis Rheum, 2005, 52: 1595-1603.
18. Liu Y, Mu R, Wang S, et al. Therapeutic potential of human umbilical cord mesenchymal stem cells in the treatment of rheumatoid arthritis. Arthritis Res Ther, 2010, 12: R210.
19. 王黎明，周建军，白雯，等. 脐带间充质干细胞治疗 17 例类风湿性关节炎患者的临床疗效观察. 中国免疫学杂志，2010, 07(26): 659-662.
20. 王秦，李小峰，马丽辉，等. 异基因脐带间充质干细胞移植治疗类风湿关节炎疗效及安全性. 中华临床免疫和变态反应杂志，2011，3: 202-206.
21. Liang J, Li X, Zhang H, et al. Allogeneic mesenchymal stem cells transplantation in patients with refractory RA. Clin Rheumatol, 2012, 31: 157-161.
22. Bouffi C, Djouad F, Mathieu M, et al. Multipotent mesenchymal stromal cells and rheumatoid arthritis: risk or benefit? Rheumatology (Oxford), 2009, 48: 1185-1189.
23. Farge D, Labopin M, Tyndall A, et al. Autologous hematopoietic stem cell transplantation for autoimmune diseases: an observational study on 12 years' experience from the European Group for Blood and Marrow Transplantation Working Party on Autoimmune Diseases. Haematologica, 2010, 95: 284-292.
24. Snowden J A, Kapoor S, Wilson A G. Stem cell transplantation in rheumatoid arthritis. Autoimmunity, 2008, 41: 625-631.
25. Colmegna I, Pryshchep S, Oishi H, et al. Dampened ERK signaling in hematopoietic progenitor cells in rheumatoid arthritis. Clin Immunol, 2012, 143: 73-82.
26. Tyndall A, van Laar J M. Stem cells in the treatment of inflammatory arthritis. Best Pract Res Clin Rheumatol, 2010, 24: 565-574.
27. Bayetto K, Logan R M. Sjogren's syndrome: a review of aetiology, pathogenesis, diagnosis and management. Aust Dent J, 2010, 55 Suppl 1: 39-47.
28. Delaleu N, Jonsson R, Koller M M. Sjogren's syndrome. Eur J Oral Sci, 2005, 113: 101-113.
29. Lee B H, Tudares M A, Nguyen C Q. Sjogren's syndrome: an old tale with a new twist. Arch Immunol Ther Exp (Warsz), 2009, 57: 57-66.
30. Lombaert I M, Brunsting J F, Wierenga P K, et al. Rescue of salivary gland function after stem cell transplantation in irradiated glands. PLoS One, 2008, 3: e2063.
31. Nikolov N P, Illei G G. Pathogenesis of Sjogren's syndrome. Curr Opin Rheumatol, 2009, 21: 465-470.
32. Tran S D, Sugito T, Dipasquale G, et al. Re-engineering primary epithelial cells from rhesus monkey parotid glands for use in developing an artificial salivary gland. Tissue Eng, 2006, 12: 2939-2948.
33. Khalili S, Liu Y, Kornete M, et al. Mesenchymal stromal cells improve salivary function and reduce lymphocytic infiltrates in mice with Sjogren's-like disease. PLoS One, 2012, 7: e38615.
34. Xu J, Wang D, Liu D, et al. Allogeneic mesenchymal stem cell treatment alleviates experimental and clinical Sjogren's syndrome. Blood, 2012, 120(15): 3142-3151.
35. Sakkas L I, Platsoucas C D. Is systemic sclerosis an antigen-driven T cell disease? Arthritis Rheum, 2004, 50: 1721-1733.
36. Binks M, Passweg J R, Furst D, et al. Phase I/II trial of autologous stem cell transplantation in systemic sclerosis: procedure related mortality and impact on skin disease. Ann Rheum Dis, 2001, 60: 577-584.
37. Dazzi F, van Laar J M, Cope A, et al. Cell therapy for autoimmune diseases. Arthritis Res Ther, 2007, 9: 206.

38. Farge D, Passweg J, van Laar JM, et al. Autologous stem cell transplantation in the treatment of systemic sclerosis: report from the EBMT/EULAR Registry. Ann Rheum Dis, 2004, 63:974-981.
39. Fleming J N, Nash R A, McLeod D O, et al. Capillary regeneration in scleroderma: stem cell therapy reverses phenotype? PLoS One, 2008, 3:e1452.
40. Tyndall A, Saccardi R. Haematopoietic stem cell transplantation in the treatment of severe autoimmune disease: results from phase I/II studies, prospective randomized trials and future directions. Clin Exp Immunol, 2005, 141:1-9.
41. 顾菲，张华勇，冯学兵，等. 脐带间充质干细胞移植治疗难治性系统性硬化症一例. 中华风湿病学杂志，2009, 13(3):208-209.
42. Akiyama K, Chen C, Wang D, et al. Mesenchymal-stem-cell-induced immunoregulation involves FAS-ligand-/FAS-mediated T cell apoptosis. Cell Stem Cell, 2012, 10:544-555.
43. Muraro P A, Douek D C, Packer A, et al. Thymic output generates a new and diverse TCR repertoire after autologous stem cell transplantation in multiple sclerosis patients. J Exp Med, 2005, 201:805-816.
44. Hill G R, Olver S D, Kuns R D, et al. Stem cell mobilization with G-CSF induces type 17 differentiation and promotes scleroderma. Blood, 2010, 116:819-828.
45. Cipriani P, Guiducci S, Miniati I, et al. Impairment of endothelial cell differentiation from bone marrow-derived mesenchymal stem cells: new insight into the pathogenesis of systemic sclerosis. Arthritis Rheum, 2007, 56:1994-2004.
46. Zhou H, Guo M, Bian C, et al. Efficacy of bone marrow-derived mesenchymal stem cells in the treatment of sclerodermatous chronic graft-versus-host disease: clinical report. Biol Blood Marrow Transplant, 2010, 16:403-412.
47. Christopeit M, Schendel M, Foll J, et al. Marked improvement of severe progressive systemic sclerosis after transplantation of mesenchymal stem cells from an allogeneic haploidentical-related donor mediated by ligation of CD137L. Leukemia. 2008, 22:1062-1064.
48. Zhang J, Li Y, Chen J, et al. Human bone marrow stromal cell treatment improves neurological functional recovery in EAE mice. Exp Neurol, 2005, 195:16-26.
49. Zappia E, Casazza S, Pedemonte E, et al. Mesenchymal stem cells ameliorate experimental autoimmune encephalomyelitis inducing T-cell anergy. Blood, 2005, 106:1755-1761.
50. Cristofanilli M, Harris V K, Zigelbaum A, et al. Mesenchymal stem cells enhance the engraftment and myelinating ability of allogeneic oligodendrocyte progenitors in dysmyelinated mice. Stem Cells Dev, 2011, 20:2065-2076.
51. Constantin G, Marconi S, Rossi B, et al. Adipose-derived mesenchymal stem cells ameliorate chronic experimental autoimmune encephalomyelitis. Stem Cells, 2009, 27:2624-2635.
52. Karussis D, Karageorgiou C, Vaknin-Dembinsky A, et al. Safety and immunological effects of mesenchymal stem cell transplantation in patients with multiple sclerosis and amyotrophic lateral sclerosis. Arch Neurol, 2010, 67:1187-1194.
53. Mazzanti B, Aldinucci A, Biagioli T, et al. Differences in mesenchymal stem cell cytokine profiles between MS patients and healthy donors: implication for assessment of disease activity and treatment. J Neuroimmunol, 2008, 199:142-150.
54. Lamoury F M, Croitoru-Lamoury J, Brew B J. Undifferentiated mouse mesenchymal stem cells spontaneously express neural and stem cell markers Oct-4 and Rex-1. Cytotherapy, 2006, 8:228-242.
55. Croitoru-Lamoury J, Lamoury F M, Zaunders J J, et al. Human mesenchymal stem cells constitutively express chemokines and chemokine receptors that can be upregulated by cytokines, IFN-beta, and Copaxone. J Interferon Cytokine Res, 2007, 27:53-64.
56. Mohajeri M, Farazmand A, Mohyeddin B M, et al. FOXP3 gene expression in multiple sclerosis patients pre-and post mesenchymal stem cell therapy. Iran J Allergy Asthma Immunol, 2011, 10:155-161.
57. Burt R K, Loh Y, Cohen B, et al. Autologous non-myeloablative haemopoietic stem cell transplantation in relap-

sing-remitting multiple sclerosis: a phase I/II study. Lancet Neurol, 2009,8:244-253.

58. Harris D T. Non-haematological uses of cord blood stem cells. Br J Haematol, 2009,147:177-184.

59. Wang H S,Shyu J F,Shen W S,et al. Transplantation of insulin-producing cells derived from umbilical cord stromal mesenchymal stem cells to treat NOD mice. Cell Transplant, 2011,20:455-466.

60. Anzalone R,Lo I M,Loria T,et al. Wharton's jelly mesenchymal stem cells as candidates for beta cells regeneration: extending the differentiative and immunomodulatory benefits of adult mesenchymal stem cells for the treatment of type 1 diabetes. Stem Cell Rev, 2011,7:342-363.

61. Ende N,Chen R,Mack R. NOD/LtJ type I diabetes in mice and the effect of stem cells (Berashis) derived from human umbilical cord blood. J Med, 2002,33:181-187.

62. Willing A E,Lixian J,Milliken M,et al. Intravenous versus intrastriatal cord blood administration in a rodent model of stroke. J Neurosci Res, 2003,73:296-307.

63. 欧阳钦,胡品津,钱家鸣,等. 中华医学会消化病学分会炎症性肠病协作组对我国炎症性肠病诊断治疗规范的共识意见. 胃肠病学,2007,12(8):488-495.

64. Srivastava A S,Feng Z,Mishra R,et al. Embryonic stem cells ameliorate piroxicam-induced colitis in IL10-/-KO mice. Biochem Biophys Res Commun, 2007, 361(4):953-959.

65. Sánchez L,Gutierrez-Aranda I,Ligero G,et al. Enrichment of human ESC-derived multipotent mesenchymal stem cells with immunosuppressive and anti-inflammatory properties capable to protect against experimental inflammatory bowel disease. Stem Cells,2011,29(2):251-262.

66. Schreiber S,Fedorak R N,Nielsen O H,et al. Safety and efficacy of recombinant human interleukin 10 in chronic active Crohn's disease. Crohn's Disease IL-10 Cooperative Study Group. Gastroenterology, 2000, 119(6): 1461-1472.

67. Buruiana F E,Solá I,Alonso-Coello P. Recombinant human interleukin 10 for induction of remission in Crohn's disease. Cochrane Database Syst Rev, 2010,10(11):CD005109.

68. Shah N,Kammermeier J,Elawad M,et al. Interleukin-10 and Interleukin-10-Receptor Defects in Inflammatory Bowel Disease. Curr Allergy Asthma Rep,2012,12(5):373-379.

69. McCarthy B A,Reddi A S,Coakley K M,et al. Administration of human umbilical cord blood cells produces interleukin-10 (IL-10) in IL-10 deficient mice without immunosuppression. Curr Stem Cell Res Ther,2010,5(1): 13-16.

70. Liang J, Zhang H, Wang D, et al. Allogeneic mesenchymal stem cell transplantation in seven patients with refractory inflammatory bowel disease. Gut,2012,61(3):468-469.

71. Wang D,Zhang H,Cao M,et al. Efficacy of allogeneic mesenchymal stem cell transplantation in patients with drug-resistant polymyositis and dermatomyositis. Ann Rheum Dis,2011,70:1285-1288.

72. Wang D,Zhang H,Liang J,et al. Effect of allogeneic bone marrow-derived mesenchymal stem cells transplantation in a polyI:C-induced primary biliary cirrhosis mouse model. Clin Exp Med,2011,11:25-32.

第十四章　间充质干细胞在组织工程皮肤中的应用

皮肤是人体最大的器官，具有复杂的组织结构，并且含有毛囊、汗腺、皮脂腺等附属器官，是机体和外部环境的屏障，发挥着调节体温和保持水分等生理作用，使我们能够感知压力和热，对人的生存至关重要。皮肤具有不断自我更新和伤口修复的能力来确保这些重要的生理功能的实现。皮肤移植是治疗深度烧伤或创伤后皮肤缺损的主要手段。其中自体皮移植是临床最为有效的方法，但受到自体皮源不足的限制。随着组织工程的兴起，人们意识到研发能有效促进创面愈合与皮肤组织再生的组织工程皮肤具有重要意义。

第一节　皮肤组织工程

1993 年 Langer 和 Vacanti 在 *Science* 杂志上为组织工程下了定义，即“组织工程是一个跨学科的领域，应用工程学和生命科学的原理，体外构建具有生物学活性的生物替代物，对病损组织进行形态、结构和功能重建，并达到‘永久性替代’”[1]。组织工程皮肤是指应用组织工程学、细胞生物学、材料学等学科的基本原理和方法，模拟机体皮肤的天然条件，在体外将种子细胞与适当的支架材料相结合，构建形成具有一定形态、功能和生物活性的皮肤替代物，其目标是移植于创面以实现缺损皮肤组织功能及形态的修复、维护和改善。组织工程皮肤的优点主要是：移植后能有效闭合皮肤创面，分泌促进创面愈合的细胞因子，从而明显加快皮肤创面的愈合速度，减轻患者的疼痛反应和创面的疤痕挛缩，防止新创伤的形成[2]。组织工程皮肤替代物对于烧伤、创伤和整形外科是一个重要的治疗手段。理想的组织工程化皮肤应该是能在尽量短的时间内合成包含有表皮、真皮和各种皮肤附件（汗腺、毛囊、皮脂腺等），以及黑色素细胞和朗格罕氏细胞的永久性覆盖的皮肤，但目前的皮肤替代物不能完全恢复正常皮肤结构，缺乏正常的皮肤附属物，包括毛囊、皮脂腺、汗腺，以及正常皮肤的力学性能。近年来人们在干细胞生物学和皮肤形态形成方面的研究为促进组织工程皮肤替代物的发展带来了希望。

第二节　创伤愈合的生理过程

创伤愈合（wound healing）是指机体遭受外力作用，皮肤等组织出现离断或缺损后的愈合过程，包括各种组织的再生、肉芽组织增生和瘢痕形成的复杂组合[3]。皮肤伤口愈合过程可分为三个阶段：炎症期、增生期或成熟期。

炎症期：伤口愈合的最初阶段是血液凝固，形成覆盖创面的血液凝块，成为防止病原体侵入的临时屏障并防止体液流失。由于血管的损伤，伤口内的血液不再流动，但与伤口直接相邻的部位的血流随即上升，局部的炎症因素（激活的补体、组胺等）增加了血管通透性，引起血浆外渗和生成纤维蛋白基质，也引起肿胀和发红。中性粒细胞、单核细胞和其他免疫细胞迅速入侵损伤区域，清除坏死组织和控制感染。这一炎症阶段通常持续4天[3]。

增生期：炎性细胞分泌了一系列的因子，促进血管内皮细胞和成纤维细胞的增殖与迁移。成纤维细胞开始分泌胶原蛋白，逐渐取代纤维蛋白基质。随着越来越多的胶原蛋白的沉积和交联，伤口的机械强度增加，局部组织细胞增生，从而减少伤口面积直至伤口闭合。血管内皮细胞和毛细血管通过血管生成过程从邻近的健康组织侵入，同时内皮祖细胞也会被募集到伤口部位[3]。

成熟期：伤口初步愈合后，由于局部结缔组织、胶原纤维的增生和收缩，形成不同程度的瘢痕，在这一最后阶段，伤口已经再上皮化，真皮已经最大限度地恢复了其拉伸强度，但它不像正常皮肤那样富有弹性，并有可能重新形成创面，而疤痕的修复将持续几个月到一年的时间[3]。

第三节　间充质干细胞——理想的种子细胞

组织工程的三大要素是种子细胞、支架材料及适宜的微环境。种子细胞一直是组织工程研究的关键要素。理想的种子细胞应该具有以下特点：来源方便；在体外增殖迅速，可以短期扩增到所需的数量；长期体外传代不改变生物学特性等。

一、皮肤干细胞的类型

干细胞是来自胚胎、胎儿或成体内的一类具有自我更新和增殖能力的多潜能细胞，在一定条件下，干细胞可以分化成多种功能细胞。干细胞分为全能干细胞、亚全能干细胞和多能干细胞的。全能干细胞具有发育成完整个体的潜能。全能干细胞来源于胚胎发育的胚泡阶段，具备分化形成超过200个不同类型细胞的能力。亚全能干细胞与全能干细胞的功能相似，只是失去了形成滋养层细胞的能力。多能干细胞只能向特定的组织分化，产生一种类型的子细胞。

皮肤的自我更新和伤口修复取决于皮肤中多种类型的干细胞。皮肤中的干细胞包括表皮干细胞、毛囊干细胞和黑色素干细胞等。表皮干细胞在表皮基底层，它们是不同层的表皮再生所必需的。毛囊干细胞存在于整个毛囊中，是确保毛囊不断更新的干细胞。如果组织被破坏，它们可以再生表皮和皮脂腺。黑色素干细胞的主要功能是再生黑色素细胞，在皮肤和毛囊色素沉着方面发挥着重要作用[4]。黑色素细胞是一种产生黑色素的色素细胞，目前对于黑色素干细胞在皮肤中的定位还不明确。从表皮中获取表皮干细胞并加以纯化较为困难，使得表皮干细胞作为组织工程化皮肤的种子细胞成为障碍。有学者还在真皮和皮下组织中发现了另一种干细胞——间充质干细胞。

二、间充质干细胞的定义

间充质干细胞(mesenchymal stem cell，MSC)是来源于中胚层的具有自我更新能力和多向分化潜能的一类多能干细胞，在体外大量扩增仍能维持其干细胞特性，在特定的条件下可以向骨细胞、软骨细胞及脂肪细胞分化[5]。间充质干细胞广泛存在于全身多种组织中[6]。在众多的MSC来源组织中，骨髓是最先发现含有MSC的，并且骨髓MSC是被研究得最为广泛的，但骨髓中MSC的含量极少，只占骨髓单个核细胞的0.002%～0.005%。骨髓取材困难，供者难以接受，来源受到限制；而且随着年龄的老化，骨髓来源的MSC细胞数量及增殖分化潜力显著下降，并且存在病毒感染的潜在危险。此后研究者从其他组织中分离出MSC，如骨膜、脂肪、真皮、牙、骨骼肌、肝脏、脐带、胎盘等。从胎盘、脐带、脐带血等围产期组织来源的间充质干细胞，被称为围产期间充质干细胞(perinatal mesenchymal stem cell)，又称出生相关组织源间充质干细胞。虽然关于骨髓来源的MSC的研究是最早也是最多的，但是关于围产期来源的MSC细胞的研究目前已经越来越多。因为相对于骨髓，围产期组织中分离的MSC具有组织来源丰富、细胞原始、增殖能力强和安全无病毒感染风险等优点，目前人脐带、胎盘MSC已可稳定地在体外分离，并且扩增迅速，无来源及数量上的限制。在体外实验中，近年来研究者开展了MSC在骨、软骨、肌肉、骨髓基质、肌腱、脂肪及其他结缔组织的组织工程方面的研究。这些组织工程材料为重建受损或病变的间质组织带来了希望。脐带、胎盘MSC因其多向分化潜能、易于分离和培养、高度增殖的潜力和免疫抑制特性，成为皮肤组织工程的一个理想的种子细胞，具有广阔的临床应用前景。

间充质干细胞缺乏一个特异性的标记，不同来源的MSC的表面标记不尽相同。骨髓来源的MSC的表面标记是：Ⅰ、Ⅱ、Ⅲ、Ⅳ、Ⅴ、Ⅵ型胶原；生长因子受体(bFGFR、PDGFR、EGFR、TGFβ1R/IIR)；细胞黏附分子(VCAM-1、ICAM-1/2、ALCAM-1、L-选择素、CD1056、CD44)；趋化因子受体(IL-6、IL-7、IL-8、IL-11、IL-12、IL-13、IL-14、IL-15、IL-1α、1R、3R、4R、6R、7R、CC、CXC受体)；多糖；粘连蛋白；纤维连接蛋白；透明质酸受体；PDGFR；TNFIR；TNFIIR；TGFβ1R；TGFβIIR；IFNγR；bFGFR；EGFR；LIFR；G-CSFR；SCFR[7,8]，另外还有整合素亚群α1、α2、α3、α5、α6、αV、β1、β3、β4[9]。脂肪来源的MSC的表面标记是tetraspan蛋白、氨肽酶N、CALLA、整合素α5、整合素β1、透明质酸、CD59、CD105、VCAM、ALCAM[10]。肌肉来源的MSC的表面标记是Sca-1、Bcl-2、CALLA、氨肽酶N、CD34和NCAM[11]。脐带来源的MSC表达细胞黏附分子CD44、CD29、CD49、CD54，不表达造血系细胞标记CD34、CD38、CD45、CD14和内皮细胞标记CD31、CD133、vWF。另外，脐带来源的MSC还大量表达间充质干细胞标记CD90、CD105、CD73、CD13、人类白细胞抗原HLA-ABC，不表达HLA-DR[12]。围产期来源的MSC在体外能够大量扩增并维持干细胞特性，其使用不受伦理学的限制，具有低免疫原性，是组织工程的一种理想的种子细胞。

三、间充质干细胞分化成表皮细胞

近年来，胎盘脐带来源的间充质细胞或脂肪组织来源的间充质细胞因为其独特的增殖和分化能力而获得广泛的关注。间充质干细胞的分化方向与其所处的微环境密切相关，在一定的诱导条件下，间充质干细胞可以跨胚层向上皮细胞分化。Han等通过体外诱导脐带来源的MSC分化成皮肤成纤维细胞，诱导后的细胞中Ⅰ型胶原、Ⅲ型胶原、成纤维细胞特异性蛋白、波形蛋白以及结蛋白的表达大幅提高[13]。Xu 等证明脐带来源的 MSC 经过 3 周诱导后，细胞向汗腺细胞样细胞分化，获得了汗腺细胞样形态，并表达汗腺细胞的标记 CEA、CK14 和 CK19[14]。其他研究者也证明了脐血来源的 MSC 可以在体外分化成角质细胞，表达特异性标记 p63 和 K1-K10[15]。

Li 等通过构建含有人羊毛膜间充质干细胞(hAMC)和羊毛膜上皮细胞(hAEC)的双层结构的组织工程皮肤，研究间充质干细胞和表皮之间的相互关系。结果表明此组织工程皮肤在形态上与人天然皮肤类似，有表皮层和真皮层，并表达细胞增殖标记 Ki67 和上皮干细胞标记 K19。随后将此组织工程皮肤成功的移植到裸鼠全层皮肤缺损模型中，说明 hAMC 和 hAEC 相互作用共同修复了缺损组织并促进了组织再生[16]。这些实验说明 MSC 具有直接分化为表皮样和真皮样细胞的能力，这将是 MSC 在皮肤组织工程临床应用的基础机制之一。

MSC 细胞移植治疗大鼠全层皮肤缺损模型的实验研究表明，真皮中的 MSC 具有成纤维细胞或血管内皮细胞样的形态，MSC 表达角质细胞的表型，加速伤口愈合，新生组织中显示细胞数目、胶原蛋白合成与血管生成均有所增加[17]，细胞抑制了移植物抗宿主病的发生并部分恢复了皮肤的正常功能[18]。研究人员用脐带血来源的 MSC 治疗小鼠皮肤缺损，结果证明细胞可以有效迁移到损伤的皮肤组织，通过在原位分化成表皮细胞[19]或者角质细胞[20]来修复损伤组织，促进缺损创面愈合和皮肤组织再生。Dai 等也证明了移植到皮肤缺损部位的 MSC 表达 CK8、CK10，脐带血来源的 MSC 是通过直接分化来参与组织修复和再生的[19]。

另外，Deng 等还通过嵌合体小鼠的实验直接证明了 MSC 可以在体内分化成皮肤组织。研究者从 BALB/C 小鼠的骨髓中分离获得并体外扩增培养 MSC，将适量的供者 BALB/C 小鼠骨髓 MSC 和一定量的 C57BL/6 小鼠骨髓细胞经尾静脉共同输注到致死量照射的 C57BL/6 小鼠中。40 天后，观察到受体 C57BL/6 小鼠背部出现白色毛发，逐渐扩展至 3～4cm^2，同时还出现在颈部和腹部。通过免疫组化检测及 RT-PCR 检测，结果均显示受体 C57BL/6 小鼠出现白色毛发处的皮肤组织为 BALB/C 来源，首次直接证明了成体骨髓源多能间充质干细胞在体内一定条件下可以分化成皮肤干细胞及皮肤组织[21]。

Huang 等将 MSC 混入包裹表皮生长因子(EGF)的微球中，构建具有增殖和向上皮细胞分化潜能的组织工程皮肤，移植到小鼠皮肤创伤模型中，MSC 促进了创面愈合，并参与了汗腺的修复。通过 3 周的治疗，MSC 组织工程皮肤(含有 EGF)促进了上皮化和减少皮肤挛缩，皮肤伤口愈合加速。此外，组织病理学和免疫荧光染色分析显示 MSC 组织工程皮肤(含有 EGF)中有明显的汗腺样结构，但愈合后期阶段植入的细胞数量逐渐下降[22]。

微环境的变化会影响 MSC 的分化及修复能力，除此之外，机械压力也会影响 MSC 的功能。骨髓来源的 MSC 加入Ⅰ型胶原-黏多糖支架构建组织工程皮肤用于治疗皮肤损伤修复，在循环拉伸条件下将犬骨髓来源的 MSC 在Ⅰ型胶原蛋白-黏多糖支架基质培养 1 周后，对 MSC 的增殖和分化进行了免疫组织化学分析。其中高压力组的 MSC 高表达 α-平滑肌肌动蛋白(α-SMA)，不向Ⅰ型胶原阳性细胞分化；低压力组的细胞易于向Ⅰ型胶原阳性细胞分化而低表达 α-SMA。这些结果表明，机械压力通过改变干细胞和支架基质之间的相互作用来影响干细胞的增殖和分化，进而影响伤口愈合的过程[23]。

临床上联合应用造血干细胞和间充质干细胞治疗慢性难治愈的皮肤损伤已经取得了一定成果，应用自体骨髓细胞直接治疗常规治疗1年以上无效的3例慢性皮肤溃疡患者，给药后所有患者皮肤溃疡创面均有改善，创面床的真皮厚度和真皮的血管均得到了增加。在新生真皮细胞中没有观察到造血干细胞标记，有部分表达内皮祖细胞标记，这说明是间充质干细胞通过直接分化来参与组织修复[24]。围产期MSC与骨髓来源的MSC在生物学特性方面相似，并且具有体外大量培养和细胞原始等优势，因此在临床应用上有很大的空间。

间充质干细胞因其具有很强的自我更新能力和分化成表皮细胞的能力，能够促进创面的上皮再生和伤口愈合，但是也有人指出其可塑性有限，不能形成成熟的毛囊或汗腺[25]。

四、间充质干细胞分泌细胞因子

分泌细胞因子是间充质干细胞的重要特性之一。间充质干细胞分泌的细胞因子和化学趋化因子可以为受损的成体组织提供了一个再生的微环境，抑制局部的损伤并启动自我再生过程。这一再生微环境为组织修复和再生提供了营养支持作用。

研究者应用蛋白质芯片技术分析比较了骨髓、脐血和胎盘(羊毛膜，蜕膜)来源的间充质干细胞的细胞因子表达。通过对36个细胞因子的评估分析，结果表示不同来源的MSC表达的细胞因子不尽相同。共同表达的细胞因子包括MIF(GIF、DER6)、IL-8(CXCL8)、丝氨酸蛋白酶抑制剂E1(PAI-1)、GROα(CXCL1)和IL-6。骨髓和羊膜来源的MSC还表达MCP-1。羊毛膜和蜕膜来源的间充质干细胞表达sICAM-1。SDF-1只在骨髓间充质干细胞中表达[26]。

皮肤创面通过释放各种生长因子和细胞因子来趋化干细胞的迁移，促进间充质干细胞迁移到外周血，并通过外周血进入创面床[27,28]。与此同时，间充质干细胞会通过释放各种促血管生成因子如血管内皮生长因子(VEGF)，支持内皮细胞的生长、存活和分化[29]。此外，MSC的条件培养基可以促进血管内皮细胞形成管腔结构。基因水平和蛋白质水平的研究结果表明MSC表达VEGF和血管生成素-1，这说明MSC通过分泌细胞因子间接参与了创伤修复[30]。Tark等应用脐血来源的MSC治疗小鼠难愈合伤口，比较静脉输注和局部移植这两种不同移植方式的治疗效果，实验证明两种不同的移植方式均能缩短创面愈合的时间，促进上皮化，这一过程与TGFb的表达有关，并且局部移植比静脉输注更有效[31]。此外，自体和异体间充质干细胞移植到大鼠深度烧伤创面的表面，可以减少炎性细胞浸润，加快新的血管和肉芽组织形成[32]。MSC促进伤口愈合的机制除了通过细胞分化、促进伤口收缩，还可以通过释放促血管形成因子和维持细胞外基质(ECM)等方式来实现。

五、间充质干细胞促进血管形成

血液血管网对应用皮肤组织工程进行全层皮肤置换、促进细胞的生存和细胞整合有着至关重要的作用。皮肤创面修复过程中，新生血管向不断增生的组织提供营养和氧气并协助创面基质的形成。如何促进血管生成是目前皮肤组织工程研究中的主要瓶颈之一。

血管新生分为三种方式，即血管发生、血管生成和动脉生成，这是机体在血管闭塞状态下的病理生理性代偿反应。血管发生是指由血管内皮祖细胞通过迁移、分裂和增殖，产生大量成熟内皮细胞，经有序排列后形成新的血管。血管生成是指由原已存在的毛细血管通过出芽或内填方式形成新的毛细血管。在成体中，从原先存在的血管中出芽的新的血管依赖于血管内皮细胞在低氧刺激下的增殖和迁移。动脉生成是指在血流剪切力发生变化的条件下，动脉血管重塑形成侧枝循环或者血管腔大小发生改变[33]。

包含细胞的双层结构皮肤替代物的主要局限是支架上的血管率有限。如果不能提供足够的血液灌注和营养，那么在支架最上层的细胞将不能存活，这将直接影响到移植物是否能成功移植[34]。在临床试验中，将皮肤替代物移植到脂肪或血管很少的创面床时很容易导致移植失败，需要重新手术来置换皮肤组织。然而，在移植前如果事先在伤口上给予刺激血管新生的试剂如 INTEGRA，将显著提高移植成功率[35]。

将促血管生成因子如 VEGF 和 FGF 加入含有种子细胞的聚合物支架中，能够明显促进细胞在体内的存活[36]并能够促血管新生的作用[37]。Kaigler 等使用内皮细胞和间充质干细胞作为种子细胞，共同植入聚乳酸-羟基乙酸共聚物(PLGA)支架，实验证明共同移植和单独移植间充质干细胞可以促进血管生成，然而单独移植内皮细胞时的血管生成效果不明显，由此证明间充质干细胞通过释放血管内皮生长因子促进了血管生成[38]。

Leng 等应用脐带来源的 MSC 与腹壁皮瓣共移植，证明脐带来源的 MSC 通过增加微血管密度，促进血管新生，并促进了 VEGF 因子和 b-FGF 因子的表达来提高皮瓣组织成活率[39]。研究者应用脐带来源的 MSC 治疗山羊全层皮肤缺损模型，移植 7 天后，即可见完整的再生上皮，而对照组直到第 12 天能没有完全上皮化。此外，通过病理组织分析，细胞移植组表现出了较少的炎症，肉芽组织更薄，并且形成的疤痕最小[40]。在猪的烧伤模型中，含有间充质干细胞的组织工程皮肤可以更好地促进伤口愈合、上皮角质化和血管新生，减少伤口挛缩[41]。

血管内皮细胞是血管结构组成的必要组分，而血管新生是组织再生必不可少的重要生理过程。Rustad 等的研究表明，在创面床不断累积的间充质干细胞通过转分化成为血管内皮细胞，加速创面组织的血管生成和组织修复[42,43]。Shome 等的研究也证实间充质干细胞在体内的促血管新生作用[44]。在小鼠的皮肤缺血组织上移植的间质干细胞可以短期存活，并通过分化成内皮细胞参与了缺血组织的血管新生[45]。

Egaña 等在体外将 V54/2 细胞在人工合成胶原支架上培养 2 周，细胞可以在支架中存活，增殖和分泌血管内皮生长因子(VEGF)及碱性成纤维细胞生长因子(bFGF)。随后将混有间充质细胞系 V54/2 的人工合成胶原支架移植到裸鼠全层皮肤缺损模型中，移植 2 周后，与对照相比种有 V54/2 细胞的支架上有更多的血管，通过免疫组化法检测到在再生组织中存活的 V54/2 细胞。结果表明由 V54/2 细胞和人工合成胶原构成的组织工程皮肤是通过诱导治疗性血管新生成来促进皮肤再生的[46]。MSC 的促血管新生的作用使这一细胞疗法有望替代目前常规的缺血性疾病治疗手段。

第四节　支架材料的选择

组织工程需要三个组成部分：种子细胞、基质或支架以及微环境（组织修复的感应因素）。其中支架材料是组织工程研究的关键之一。支架的质量取决于它们对机械压力、细胞存活和组织再生的影响。支架必须与细胞类型和感应因素相兼容，具有适当的生物活性和力学性能，能够促进细胞在体外和体内的生长及黏附。此外，支架不会引起炎症反应，同时能够承受在组织修复和生长过程中发生的机械压力[47]。支架的某些力学性能必须得到优化使其能达到最佳效果，如孔隙率、孔的互联和孔径。在过去的十几年中，人们研究了无数合成的和天然的支架材料，目前仍然在探索最佳的、最有利 MSC 给药的支架材料。理想的支架材料应该能够支持种子细胞分化、增殖、旁分泌活动以及调节 ECM 的沉积[48]。

常用的合成支架材料包括聚乳酸-羟基乙酸共聚物（PLGA）、聚羟基乙酸（PGA）和聚乳酸（PLA）[49,50]。合成支架材料通常在孔径、纤维直径和降解时间方面有良好的成形性，并具有很大的可操作性，从而使它们更加有效地承载细胞。最近的研究比较了两种类型的 PLGA 合成支架：具有光滑表面结构与具有微腔表面结构的 PLGA 支架。微腔表面结构的 PLGA 支架上接种的细胞比光滑表面结构支架上的细胞表达了更多的碱性磷酸酶（ALP）、骨形态发生蛋白-2（BMP-2）和血管内皮生长因子（VEGF）。这些结果表明微腔表面结构的支架增强了间充质干细胞的成骨反应，更容易形成骨组织[50]。尽管具有微腔表面的 PLGA 支架可以有效地诱导组织的形成，但是因其具有免疫原性，最终会引起免疫排斥，因此大大地限制了其应用。此外，由于低亲水性和缺乏细胞识别信号，使得细胞在三维结构中不能均匀分布或不能与支架中的生长因子相互作用[51,53]。此外，这些合成材料水解后产生的产物会引起炎症反应[54]。

与合成支架不同，天然支架是由亲水性和天然的材料组成，可以促进细胞间的相互作用并防止炎症反应。常用的天然支架包括透明质酸、有石蜡致孔剂的丝质支架和由聚（ε-己内酯）/聚（乙烯醇）/壳聚糖组成的纳米纤维聚合支架。然而，天然支架的缺点是其力学强度较差[55]，而且很难控制天然支架的孔径。人们一直在寻找一种可以克服这些负面属性的天然支架。Uebersax 等尝试用石蜡致孔剂制成丝素蛋白支架，希望通过石蜡熔化来建立一种孔径可控的天然支架。因为这种改良的天然支架会产生显著的钙沉积，增加碱性磷酸酶活性和 CD71 和 CD44（骨的跨膜透明质酸受体）的表达，所以被认为是诱导成骨细胞分化的有效方法[54]。

第五节　展　　望

“人造皮肤”的研发是一个多学科相互交叉的系统工程，涉及细胞生物学、工程学、材料学等学科，并且需要质控、检验、生产等部门的通力协作。组织工程皮肤虽然在深度烧伤和慢性溃疡等疾病上取得了一定成效，但目前现有的“人造皮肤”在外形、韧性等方面明显低于天然正常皮肤，要实现正常皮肤的屏障、免疫、物质交换及能量交换等功能仍需要更多的改进。但总而言之，组织工程皮肤是今后皮肤缺损治疗的发展趋势和方向。

MSC是组织工程皮肤的理想种子细胞。MSC具有直接分化为表皮样和真皮样细胞的能力，能够分泌细胞因子和促进血管形成。含有间充质干细胞的组织工程皮肤可以更好地促进伤口愈合、上皮角质化和血管新生，减少伤口挛缩。除此之外，MSC具有免疫调节特性，能够防止移植物抗宿主病(GVHD)的发生，提高了皮肤移植成功率[56]。脐带和胎盘是MSC丰富的来源，可以应用于大规模生产，经过两次体外传代扩增，一根脐带就可以产出 1.03×10^8～3.78×10^8 的MSC细胞，这一数量可以满足1～6名60kg患者所需要的使用剂量(根据 10^6 细胞/kg的剂量)[57]。丰富的来源以及大量扩增仍能保持干细胞特性，使得围产期干细胞具有发展细胞银行(cell bank)的能力，使皮肤组织工程具有广阔的临床应用前景。

(梁　璐)

参考文献

1. Langer R, Vacanti J P. Tissue engineering. Science, 1993, 260: 920.
2. Romagnoli G, De Luca M, Faranda F, et al. Treatment of posterior hypospadias by the autologous graft of cultured urethral epithelium. N Engl J Med, 1990, 323, 527-530.
3. Harvey C. Wound healing. Orthop Nurs, 2005, 24(2): 143-157.
4. Nishimura E K, Jordan S A, Oshima H, et al. Dominant role of the niche in melanocyte stem-cell fate determination. Nature, 2002, 416, 854-860.
5. Minguell J J, Erices A, Conget P. Mesenchymal Stem Cells. Exp Biol Med, 2001, 226: 507-520.
6. da Silva M L, Chagastelles P S, Nardi N B. Mesenchymal stem cells reside in virtually all postnatal organs and tissues. Journal of Cell Science, 2006, 3(3): 3001-3313.
7. Pittenger M F, Mackay A M, Beck S C, et al. Multilineage Potential of Adult Human Mesenchymal Stem Cells. Science, 1999, 284: 143-147.
8. Honczarenko M, Le Y, Swierkowski M, et al. Human bone marrow stromal cells express a distinct set of biologically functional chemokine receptors. Stem Cells, 2006, 24: 1030-1041.
9. Majumdar M, Keane M M, Buyaner D, et al. Characterization and functionality of cell surface molecules on human mesenchymal stem cells. J Biomed Sci, 2003, 10: 228-241.
10. Wickham M, Erikson G, Gimble J, et al. Multipotent stromal stem cells derived from the infrapatellar fat pad of the knee. Clin Orthop, 2003, 412: 196-212.
11. Young H, Steele T, Bray R, et al. Human Pluripotent and Progenitor Cells Display Cell Surface Cluster Differentiation Markers CD10, CD13, CD56, and MHC Class-I. Proc Soc Exp Biol Med, 1999, 221: 63-71.
12. Lu L L, Liu Y J, Yang S G, et al. Isolation and characterization of human umbilical cord mesenchymal stem cells with hematopoiesis-supportive function and other potentials. Haematologica, 2006, 91: 1017-1026.
13. Han Y, Chai J, Sun T, et al. Differentiation of human umbilical cord mesenchymal stem cells into dermal fibroblasts in vitro. Biochem Biophys Res Commun, 2011, 413(4): 561-565.
14. Xu Y, Huang S, Ma K, et al. Promising new potential for mesenchymal stem cells derived from human umbilical cord Wharton's jelly: sweat gland cell-like differentiative capacity. J Tissue Eng Regen Med, 2012, 6(8): 645-654.
15. Tran C T, Huynh D T, Gargiulo C, et al. *In vitro* culture of Keratinocytes from human umbilical cord blood mesenchymal stem cells: the Saigonese culture. Cell Tissue Bank, 2011, 12(2): 125-133.
16. Li H, Chu Y, Zhang Z, et al. Construction of Bilayered Tissue-Engineered Skin With Human Amniotic Mesenchy-

mal Cells and Human Amniotic Epithelial Cells. Artif Organs,2012,36(10):911-919.
17. Li H,Fu X,Ouyang Y,et al. Adult bone-marrow-derived mesenchymal stem cells contribute to wound healing of skin appendages. Cell Tissue Res,2006,326:725-736.
18. Sheng Z,Fu X,Cai S,et al. Regeneration of functional sweat gland-like structures by transplanted differentiated bone marrow mesenchymal stem cells. Wound Repair Regen,2009,17:427-435.
19. Dai Y,Li J,Li J,et al. Skin epithelial cells in mice from umbilical cord blood mesenchymal stem cells. Burns,2007, 33(4):418-428.
20. Luo G,Cheng W,He W,et al. Promotion of cutaneous wound healing by local application of mesenchymal stem cells derived from human umbilical cord blood. Wound Repair Regen,2010,18(5):506-513.
21. Deng W,Han Q,Liao L,et al. Engrafted bone marrow-derived flk-(1+) mesenchymal stem cells regenerate skin tissue. Tissue Eng,2005,11:110-119.
22. Huang S,Lu G,Wu Y,et al. Mesenchymal stem cells delivered in a microsphere-based engineered skin contribute to cutaneous wound healing and sweat gland repair. J Dermatol Sci,2012,66(1):29-36.
23. Kobayashi M,Spector M. *In vitro* response of the bone marrow-derived mesenchymal stem cells seeded in a type-I collagen-glycosaminoglycan scaffold for skin wound repair under the mechanical loading condition. Mol Cell Biomech,2009,6(4):217-227.
24. Badiavas E V,Falanga V. Treatment of chronic wounds with bone marrow-derived cells. Arch Dermatol,2003, 139: 510-516.
25. Lemoli R M,Bertolini F,Cancedda R,et al. Stem cell plasticity: time for a reappraisal? Haematologica,2005, 90(3):360-381.
26. Hwang J H,Shim S S,Seok O S,et al. Comparison of cytokine expression in mesenchymal stem cells from human placenta,cord blood,and bone marrow. J Korean Med Sci,2009,24(4):547-554.
27. Karp J M,Leng Teo G S. Mesenchymal stem cell homing: the devil is in the details. Cell Stem Cell,2009,4: 206-216.
28. Wang C H,Cherng W J,Yang N I,et al. Lateoutgrowth endothelial cells attenuate intimal hyperplasia contributed by mesenchymal stem cells after vascular injury. Arterioscler Thromb Vasc Biol,2008,28: 54-60.
29. Shumakov V I,Onishchenko N A,Rasulov M F,et al. Mesenchymal Bone Marrow Stem Cells More Effectively Stimulate Regeneration of Deep Burn Wounds than Embryonic Fibroblasts. Bull Exp Biol Med, 2003, 136: 192-195.
30. Wu Y J,Chen L W,Paul G S,et al. Mesenchymal stem cells enhance wound healing through differentiation and angiogenesis. Stem Cells,2007,25:2648-2659.
31. Tark K C,Hong J W,Kim Y S,et al. Effects of human cord blood mesenchymal stem cells on cutaneous wound healing in leprdb mice. Ann Plast Surg,2010,65(6):565-572.
32. Dieckmann C,Renner R,Milkova L,et al. Regenerative medicine in dermatology: biomaterials,tissue engineering, stem cells,gene transfer and beyond. Exp Dermatol,2010,19(8):697-706.
33. Semenza G L. Vasculogenesis,angiogenesis,and arteriogenesis: mechanisms of blood vessel formation and remodeling. Journal of Cellular Biochemistry,2007,102(4): 840-847.
34. Unger R E,Peters K,Huang Q,et al. Vascularization and gene regulation of human endothelial cells growing on porous polyethersulfone (PES) hollow fiber membranes. Biomaterials. 2005,26(17):3461-3469.
35. Schechner J S,Crane S K,Wang F,et al. Engraftment of a vascularized human skin equivalent. FASEB J,2003, 17(15):2250-2256.
36. Smith M K,Peters M C,Richardson T P,et al. Locally enhanced angiogenesis promotes transplanted cell survival. Tissue Eng,2004,10(1-2):63-71.
37. Nomi M,Atala A,Coppi P D,et al. Principals of neovascularization for tissue engineering. Mol Aspects Med, 2002,23(6):463-483.

38. Kaigler D, Krebsbach P H, Polverini PJ, et al. Role of vascular endothelial growth factor in bone marrow stromal cell modulation of endothelial cells. Tissue Eng, 2003, 9(1): 95-103.
39. Leng X, Zhang Q, Zhai X, et al. Local transplant of human umbilical cord matrix stem cells improves skin flap survival in a mouse model. Tohoku J Exp Med, 2012, 227(3): 191-197.
40. Azari O, Babaei H, Derakhshanfar A, et al. Effects of transplanted mesenchymal stem cells isolated from Wharton's jelly of caprine umbilical cord on cutaneous wound healing; histopathological evaluation. Vet Res Commun, 2011, 35(4): 211-222.
41. Liu P, Deng Z, Han S, et al. Tissue-engineered skin containing mesenchymal stem cells improves burn wounds. Artif Organs, 2008, 32(12): 925-931.
42. Rustad K C, Wong V W, Sorkin M, et al. Enhancement of mesenchymal stem cell angiogenic capacity and stemness by a biomimetic hydrogel scaffold. Biomaterials, 2012, 33: 80-90.
43. Wu Y, Zhao R C, Tredget E E. Bone marrow-derived stem/progenitor cells in cutaneous repair and regeneration. Stem Cells, 2010, 28: 905-915.
44. Shome S, Dasgupta P S, Basu S. Dopamine Regulates Mobilization of Mesenchymal Stem Cells during Wound Angiogenesis. PLoS One, 2012, 7(2): e31682.
45. Hamou C, Callaghan M J, Thangarajah H, et al. Mesenchymal stem cells can participate in ischemic neovascularization. Plast Reconstr Surg, 2009, 123(2 Suppl): 45S-55S.
46. Egaña J T, Fierro F A, Krüger S, et al. Use of human mesenchymal cells to improve vascularization in a mouse model for scaffold-based dermal regeneration. Tissue Eng Part A, 2009, 15(5): 1191-1200.
47. Leo A J, Grande D A. Mesenchymal stem cells in tissue engineering. Cells Tissues Organs, 2006, 183(3): 112-122.
48. Schneider R K, Anraths J, Kramann R, et al. The role of biomaterials in the direction of mesenchymal stem cell properties and extracellular matrix remodelling in dermal tissue engineering. Biomaterials, 2010, 31(31): 7948-7959.
49. Docheva D, Popov C, Mutschler W, et al. Human Mesenchymal Stem Cells in Contact with Their Environment: Surface Characteristics and the Integrin System. J Cell Mol Med, 2007, 11: 21-38.
50. Graziano A, D'aquinio R, Cusella-De A M, et al. Concave Pit-Containing Scaffold Surfaces Improve Stem Cell-Derived Osteoblast Performance and Lead to Significant Bone Tissue Formation. PloS One, 2007, 496.
51. Gunatillake P A, Adhikari R. Biodegradable synthetic polymers for tissue engineering. Eur Cell Mater, 2003, 5: 1-16.
52. Shin H, Jo S, Mikos A G. Biomimetic materials for tissue engineering. Biomaterials, 2003, 24: 4353-4364.
53. Hutmacher D W. Scaffolds in tissue engineering bone and cartilage. Biomaterials, 2000, 21: 2529-2543.
54. Uebersax L, Hagenmuller H, Hofmann S, et al. Effect of scaffold design on bone morphology *in vitro*. Tissue Eng, 2006, 12: 3417-3429.
55. Mohammadi Y, Soleimani M, Fallahi-Sichani M, et al. Nanofibrous poly(-caprolactone)/poly(vinyl alcohol)/chitosan hybrid scaffolds for bone tissue engineering using mesenchymal stem cells. Tissue Eng, 2007, 30: 204-211.
56. Aksu A E, Horibe E, Sacks J, et al. Co-infusion of donor bone marrow with host mesenchymal stem cells treats GVHD and promotes vascularized skin allograft survival in rats. Clin Immunol, 2008, 127(3): 348-358.
57. Gong W, Han Z B, Zhao H, et al. Banking human umbilical cord derived mesenchymal stromal cells for clinical use. Cell Transplantation, 2012, 21(1): 207-216.

第十五章　造血干细胞研究相关方法

第一节　造血干/祖细胞的分离纯化

造血干/祖细胞(hematopoietic stem/progenitor cells,HSPC)分离纯化即从包含各种成分的全血或细胞悬液中将HSPC区分开,以达到获得高纯度和高活力HSPC的目的。在HSPC的生物特性、造血调控研究以及其在临床疾病治疗中应用都是以获得高纯度的HSPC为基础。但是,HSPC缺乏特异的形态学特征,目前尚不能够被直观地确认,而且在血液组织中HSPC含量甚微,如在脐血中仅1.4%～2.7%[1,2]。因而如何分离和纯化获得较高纯度的HSPC是目前研究的前提和关键。现阶段对HSPC的分离纯化技术主要依据各类细胞专有特性来实现,例如,利用细胞的密度、体积、电荷等物理特性,以及细胞生物学特性如特异的表面标志和功能。

HSPC分离纯化方法可以分为不依赖细胞表面标记法和依赖细胞表面标记法。

一、不依赖细胞表面标记的分离纯化方法

不依赖细胞表面标记的方法是以细胞物理特性为依据,是最基本、最常用的细胞分离纯化的方法,主要包括密度梯度离心法、自然沉降法、逆流离心淘洗法等。临床治疗中,由于纯化的细胞在注射到患者体内前必须去除各种细胞标记物,这一过程会造成大量细胞的严重损伤。因此,在临床应用、脐血库造血干细胞储存中更多采用这一类HSPC分离纯化方法。但该类方法获得的主要是单个核细胞(mononuclear cell,MNC),其中造血干细胞纯度仍然很低,因而该类方法一般作为对细胞预富集处理,需与其他纯化方法结合使用。

密度梯度离心(density gradient centrifugation)是在离心力的作用下,细胞在某种密度梯度介质中的沉降速率与细胞的体积、细胞的密度以及其周围介质的密度之差成正比。细胞的体积越大,分离介质的密度差越大,则细胞的沉降速率越快,从而使不同大小的细胞依其密度分布在与其自身密度相同的液层中。常用于细胞分离的密度梯度介质(又称为分离液)主要有聚蔗糖-泛影葡胺(Ficoll-Urografin)、Percoll、蔗糖和CsCl。其中,蔗糖和CsCl由于其高渗性,并不适用于HSPC的分离纯化。

1968年,Arne Bøyum首先用Ficoll成功分离淋巴细胞[3],至今,Ficoll分离纯化法已经成为使用广泛的一种细胞分离提纯的方法。Ficoll是蔗糖的多聚体,具有亲水性、高密度、低渗透压、无毒性的特点。高浓度的Ficoll溶液黏性高,易使细胞聚集,故通常使用60g/L的低浓度溶液,密度为1.020g/ml,添加比重为1.200g/ml的泛影葡胺(urografin)以增加密度。将适量的340g/L泛影葡胺加入Ficoll溶液中即可配制成密度合适的分离液。一般用于分离血细胞的分层液密度为1.077±0.001g/ml。国外常用商品Isopaque

或者 Hypaque，故又称 Ficoll-Hypaque 分离液。这种方法分离单个核细胞纯度可达 95%，淋巴细胞约占 90%～95%，细胞获得率可达 80%以上。需要说明的是，该方法中细胞获得率的高低与室温有关，超过 25℃时会影响细胞获得率。

（一）主要试剂和材料

经抗凝的骨髓、脐血、动员的外周血；缓冲液（PBS 或 Hank's 液）；淋巴细胞分离液（Ficoll）。

（二）具体操作步骤

（1）将肝素化的全血用 PBS 缓冲液或 Hank's 液按一定比例（全血与缓冲液按 1∶1 或 1∶2）稀释。

（2）分离液与原全血体积比按 1∶1 稀释，将稀释后的全血缓慢叠加在预先置于离心管底层的分离液上，使两者形成一个清晰的分界面。

（3）室温，无刹车 1800r/min，离心 15～30min，离心管中会出现不同层次的带。红细胞（密度 1.093g/ml）和粒细胞（密度 1.092g/ml）密度大于分离液，同时因红细胞遇 Ficoll 而凝集成串钱状沉积于离心管底；密度较小的血小板悬浮于血浆中；单个核细胞（包括造血干/祖细胞、淋巴细胞和单核细胞）与分离液密度相当，密集在血浆层和分离液之间，呈白膜状（图 15.1）。

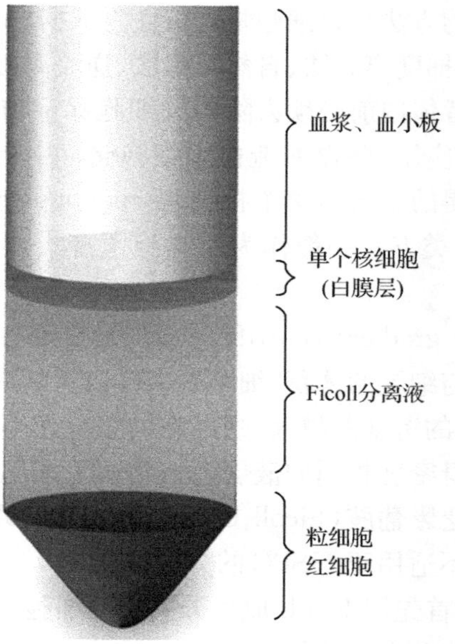

图 15.1　Ficoll 分离法离心后的分层

（4）小心缓慢吸取中间的白膜层移至新离心管内，每管加入 PBS 缓冲液或 Hank's 液，1500r/min，离心 10～15min。

（5）弃去上清，加适量 PBS 缓冲液或 Hank's 液，再洗涤一次，两次洗涤以去除残存的 Ficoll。

(6) 培养基重悬细胞，计数。

Percoll 是一种聚乙烯吡咯烷酮处理的硅胶颗粒混合悬液，悬液的硅胶颗粒大小不一，经过高速离心后，可形成一个从管底到液面密度逐渐递减的连续密度梯度，将密度不同的细胞分离纯化，还可以将受损细胞及碎片与完好细胞分离。由于 Percoll 分层液分离操作流程较长，手续较多，现已较少使用。

具体步骤如下。

(1) 制备不同密度 Percoll 溶液：9 份 Percoll 储存液与 1 份 10×PBS 缓冲液或生理盐水混合，配成等渗 Percoll 悬液，该等渗悬液被认为是 100% Percoll，然后用 PBS 或生理盐水稀释 100%Percoll 从而获得所需浓度的 Percoll 分离液。例如，淋巴细胞应使用 1.0777g/ml，配制时用稀释液稀释至 60%即可(Percoll 浓度与对应比重详见图 15.2)。

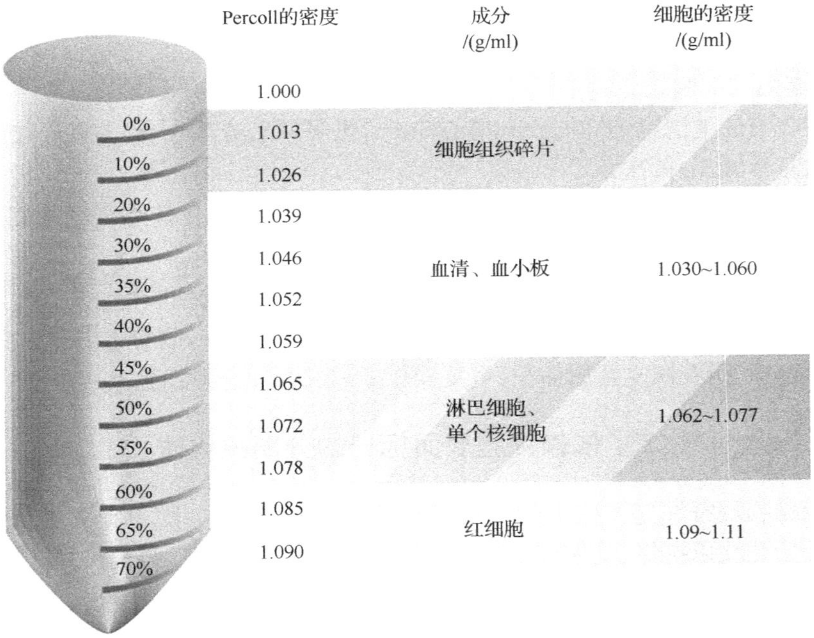

图 15.2　Percoll 浓度及其对应密度

(2) 制备不连续密度梯度 Percoll 层：可以先用牛血清湿润试管壁，弃去血清，这样预处理可使逐层叠加的 Percoll 液平稳沿管壁流下，使形成满意的界面。将不同浓度 Percoll 小心逐层铺于离心管内，使形成一个从管底到液面密度逐渐递减的密度梯度。

(3) 将全血细胞悬液轻轻叠加在液面上，一般加样体积不宜过大，细胞浓度也不宜过高，否则会影响细胞的分离和回收率。

(4) 一般采用 1500r/min，离心 20～25min。离心后，可呈现不同细胞层。例如，用 60%Percoll 分离全血，离心后呈现 4 个细胞层，表层为死细胞残片和血小板；底层为粒细胞和红细胞；中间两层中上层富含单个核细胞(纯度 75%)，下层富含淋巴细胞(纯度 98%)。

值得注意的是，研究发现不同组织来源的 HSPC 密度不同，骨髓和脐血来源的 HSPC 密度约为 1.0720g/ml，外周血来源的 HSPC 为 1.0675g/ml[4]，因此在应用密度梯度离心法时要选择恰当密度的分离液。

此外还有自然沉降法，该方法选择性地使细胞发生凝集，加速细胞沉降，使之更快地从血细胞悬液中沉降出去。此方法通常用于快速去除大量成熟红细胞，而不会对有核细胞造成太大的损失。常见的用于自然沉降的试剂有羟乙基淀粉、明胶及甲基纤维素等。

羟乙基淀粉(hydroxyethyl starch，HES)是一种血浆代用品，对细胞生物学功能无不良影响，完全可以用于重建造血。分离人单个核细胞一般多用 6.0%的 HES，HES 分离法病原菌污染机会少，且单个核细胞、HSPC 的回收率较高，对重建造血无不良影响，是一种较好的分离方法[5]。具体分离纯化步骤如下(以分离脐带血为例)。

(1) 按脐带血：羟乙基淀粉体积比 5：1 的比例加入 6.0%的羟乙基淀粉(其终浓度 1%)，充分混匀，但不要过于用力吹打，静置 45～60min 自然沉降红细胞。

(2) 沉降后，可分为清晰的两层，上层富含有核细胞，下层为红细胞。小心吸取上清有核细胞，弃去红细胞。

(3) 将收集的上清以 1800r/min 离心 5min，再吸取上清部分，弃去下层红细胞。

(4) 重复步骤(3)两次。

目前有改良 HES 法，是在一般 HES 法的基础上给予氯化铵除去红细胞，以减少分离纯化的体积[6]。

研究发现，明胶(gelatin)自然沉降法对 HSPC 也有较高的回收率[7,8]。将 3g/dl 明胶(即 3.0%明胶)与等量 1：2 稀释的脐血混合，室温静置 30min，收集上层富含白细胞的血浆层，再用 3g/dl 明胶恢复至原体积，重复操作 2～3 次，即获得细胞。

二、依赖细胞表面标记的分离纯化法

由于依据物理特性分离纯化获得的 HSPC 纯度仍然较低，随着单克隆抗体的问世，研究者们开始建立以抗体、受体等细胞表面标记为载体的 HSPC 分离纯化方法。最常用来分离纯化 HSPC 的特异性单克隆抗体 CD34，是实验和临床应用中被人们普遍认同的 HSPC 的代表性表面标志，其表达量随着细胞的分化成熟逐渐减少直至消失。正常人骨髓细胞中约有 1%～4%为 $CD34^+$ 细胞，外周血中仅<0.1%。$CD34^+$ 细胞仍是一个异质性的细胞群体，其选择性表达于早期 HSPC，可进一步分为 $CD34^+CD45^+$ 和 $CD34^+CD45^-$、$CD34^+CD38^-$ 和 $CD34^+CD38^+$ 亚群。其中 HSPC 仅占 $CD34^+CD38^-$ 细胞群中的很少一部分。此外，有研究者提出另一种 HSPC 的表面标记 CD133(AC133)，它是一种抗干细胞糖蛋白抗原的单克隆 IgG 抗体，由一种新型杂交瘤细胞系所产生，主要表达于胎肝、骨髓、脐血和外周血来源的 HSPC[9,10]。进一步的研究发现 $CD133^+CD34^-$ 细胞在体外培养过程中可以向 $CD34^+$ 细胞转化[11]，证实 CD133 是更为原始的 HSPC 的表面标记[12,13]。因此，研究者认为 CD133 可替代 CD34 而作为用于分离纯化 HSPC 的标志。

目前，表面标记介导的 HSPC 分离技术主要有流式细胞仪分选法(即荧光活化细胞分选技术)、免疫磁珠分离法(磁活化细胞筛选)等。

（一）荧光活化细胞分选技术(fluorescence activated cell sorting,FACS)

1. 原理

FACS是流式细胞技术之一,该技术以每个细胞的光散射和荧光特征为基础,将特定的细胞从细胞群体中分选出来[14]。经荧光染色或标记的单个核细胞悬液在流式细胞仪的作用下,以微滴的形式通过激光束,不同标记的细胞将带不同电荷,在强大的磁场的中,带电荷不同的细胞被分别筛选到不同的容器,进而达到高精度的分离[15]。随着技术的日趋完善和新荧光标记物的不断发现,FACS已成为目前公认的细胞分选的技术之一。另外,流式细胞技术还可对分离纯化后的$CD34^+$细胞进行纯度检测,以便评估HSPC的质与量。

2. 特点

FACS分离纯化的细胞纯度高、回收率高,而且目前的三色荧光流式细胞仪可以直接用于分选$CD34^+$细胞亚群。但该方法的局限性在于分离纯化过程需要的细胞量较大,分选速度慢,装置价格昂贵,且较难保持无菌,目前并不适于临床应用。

（二）磁活化细胞筛选(magnetic actived cell sorting,MACS)

MACS技术的出现为细胞分离纯化提供了更为简化的程序,且提高了分离纯化的效率,目前正逐渐替代离心分选、流式分选等传统分离纯化技术。

1. 原理

MACS又称免疫磁珠法,是结合了免疫磁性和生物素-亲和素两种原理的细胞分离纯化方法。该技术的主要组成成分为MACS微磁珠、MACS分选柱和MACS分选器。磁珠是直径微小、大小均一的磁性金属小微粒,该磁性微粒包被有单克隆抗体(一般称之为二抗),其能够特异性地与标记有一抗的细胞或细胞表面抗原结合。通过外加磁场(MACS分选器)的作用,使结合有靶细胞的磁珠被滞留在分选柱中,进而达到对靶细胞富集纯化的目的[16,17]。依据磁性标记的细胞不同,该方法可分为阳性选择和阴性选择。阳性选择即在磁场作用下滞留与免疫磁珠结合的阳性细胞(即HSPC)。它具有细胞回收率高的特点,尤其适合分离纯化稀有细胞。阴性选择又称为去除分选,是通过标记除去样品中非HSPC成分从而达到分离,因此这种方法分离出来的HSPC由于不与磁珠直接接触,不易被破坏,也不需要进行磁珠与目的细胞解离,但其不足之处在于分离纯化效率低。现阶段随着分离纯化技术的迅速发展,MACS所用的超顺磁性的磁珠能够被细胞降解,且不会激活或者影响细胞的功能和活力,因此即使是阳性选择法,在细胞分离后也无需去除磁珠即可进行后续实验研究[18]。

2. 特点

MACS技术具有快速、高纯度、高产量、不影响分离细胞的后续培养、分离得到的细胞可直接上流式细胞仪进行纯度检测等优点，近年来得到了较广泛的使用。但该方法分离提纯的效率容易受到磁珠质量的影响，而且由于磁珠、分选柱是一次性使用的，实验成本较高，条件要求较严格。

根据 MACS 分离原理，Miltenyi 公司开发了 CliniMACS 细胞分选仪（clinical scale of magnetic-activated cell sorting system)，这是世界上最早被批准应用于临床大规模分离提纯 HSPC 的系统[19]。该分选系统能够在封闭、无菌的条件下，高效率地分离纯化出大量 $CD34^+$ 细胞，$CD34^+$ 细胞纯度可达 95%以上，并可有效地去除 T、B 淋巴细胞，分选得到的细胞可以直接应用于临床造血干细胞移植等治疗。

近年来，StemCell 公司的 EasySep® 技术采用磁性亚微粒和无分选柱等分离介质的体系，避免了不可重复利用的分选柱的使用，并且操作更简便，已被广泛应用于科研中[20]。

由于根据物理学特性分离纯化到的 HSPC 远不能满足研究对细胞数量和纯度的要求，并且直接使用 FACS 或 MACS 的方法进行 HSPC 分离纯化往往会使样本的体积过大。因此，目前研究中多将基于细胞的物理特性和生物学特性的分离纯化方法相结合，通常可以获得较好的效果。通过合理地综合应用两种或两种以上不同的分离纯化方法，细胞的回收率较高，细胞纯度、活力等方面才可取得较满意的效果。例如，先使用密度梯度离心法对 HSPC 进行富集，再采用 FACS 或 MASC 技术纯化细胞。

20 世纪 90 年代研究发现，根据凝集素受体同样可以分离 HSPC。因 HSPC 表面表达多种凝集素受体，利用不同凝集素及其亚型与 HSPC 结合量的差异可使不同类型的造血干细胞得到有效的分离。例如，RPR CELLector SBA 方法，以大豆凝集素（soybean agglutinin，SBA)为标志，将 $CD34^+$ 细胞分为 $CD34^+SBA^-$ 和 $CD34^+SBA^+$ 两个亚群，其中 $CD34^+SBA^-$ 为 HSPC[21,22]。由于多方面的原因，凝集素受体分离方法目前已很少使用。

第二节　体外造血干/祖细胞检测分析方法

目前，鉴定 HSPC 尚缺乏准确、特异的细胞表面标记，并且由于伦理、道德和法律的限制，在人体内进行检测 HSPC 的体内造血重建实验不具可行性。因此，一直以来如何检测人 HSPC 是困扰研究者们的难点。自 20 世纪 90 年代，学者们通过模拟人体内的造血微环境和造血过程，逐渐建立了体外造血模型，可在人体外观察 HSPC 自我更新、多向分化的生物特性，间接检测、判断 HSPC 的存在及其功能特征。现阶段被公认的体外检测方法主要有：长期培养起始细胞检测、鹅卵石样区域形成细胞检测、高增殖潜能集落形成细胞检测、原始细胞集落形成细胞检测、混合集落检测等。本节主要对体外的多种检测方法进行扼要介绍。

1. 长期培养起始细胞检测（long-term culture initiating cell assay，LTC-IC）

1989 年，应用 Deter[23] 创建的细胞体外长期培养技术，Sutherland 等对人骨髓细胞长期培养过程中发现了早期未成熟的造血干细胞，称为长期培养起始细胞（LTC-IC），其表型为 $CD34^+Thy^+CD38^{\pm}CD71^{\pm}c\text{-}kit^{\pm}CD45RO^+CD45RA^-Rh^{dull}$[24]，是骨髓基质细胞的支持下生长 5～8 周所产生的造血细胞[25]。LTC-IC 培养体系借助于造血细胞和基质各组分间相互作用以及基质细胞分泌的可溶性因子的调控，在不添加或添加外源性造血相关因子的情况下，支持 HSPC 的增殖分化。但研究中发现，在长期培养超过 2 周后，仅有不到 20%的 LTC-IC 能够保留下来[26]。此外，该方法并不能够评估造血重建的能力，仅从功能方面对原始造血干细胞进行检测。

至今，研究者们已经建立了多种 LTC-IC 培养体系[27,28]，其基本方法如下。

(1) 建立细胞基质层。用于预先建立的基质层主要包括纤维细胞、内皮细胞、巨噬细胞和脂肪细胞等，研究中常用作基质层的细胞有 FBMD-1(flask bone marrow dexter-1)、MS-5、AFT1024[29]及 MSC 等。基质层细胞需要经射线(如^{60}钴 20Gy)照射或者经丝裂霉素 C 处理，以抑制细胞增殖。其中，FBMD-1 是一种具有接触抑制生长特性的细胞，当达到一定融合度时其将停止增殖[30]，故 FBMD-1 作基质层不需进行照射。

(2) 将待检测骨髓细胞或者 HSPC 接种于基质层上，共培养 5～8 周。

(3) 结果检测：5～8 周之后收集上层细胞，接种于半固体培养基(甲基纤维素等)继续培养 7～14 天，观察测定 LTC-IC 数及集落形成单位数。也有研究采用极限稀释法(limiting dilution assay)对 LTC-IC 发生率进行检测[31,32]。

继 LTC-IC 学者们又发现了更加原始的造血细胞群，即延长的长期培养起始细胞(extended long-term culture initiating cell，ELTC-IC)，其是生长 60～100 天所产生的细胞群体，细胞增殖期出现晚，能生成更多的子细胞[33,34]。

2. 鹅卵石样区域形成细胞(cobblestone area-forming cell，CAFC)检测

CAFC 实验是检测比 LTC-IC 更早期 HSPC 的方法[35]，是在 LTC-IC 检测法的基础上改进得到的基质层依赖的长期骨髓培养法。主要的方法与 LTC-IC 实验方法类似，以致死剂量照射细胞或直接以 FBMD-1 细胞作为基质细胞层，将骨髓细胞接种于基质细胞层上培养 10～28 天，干/祖细胞潜伏到基质细胞层下方，以大于 6 个细胞数聚集形成鹅卵石区(cobblestone area，CA)(图 15.3)，通过每周观察卵石样造血区域形成情况来判定

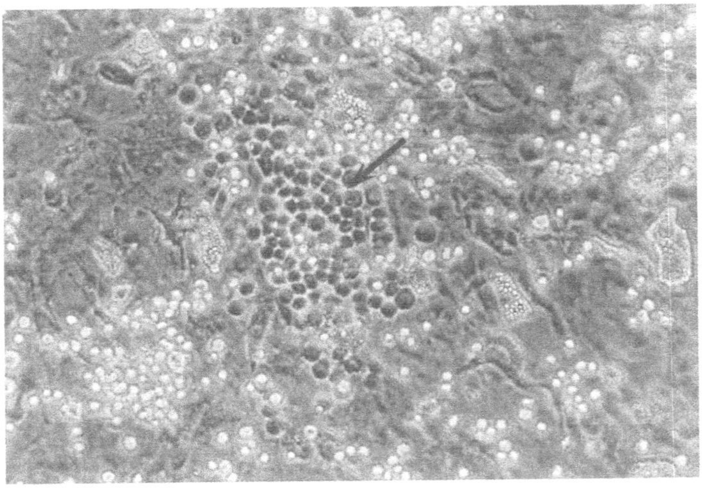

图 15.3　鹅卵石形成区

HSPC 的特性[36]。与 LTC-IC 法相比，CAFC 法是一种更能够全面评估 HSPC 生物特性的方法，在较短的培养时间内，其定量地反映细胞的增殖，同时体现细胞的分化情况[32,36]。但由于该方法受基质层细胞状态和培养条件等多个因素的影响，检测结果在不同实验室间稳定性较差，对于其是否真正能检测造血干细胞也比较有争议。

LTC-IC 和 CAFC 两个检测体系条件下，HSPC 的红系造血潜能迅速丧失，并且缺乏淋巴系的分化，因而以上两个检测方法尚不能够完全地反映 HSPC 的造血功能。

3. 高增殖潜能集落形成祖细胞(high proliferative potential colony forming cell，HPP-CFC)检测

高增殖潜能集落形成祖细胞(HPP-CFC)是由 Bradley 和 Hodgson 在小鼠骨髓中发现的一类具有原始造血细胞特性的细胞[37]，其具有自我更新、多向分化潜能和造血重建能力。目前认为，HPP-CFC 是体外培养条件下最原始的造血细胞。HPP-CFC 在体外半固体琼脂培养基中培养 10～14 天后形成直径＞0.5mm 的大集落，每个 HPP-CFC 克隆含 50 000 个以上细胞[38,39]。HPP-CFC 具有以下特点：在体内对细胞毒药物 5-氟尿嘧啶(5-FU)及 4-羟基环磷酰胺(4-HC)有相对耐受性；有向粒系、巨核系、巨噬系等多系分化的潜能；对多种造血相关细胞因子有反应性且具有一定的依赖性。小鼠 HPP-CFC 在不同造血相关细胞因子的刺激下可被分为 4 个亚群：HPP-CFC-1、HPP-CFC-2、HPP-CFC-3 以及后来发现的 pre-HPP-CFC[40]。①集落刺激因子(colony stimulating factor-1，CSF-1)、IL-3 和 IL-1 共同刺激下形成 HPP-CFC-1，其属高度静息的不均一细胞群，能够向相对成熟的 HPP-CFC-2 增殖分化，表型分析其为 Rh^{dull}。②HPP-CFC-2 与定向祖细胞更接近，由 CSF-1＋IL3 共同作用得到，表达 Rh^{bright}，高剂量 5-FU 对其有致死作用。③HPP-CFC-3 属更成熟细胞群，由 CSF-1、IL-3、GM-CSF 等单个细胞因子作用产生的，同样表达 Rh^{bright}，且更易被 5-FU 清除。④pre-HPP-CFC 是 HPP-CFC 对 CSF-1＋IL3＋IL-1＋SCF 或 IL-6 等因子联合作用起反应产生的巨大集落，研究证实其是比 HPP-CFC-1 更为原始的 HPP-CFC。人体内，HPP-CFC 存在于骨髓、脐带血、胎肝中，研究提示人体内 HPP-CFC 多相当于小鼠的 HPP-CFC-2。

HPP-CFC 检测的基本方法：取体内注射了 5-FU 的小鼠或者经 5-FU 化疗的患者的骨髓单个核细胞，培养 4 周后观察细胞集落形成情况，用微尺测量集落直径，直径＞0.5mm 者为 HPP-CFC。现阶段，对 HPP-CFC 的研究多取骨髓等组织的单个核细胞，通过外源性添加重组细胞因子进行检测[41,42]。

与其他检测法相比，由于 HPP-CFC 检测完全应用重组细胞因子，集落形成率较高，条件易控制，结果相对稳定，是评价 HSPC 增殖分化的可靠指标。

4. 原始集落形成细胞(blast colony forming cell，BL-CFC)检测

原始集落形成细胞(BL-CFC)是表达 $lineage^{-}$ Kit^{+} $Sca1^{+}$ $CD34^{-}$ $Flt3R^{-}$ 的早期造血细胞，其在体外适当的条件下半固体培养基培养 18～32 天后，形成由形态上未分化细胞组成的小集落(大于 25 个细胞)[43,44]。这种细胞具有高度再克隆能力和自我更新潜能，并有生成多系定向祖细胞的能力，其在分化程度上相当于 HPP-CFC 或更早，被认为是至今体外检测 HSPC 自我更新、多向分化等生物特性理想的细胞系。目前有研究发现小鼠骨髓 BL-CFC 包括两个不同的细胞群:BL-CFC-S 和 BL-CFC-F[45,46],在干细胞因子(stem cell factor,SCF)和 IL-6 共同刺激下形成多中心的 BL-CFC,即 BL-CFC-S;而 Flt3 配体(Flt3 ligand,FL)和 IL-6 刺激产生散在的 BL-CFC-F。两者相比,前者比后者分化为粒细胞系的能力更显著,而后者则具有更强的分化为 T、B 淋巴细胞系的能力。

检测的基本方法:骨髓细胞接种于含 0.3%琼脂的培养体系中,SCF 和 IL-6 刺激促进 BL-CFC 形成,培养 7～14 天,无菌移液管取单个原始集落进行再培养后观察。

5. 混合集落(colony forming unit-mix,CFU-Mix)检测

混合集落实验又称为集落形成细胞实验,是在半固体培养基(琼脂、甲基纤维素或血浆凝块)中,培养 HSPC 12～16 天,形成的含有红系爆式集落形成单位(burst-forming units-erythroid,BFU-E)、红系集落形成单位(colony-forming units-erythroid,CFU-E)、粒系集落形成单位(colony-forming units-granulocytes CFU-G)、巨噬集落形成单位(colony-forming units-monocytes/macrophages,CFU-M)、粒巨噬系集落形成单位(colony-forming units-granulocytes/macrophages, CFU-GM)和混合系(colony forming unit-granulocyte,eythrocyte,macrophage,megakaryocyte,CFU-GEMM)多个造血细胞系列的集落。这些集落形成细胞大致相当于较晚期的 CFU-S,比 LTRC 成熟。通过观察集落形成的种类、数量、大小,从而实现 HSPC 生物特性的检测。CFU-Mix 培养体系中一般较少形成巨核系细胞,其主要测定原始造血干细胞的多向分化潜能,而不能支持原始细胞的增殖。此外,HSPC 向 T、B 淋巴细胞的分化潜能也不能通过该体系检测,需凭借特殊培养体系进行[47～49]。

第三节　造血干/祖细胞体内造血重建研究方法

体外检测技术仅从干、祖细胞的自我更新、多向分化的生物特性方面进行鉴定,不能够很好地评估 HSPC 的造血重建能力[50],因而体内造血重建是检测 HSPC 特性和功能必不可少的技术。小鼠体内建立造血重建模型是现阶段常用的研究技术。目前,早期造血干细胞的体内检测方法主要包括脾集落形成单位法和长期体内造血功能重建法,如免疫缺陷小鼠重建细胞 (SCID-repopulating cell,SRC)定量分析方法、胎羊宫内移植实验。

1. 脾集落形成单位(colony-forming unit-spleen,CFU-S)实验

1961 年 Till 和 McCulloch 成功建立了体内检测小鼠 HSPC 的经典方法——脾集落单位形成 (CFU-S) 实验,将同种 HSPC 输入经致死剂量照射的小鼠体内,10～14 天可见小鼠脾内形成结节,它是由骨髓细胞增殖分化而来的细胞集落,单一造血干细胞增殖分化形成一个集落。输入的细胞数与生成的脾结节具有良好的线性关系,从而可以反映小鼠 HSPC 在脾脏定居和形成集落的能力[51,52]。该检测法属于短期(1～3 周)体内重建实验,检测的造血细胞比体外 CFC 早,只适用于啮齿类动物。

基本检测步骤如下。

(1) 放射线照射小鼠:用 X 射线或者 γ 射线对小鼠进行全身均照射,照射剂量 9～

11Gy(照射剂量应根据小鼠的品种、周龄等不同而调整)。

(2) 静脉注射干细胞悬液：照射后 24h 内，经尾静脉注入 HSC。

(3) 脾集落形成单位观察：注射 HSC 后第 8 天和第 14 天，处死小鼠取出脾，用多聚甲醛等固定液固定，用实体-显微镜或放大镜观察脾表面集落并计数。

(4) 组织切片观察：脾组织可采用石蜡包埋、HE 染色法制备切片进行观察计数。

2. 长期重建实验(long-term repopulating assay, LTRA)

LTRA 是检测 HSPC 的自我更新、多向分化等生物学特性的金标准，将 HSPC 输注给受致死剂量照射的小鼠或 SCID 小鼠，观察各系的长期造血重建或骨髓再植重建髓系造血的情况。其中能够重建小鼠造血的细胞称为长期重建造血细胞(long-term repopulating cell, LTRC)。有实验证实，LTRA 检测的长期重建造血细胞比 CFU-S 更早。LTRA 中常用 SCID(severe combined immunodeficient)小鼠和 NOD-SCID(nonobese diabetic-severe combined immunodeficient)小鼠模型作为干细胞移植受体，它们是一类 T、B 细胞功能缺乏但粒细胞和巨噬细胞的分布呈正常状态的小鼠，其全系造血细胞和非造血细胞均减少，且人的造血干细胞可植入其体内，所以 SCID 或 NOD-SCID 小鼠模型是用来探究人 HSPC 增殖、分化的理想动物模型。但由于这些小鼠对照射敏感，一般在 12 个月内死亡，因而使长期观察难以实现，其对检测人 HSPC 活性方面存在一些限制。此外，由于淋巴器官缺陷，在 SCID 小鼠体内人造血细胞向淋巴系分化受到影响。研究者们在 SCID 小鼠体内植入人胚胎期胸腺组织制成 SCID-hu 模型，弥补了 SCID 小鼠不能观察淋巴系造血重建这一缺陷[53]。在此基础上，研究者利用杂交技术还创建了其他 SCID 小鼠变异模型，如 NOD/LtSz-scid 小鼠、NOD/LtSz-scid IL2Rγ^{null}小鼠等[54,55]。

LTRA 方法主要包括以下三种。

(1) 竞争重建实验(competitive repopulation assay)：属于定性或者半定量研究 HSPC 的方法[56]，以重建单位(repopulation units, RU)和竞争重建单位(competitive repopulation units, CRU)两个指标来区别 HSPC 的数量和质量造成的结果差异。该方法是将有不同遗传学标志的两种造血干细胞同时输注给经致死剂量照射的小鼠，饲养小鼠 5 周以上，结果分析发现成熟细胞含量高或存在某种缺陷的 HSPC 将会受到抑制，从而观察不同来源 HSPC 的长期造血重建能力的差别以及某些因素对 HSPC 造血重建能力的影响[57,58]。

(2) 极限稀释法(limiting dilution assay)：是定量分析人 HSPC 中所含的重建细胞数的方法。它是通过将待检测 HSPC 进行一系列稀释，结合竞争重建实验方法，获得注射不同剂量 HSPC 的造血重建小鼠，应用 Poisson 统计方法对竞争重建单位(CRU)进行分析[59~61]。

(3) 多代移植(serial transplant assay)：检测造血干细胞自我更新最为严格的方法。取供者的 HSPC(一般为人 HSPC)移植入小鼠体内(即受体 1)(受体小鼠在接受移植前需照射或注射 5-FU 以达到清髓的目的)，培养约 6 个月后取受体 1 血再移植入另一只小鼠(即受体 2)，继续培养 6 个月后分析受体体内各系细胞的比例以及 HSPC 的数量变化，也有研究者继续进行更多代连续移植[62~64]。但由于所需时间长等多种因素限制，该方法尚较难实现和普及。

3. 胎羊宫内移植模型

胎羊宫内移植制备人/羊造血干细胞嵌合体是目前发现的最为可靠的检测人 HSPC 的动物模型，其中以绵羊子宫内胎羊移植系统应用较广泛。该模型是在胎羊免疫系统发育前即妊娠早、中期，经宫内注射法将人 HSPC 植入绵羊的胚胎，待绵羊出生后，通过 PCR、FACS、FISH 等技术追踪其体内人造血细胞及其各系的分布，从而判断移植的细胞是否具有长期重建多系造血的能力以及探究移植细胞的生物特性[65~67]。这一动物模型不仅能进行长期观察，而且可以作为产前诊断和治疗的手段[68]。

（李丽娜　韩忠朝）

参考文献

1. Rao S, Desai S, Goud A, et al. Umbilical cord blood as a source of CD34 positive haematopoietic stem cells. Indian J Med Res, 1995, 101: 28-30.
2. Reisbach G, Bartke I, Kempkes B, et al. Characterization of hemopoietic cell populations from human cord blood expressing c-kit. Exp Hematol, 1993, 21: 74-79.
3. Boyum A. Isolation of leucocytes from human blood. A two-phase system for removal of red cells with methylcellulose as erythrocyte-aggregating agent. Scand J Clin Lab Invest Suppl, 1968, 97: 9-29.
4. Recktenwald D, Radbruch A. Cell Separation Methods and Applications. New York: Marcel Dekker Inc. 1997: 20-23.
5. Rubinstein P, Dobrila L, Rosenfield R E, et al. Processing and cryopreservation of placental/umbilical cord blood for unrelated bone marrow reconstitution. Proc Natl Acad Sci USA, 1995, 92: 10119-10122.
6. Huang T, Li B, Lin H M. Methods of separating stem cells from umbilical cord blood. West China Medical Journal, 2007, 22: 345-348.
7. Sousa T, de Sousa M E, Godinho M I, et al. Umbilical cord blood processing: volume reduction and recovery of $CD34^+$ cells. Bone Marrow Transplant, 1997, 19: 311-313.
8. Pahwa R N, Fleischer A, Than S, et al. Successful hematopoietic reconstitution with transplantation of erythrocyte-depleted allogeneic human umbilical cord blood cells in a child with leukemia. Proc Natl Acad Sci USA, 1994, 91: 4485-4488.
9. Yin A H, Miraglia S, Zanjani E D, et al. AC133, a novel marker for human hematopoietic stem and progenitor cells. Blood, 1997, 90: 5002-5012.
10. Weigmann A, Corbeil D, Hellwig A, et al. Prominin, a novel microvilli-specific polytopic membrane protein of the apical surface of epithelial cells, is targeted to plasmalemmal protrusions of non-epithelial cells. Proc Natl Acad Sci USA, 1997, 94: 12425-12430.
11. Summers Y J, Heyworth C M, de Wynter E A, et al. $AC133^+$ G_0 cells from cord blood show a high incidence of long-term culture-initiating cells and a capacity for more than 100 million-fold amplification of colony-forming cells *in vitro*. Stem Cells, 2004, 22: 704-715.
12. Hemmoranta H, Hautaniemi S, Niemi J, et al. Transcriptional profiling reflects shared and unique characters for $CD34^+$ and $CD133^+$ cells. Stem Cells Dev, 2006, 15: 839-851.
13. Bissels U, Wild S, Tomiuk S, et al. Combined characterization of microRNA and mRNA profiles delineates early differentiation pathways of $CD133^+$ and $CD34^+$ hematopoietic stem and progenitor cells. Stem Cells, 2011, 29: 847-857.

14. Thomas T E, Abraham S J, Lansdorp P M. Flow cytometry and immunoselection of human stem cells. Methods Mol Med, 2002, 63: 29-57.
15. Reitsma M J, Lee B R, Uchida N. Method for purification of human hematopoietic stem cells by flow cytometry. Methods Mol Med, 2002, 63: 59-77.
16. Miltenyi S, Muller W, Weichel W, et al. High gradient magnetic cell separation with MACS. Cytometry, 1990, 11: 231-238.
17. Kato K, Radbruch A. Isolation and characterization of CD34$^+$ hematopoietic stem cells from human peripheral blood by high-gradient magnetic cell sorting. Cytometry, 1993, 14: 384-392.
18. Handgretinger R, Lang P, Schumm M, et al. Isolation and transplantation of autologous peripheral CD34$^+$ progenitor cells highly purified by magnetic-activated cell sorting. Bone Marrow Transplant, 1998, 21: 987-993.
19. Chou T, Sano M, Ogura M, et al. Isolation and transplantation of highly purified autologous peripheral CD34$^+$ progenitor cells: purging efficacy, hematopoietic reconstitution following high dose chemotherapy in patients with breast cancer: results of a feasibility study in Japan. Breast Cancer, 2005, 12: 178-188.
20. Wognum A W, Eaves A C, Thomas T E. Identification and isolation of hematopoietic stem cells. Arch Med Res, 2003, 34: 461-475.
21. Panterne B, Hatzfeld A, Sansilvestri P, et al. IL-3, GM-CSF and CSF-1 modulate c-fms mRNA more rapidly in human early monocytic progenitors than in mature or transformed monocytic cells. J Cell Sci, 1996, 109 (Pt 7): 1795-1801.
22. Lebkowski J S, Schain L R, Okrongly D, et al. Rapid isolation of human CD34 hematopoietic stem cells—purging of human tumor cells. Transplantation, 1992, 53: 1011-1019.
23. Dexter T M, Allen T D, Lajtha L G. Conditions controlling the proliferation of haemopoietic stem cells in vitro. J Cell Physiol, 1977, 91: 335-344.
24. 章静波,宗书东,马文丽. 干细胞学. 北京:中国协和医科大学出版社,2002:88.
25. Sutherland H J, Eaves C J, Eaves A C, et al. Characterization and partial purification of human marrow cells capable of initiating long-term hematopoiesis *in vitro*. Blood, 1989, 74: 1563-1570.
26. Verfaillie C M, Catanzarro P M, Li W N. Macrophage inflammatory protein 1 alpha, interleukin 3 and diffusible marrow stromal factors maintain human hematopoietic stem cells for at least eight weeks *in vitro*. J Exp Med, 1994, 179: 643-649.
27. Sutherland H J, Lansdorp P M, Henkelman D H, et al. Functional characterization of individual human hematopoietic stem cells cultured at limiting dilution on supportive marrow stromal layers. Proc Natl Acad Sci USA, 1990, 87: 3584-3588.
28. Bakhshi T, Zabriskie R C, Bodie S, et al. Mesenchymal stem cells from the Wharton's jelly of umbilical cord segments provide stromal support for the maintenance of cord blood hematopoietic stem cells during long-term *ex vivo* culture. Transfusion, 2008, 48: 2638-2644.
29. Moore K A, Ema H, Lemischka I R. *In vitro* maintenance of highly purified, transplantable hematopoietic stem cells. Blood, 1997, 89: 4337-4347.
30. Neben S, Anklesaria P, Greenberger J, et al. Quantitation of murine hematopoietic stem cells *in vitro* by limiting dilution analysis of cobblestone area formation on a clonal stromal cell line. Exp Hematol, 1993, 21: 438-443.
31. Nicol A, Nieda M, Donaldson C, et al. Cryopreserved human bone marrow stroma is fully functional *in vitro*. Br J Haematol, 1996, 94: 258-265.
32. Denning-Kendall P, Singha S, Bradley B, et al. Cobblestone area-forming cells in human cord blood are heterogeneous and differ from long-term culture-initiating cells. Stem Cells, 2003, 21: 694-701.
33. Hao Q L, Thiemann F T, Petersen D, et al. Extended long-term culture reveals a highly quiescent and primitive human hematopoietic progenitor population. Blood, 1996, 88: 3306-3313.
34. Ramsfjell V, Bryder D, Bjorgvinsdottir H, et al. Distinct requirements for optimal growth and *in vitro* expansion of

human CD34(+)CD38(−) bone marrow long-term culture-initiating cells (LTC-IC), extended LTC-IC, and murine *in vivo* long-term reconstituting stem cells. Blood, 1999, 94: 4093-4102.

35. Walenda T, Bokermann G, Jost E, et al. Serum after autologous transplantation stimulates proliferation and expansion of human hematopoietic progenitor cells. PLoS One, 2011, 6: e18012.

36. Bouzianas D G. Cobblestone area measuring (CAM) assay: a new way of assessing the potential of human haemopoietic stem cells. Methods Cell Sci, 2003, 25: 201-210.

37. Bradley T R, Hodgson G S. Detection of primitive macrophage progenitor cells in mouse bone marrow. Blood, 1979, 54: 1446-1450.

38. Bradley T R, Hodgson G S, Bertoncello I. High proliferative potential colony forming cells. Methods Mol Biol, 1990, 5: 289-297.

39. Bertoncello I, Kriegler A B. High proliforative protential colony-forming cells. Methods Mol Biol, 1997, 265-272.

40. Kriegler A B, Verschoor S M, Bernardo D, et al. The relationship between different high proliferative potential colony-forming cells in mouse bone marrow. Exp Hematol, 1994, 22: 432-440.

41. Liu B, Sun Y, Jiang F, et al. Disruption of Smad5 gene leads to enhanced proliferation of high-proliferative potential precursors during embryonic hematopoiesis. Blood, 2003, 101: 124-133.

42. Zhang K, Hou R, Niu X, et al. Decreased colony formation of high proliferative potential colony-forming cells and granulocyte-macrophage colony-forming units and increased Hes-1 expression in bone marrow mononuclear cells from patients with psoriasis. Br J Dermatol, 2010, 163: 93-101.

43. Degliantoni G, Mangoni L, Rizzoli V. Normal blast colony formation: an *in vitro* tool for monitoring human bone marrow 'purging'. Bone Marrow Transplant, 1986, 1: 209-213.

44. Metcalf D, Ng A, Mifsud S, et al. Multipotential hematopoietic blast colony-forming cells exhibit delays in self-generation and lineage commitment. Proc Natl Acad Sci USA, 2010, 107: 16257-16261.

45. Metcalf D, Greig K T, de Graaf C A, et al. Two distinct types of murine blast colony-forming cells are multipotential hematopoietic precursors. Proceedings of the National Academy of Sciences, 2008, 105: 18501-18506.

46. Metcalf D, Ng A P, Loughran S J, et al. Murine hematopoietic blast colony-forming cells and their progeny have distinctive membrane marker profiles. Proc Natl Acad Sci USA, 2009, 106: 19102-19107.

47. Schmitt T M, Zuniga-Pflucker J C. Induction of T cell development from hematopoietic progenitor cells by delta-like-1 *in vitro*. Immunity, 2002, 17: 749-756.

48. La Motte-Mohs R N, Herer E, Zuniga-Pflucker J C. Induction of T-cell development from human cord blood hematopoietic stem cells by Delta-like 1 *in vitro*. Blood, 2005, 105: 1431-1439.

49. Kutlesa S, Zayas J, Valle A, et al. T-cell differentiation of multipotent hematopoietic cell line EML in the OP9-DL1 coculture system. Exp Hematol, 2009, 37: 909-923.

50. Lemieux M E, Rebel V I, Lansdorp P M, et al. Characterization and purification of a primitive hematopoietic cell type in adult mouse marrow capable of lymphomyeloid differentiation in long-term marrow "switch" cultures. Blood, 1995, 86: 1339-1347.

51. Till J E. Radiation effects on the division cycle of mammalian cells *in vitro*. Ann N Y Acad Sci, 1961, 95: 911-919.

52. Till J E, Mc C E. A direct measurement of the radiation sensitivity of normal mouse bone marrow cells. Radiat Res, 1961, 14: 213-222.

53. McCune J M. Development and applications of the SCID-hu mouse model. Semin Immunol, 1996, 8: 187-196.

54. Greiner D L, Hesselton R A, Shultz L D. SCID mouse models of human stem cell engraftment. Stem Cells, 1998, 16: 166-177.

55. Shultz L D, Lyons B L, Burzenski L M, et al. Human lymphoid and myeloid cell development in NOD/LtSz-scid IL2R gamma null mice engrafted with mobilized human hemopoietic stem cells. J Immunol, 2005, 174: 6477-6489.

56. Micklem H S, Ford C E, Evans E P, et al. Competitive *in vivo* proliferation of foetal and adult haematopoietic cells in lethally irradiated mice. J Cell Physiol, 1972, 79: 293-298.

57. Harrison D E. Competitive repopulation: a new assay for long-term stem cell functional capacity. Blood, 1980, 55: 77-81.

58. Szilvassy S J, Humphries R K, Lansdorp P M, et al. Quantitative assay for totipotent reconstituting hematopoietic stem cells by a competitive repopulation strategy. Proc Natl Acad Sci USA, 1990, 87: 8736-8740.

59. Purton L E, Scadden D T. Limiting factors in murine hematopoietic stem cell assays. Cell Stem Cell, 2007, 1: 263-270.

60. Dykstra B, Olthof S, Schreuder J, et al. Clonal analysis reveals multiple functional defects of aged murine hematopoietic stem cells. J Exp Med, 2011, 208: 2691-2703.

61. Bonnefoix T, Callanan M. Accurate hematopoietic stem cell frequency estimates by fitting multicell Poisson models substituting to the single-hit Poisson model in limiting dilution transplantation assays. Blood, 2010, 116: 2472-2475.

62. Iscove N N, Nawa K. Hematopoietic stem cells expand during serial transplantation *in vivo* without apparent exhaustion. Curr Biol, 1997, 7: 805-808.

63. Plett P A, Frankovitz S M, Orschell C M. Distribution of marrow repopulating cells between bone marrow and spleen early after transplantation. Blood, 2003, 102: 2285-2291.

64. Sekulovic S, Gylfadottir V, Vulto I, et al. Prolonged self-renewal activity unmasks telomerase control of telomere homeostasis and function of mouse hematopoietic stem cells. Blood, 2011, 118: 1766-1773.

65. Zanjani E D, Almeida-Porada G, Flake A W. The human/sheep xenograft model: a large animal model of human hematopoiesis. Int J Hematol, 1996, 63: 179-192.

66. Zeng F, Chen M, Katsumata M, et al. Identification and characterization of engrafted human cells in human/goat xenogeneic transplantation chimerism. DNA Cell Biol, 2005, 24: 403-409.

67. Zeng F, Chen M J, Baldwin D A, et al. Multiorgan engraftment and differentiation of human cord blood $CD34^+$ Lin- cells in goats assessed by gene expression profiling. Proc Natl Acad Sci USA, 2006, 103: 7801-7806.

68. Zeng F, Chen M J, Huang W Y, et al. In utero transplantation of human hematopoetic stem cells into fetal goats under B-type ultrasonographic scan: an experimental model for the study of potential prenatal therapy. Eur J Obstet Gynecol Reprod Biol, 2005, 118: 170-173.

第十六章　间充质干细胞免疫调节研究相关方法

第一节　免疫系统概述

人体免疫系统是抵御病原微生物侵犯的保卫系统。人体的免疫系统由免疫器官、免疫细胞和免疫分子组成[1]。中枢免疫器官包括骨髓和胸腺，是免疫细胞发育成熟的场所。外周免疫器官包括脾脏、淋巴结和黏膜相关淋巴组织等，是免疫细胞聚集和免疫应答发生的场所。绝大部分免疫细胞从骨髓中的造血干细胞分化而来，而骨髓中的幼稚 T 细胞需迁移到胸腺发育为成熟的 T 细胞。免疫分子参与调节免疫细胞的功能或介导免疫反应，主要包括补体、抗体和细胞因子。

机体的免疫系统可分为固有免疫系统和适应性免疫系统[1]。固有免疫是机体抵抗外界有害病原体入侵的第一道防线，主要由上皮细胞屏障、吞噬细胞(巨噬细胞和粒细胞)、树突状细胞(dendritic cell, DC)、自然杀伤(nature killer cell, NK)细胞、补体和细胞因子等免疫分子组成。固有免疫应答发生迅速，但特异性差，持续时间短。DC 是启动 T 细胞免疫应答的关键抗原提呈细胞。不成熟的 DC 摄取微生物抗原，处理抗原形成主要组织相容性抗原(major histocompatibility complex, MHC)分子-抗原肽复合物，同时 DC 分化成熟，表现为 MHC 分子、共刺激分子 CD80 和 CD86 的表达显著增高，提呈 MHC 分子-抗原肽复合物给 T 细胞，启动 T 细胞免疫应答。相反，不成熟 DC 表达低水平的共刺激分子，提呈抗原后不能活化 T 细胞而诱导 T 细胞无能，参与外周免疫耐受[2]。DC、巨噬细胞及上皮细胞等固有免疫细胞表达多种类型的模式识别受体(pathogen recognition receptor, PRR)，如 Toll 样受体(Toll like receptor, TLR) 和 NOD 样受体(NOD like receptor, NLR)等[3, 4]。TLR 识别多种病原微生物及其产物共有的、分子结构保守的病原相关模式分子(pathogen-associated molecular pattern, PAMP)，如 TLR4 识别革兰氏阴性菌的脂多糖。活化的细胞分泌多种细胞因子，促进机体的免疫应答，其中某些细胞因子可直接作用于 T 细胞，对 Th 细胞亚群的分化起决定作用，如活化的 DC 或巨噬细胞来源的 IL-12 促进 Th1 细胞的分化，IL-4 和 IL-10 促进 Th2 细胞的分化[5]。

适应性免疫主要由 T 细胞和 B 细胞组成[1]。通过分泌细胞因子和免疫球蛋白抗体，分别介导细胞免疫应答和体液免疫应答，适应性免疫应答发生慢，但效应持久而特异，并具有记忆能力。成熟的但未接触抗原的初始 T 细胞(naïve T cell, Tn)在外周识别 DC 提呈的 MHC 分子-抗原肽复合物，分化为不同类型的效应 T 细胞，发挥不同的效应功能。成熟 T 细胞根据膜表面标志和生物功能分为辅助性 $CD4^+$ T 细胞 (helper T cell, Th)和 $CD8^+$ 细胞毒 T 细胞(cytotoxic T lymphocyte, CTL)。Th 细胞主要通过分泌细胞因子，作用于其他细胞类型，包括巨噬细胞、B 细胞，影响它们的分化和功能。根据分泌的细胞因子和发挥的免疫效应不同，$CD4^+$ Th 细胞可分为 Th1、Th2 和 Th17 三类亚群[5]。Th1

细胞主要分泌 IFN-γ,参与抗胞内菌的细胞免疫;Th2 细胞主要分泌 IL-4,调节 B 细胞的功能和抗体的产生,参与抗寄生虫的体液免疫;Th17 细胞主要分泌 IL-17,招募和活化中性粒细胞,参与各种免疫和炎症的发生。滤泡辅助性 T 细胞(T follicular helper cell, Tfh)是最近明确的一种新的 $CD4^+$ T 细胞亚群,其主要功能是辅助 B 细胞参与体液免疫[6]。$CD8^+$ CTL 则主要通过释放颗粒酶、穿孔素、肿瘤坏死因子-α(TNF-α)或 FasL/Fas 通路直接杀死微生物感染或病变的细胞[7]。

除了免疫防御,机体免疫系统还执行免疫自身稳态(自稳)的维持功能。免疫自稳是指机体免疫系统维持内环境稳定的一种生理功能。该功能正常时,机体可及时清除体内损伤、衰老、变性的细胞和免疫复合物等异物,而对自身成分保持免疫耐受;该功能失调时,可发生生理功能紊乱或自身免疫性疾病。免疫耐受包括中枢免疫耐受和外周免疫耐受。中枢免疫耐受在胸腺中诱导,主要通过与自身抗原相互作用,克隆清除与自身抗原具有高亲和力的自身反应性 T 细胞(称为阴性选择)。但是中枢免疫耐受是不完全的,一些自身反应性 T 细胞能逃避阴性选择[8]。这样,外周免疫耐受机制对防止自身免疫应答和维持免疫稳态至关重要。多种存在于外周的细胞亚群具有调节免疫的功能,如 $CD4^+CD25^+$ 调节性 T 细胞(regulatory T cell, Treg)和耐受型 DC 等[9, 10],均积极参与外周免疫耐受的诱导。多种分子也对维持外周免疫耐受发挥必要的调节作用,如细胞因子转化生长因子-β (TGF-β)[11],抑制性受体如 CTLA4、PD-1[12],细胞内分子 E3 泛素连接酶 Cbl-b[13]。最近的研究表明,即使无外源性抗原的刺激,初始 T 细胞仍然需要转录因子 Foxp1 主动抑制其活化和效应功能产生,表明免疫稳态的维持是一个高度精密的主动维持过程[14]。

第二节 间充质干细胞的免疫调节功能及其机制

MSC 目前普遍接受的主要的免疫学特性是低免疫原性和免疫抑制能力。MSC 的低免疫原性表现为表达低水平的 MHC Ⅰ类分子、非组成性表达 MHC Ⅱ类分子、不表达共刺激分子。MSC 在体内的低免疫原性是源于发现移植的同源异种 MSC 能逃避受体的免疫监视[15]。最近的研究表明 MSC 并非绝对免疫豁免,而是在某些体内环境下可启动免疫反应[16]。

最早体现 MSC 的免疫抑制能力的最好的例子是输入同种异源的 MSC 能够有效治疗重症急性移植物抗宿主疾病(graft-versus-host disease, GVHD)[17]。体内外研究表明,MSC 能够抑制 T 细胞免疫反应。MSC 的靶细胞还包括众多其他类型的免疫细胞,如 B 细胞、NK 细胞、巨噬细胞等,调节这些细胞免疫生物学活性,如细胞因子的分泌、细胞毒活性等,最终诱导抗炎效应和/或免疫耐受状态[15, 18](表 16.1)。目前对 MSC 的免疫调节机制还不完全清楚,但是普遍认为 MSC 主要通过细胞间接触如 PD1-PD-L1,以及可溶性因子如一氧化氮(NO)、前列素 E2(PGE2)、吲哚胺 2,3-二氧化酶(IDO)、转化生长因子-β(TGF-β)、IL-10、IL-27 等发挥免疫抑制功能[15, 18]。拮抗任一分子均不能完全阻止 MSC 的免疫抑制功能,表明多种分子和细胞机制联合介导 MSC 的免疫抑制能力。

表 16.1　MSC 对主要免疫细胞的作用及机制

	MSC 的作用	可溶性分子	细胞-细胞接触或间接作用	对疾病的影响
初始 CD4$^+$ 或 CD8$^+$ T 细胞	抑制 TCR 刺激诱导的 T 细胞的扩增	Galeticin-1[24]、B7-H1[25]	通过抑制抗原提呈细胞的功能间接抑制 T 细胞的功能和增殖	
CD8$^+$细胞毒性 T 细胞	抑制 CTL 的增殖和细胞毒效应			抑制 GVHD
Th17 细胞	依据所处环境不同，抑制 Th17 细胞的产生，或者促进 Th17 细胞产生	IDO[31,69]、PGE2[30, 69]、CCL2[32]、HGF [33]、IL-6 和 TGF-β	细胞-细胞接触[30]	抑制 EAE 的疾病进程[32]
Foxp3$^+$调节性 T 细胞	促进初始 T 细胞向 Treg 的转化	PGE2、TGF-b、IDO、Galectin-1、HLA-G5	促进未成熟 DC 产生 TGF-β	诱导器官移植耐受和缓解自身免疫病
NKT 细胞	抑制 NKT 细胞扩增和 IFN-γ 产生，不影响细胞毒性[46,47]	PGE2[79]		调节感染、肿瘤、和自身免疫
γδ T 细胞	抑制 γδ T 细胞扩增，不影响细胞毒性[46, 47]	PGE2[79]		调节感染、肿瘤、和自身免疫
B 细胞	抑制 B 细胞的增殖及其向浆细胞分化		PD-PD-L1，通过作用于 T 细胞间接影响 B 细胞	
DC	抑制 DC 分化成熟；促进成熟 DC 向耐受型 DC 转变；刺激未成熟 DC TGF-β 的产生而促进 Treg 细胞生成	IL-6、PGE2[50]		
NK 细胞	抑制 NK 细胞的增殖、细胞因子分泌和细胞毒性	TGF-β[56]、PGE2[56]、IDO [57]	细胞-细胞接触[56]	抑制 NK 细胞的抗肿瘤效应
中性粒细胞	促进存活[60]；TLR3 或 TLR4 激活的 MSC 可增强中性粒细胞呼吸暴发[20]	IL-6、GM-CSF、IFN-β [20]		
巨噬细胞	抑制 TNF-α 和 IL-12 表达，促进 IL-10 表达。促进 M2 型调节性巨噬细胞产生[63, 64, 65]	IL-6[99]、PGE2[64]、IDO[62, 65]		抑制对自体组织的炎性损伤，抑制机体的抗感染能力

多种因素影响 MSC 的免疫调节能力，其中最重要的因素可能是细胞因子微环境。未活化的 MSC 的免疫调节功能较弱，而炎性因子如 IFN-γ、TNF-α和 IL-1 β可诱导或增强 MSC 的免疫抑制功能[19]。IFN-γ处理的 MSC 有显著增强的抑制 GVHD 的作用，这也反映在体内免疫炎症微环境对 MSC 免疫调节功能的重大影响。此外，MSC 也表达多种功能性的 TLR。最近研究表明 TLR 信号途径可能影响 MSC 的分化和免疫调节功能[20, 21]。有研究表明，TLR3 的刺激能使 MSC 分泌 IL-6、IFN-β和 GM-CSF 而促进中性粒细胞的存活和呼吸暴发功能，从而促进清除病原体的免疫反应[20]。最近时玉舫研究组发现 MSC 发挥免疫调节作用受到炎症反应状态和一氧化氮及 IDO 产生量的影响，当一氧化氮及 IDO 产生量较高的时候可以抑制免疫反应；反之，则可通过其产生的趋化因子对免疫细胞的募集来促进免疫反应[22]。因而在体内 MSC 的具体免疫调控作用取决于其所在的特定免疫微环境。

一、MSC 对 T 细胞功能的调节

T 细胞应答的主要特点是细胞增殖和分泌效应细胞因子。MSC 可抑制同种异源抗原、丝裂原和多克隆抗 CD3 和 CD28 抗体的刺激引起的 T 细胞增殖。早期研究认为 MSC 抑制 T 细胞增殖主要通过诱导 NO 依赖性的 T 细胞凋亡[23]或分泌和半乳糖凝集素-1(galectin-1)[24]，以及与 T 细胞之间的直接接触可能活化 B7-H1 通路导致 T 细胞增殖的抑制[25]。此外，MSC 还可通过抑制 DC 对 T 细胞的抗原提呈功能而间接抑制 T 细胞激活[26]。

MSC 对各种辅助性 T 细胞(Th)亚群的分化及功能有显著的影响。在 Th1 细胞的体外诱导分化条件下，MSC 降低 IFN-γ的生成，但提高 IL-4 的生成[27]。而在一种以 Th2 型反应为特征的气道过敏性疾病的体内模型中，MSC 通过诱导调节性 T 细胞产生而抑制 Th2 型反应发生，缓解疾病进程[29]。研究表明，MSC 通过分泌 PGE2、IDO[69]、CCL2[32]和 HGF[33]，或细胞-细胞接触的方式[30]，在体外抑制 Th17 细胞的产生和功能，诱导 Th17 细胞成为一种调节性细胞表型[31]，以及在体内抑制 EAE 的产生[32~35]。也有报道指出 MSC 可促进 Th17 细胞的产生[36~38]，表明 MSC 对 Th17 分化的影响取决于体内和体外的具体条件。

$CD8^+$细胞毒性 T 细胞(cytotoxic T lymphocyte, CTL)的细胞毒效应是介导抗病毒免疫和同种异源移植排斥的主要效应机制。MSC 可明显抑制同种异源抗原刺激的特异性 CTL 的增殖和细胞毒效应而缓解 GVHD 病。另外，MSC 可诱导具有免疫抑制功能的调节性 $CD8^+$ T 细胞产生，参与 MSC 对 GVHD 的抑制作用。然而，MSC 对病毒特异性 CTL 的抑制作用有限[39]。

二、MSC 对非常规 T 细胞的调节

$CD4^+CD25^+$ Treg 细胞对自身免疫耐受的诱导起至关重要的作用。体外研究表明 MSC 可能通过分泌 PGE2、TGF-β、IDO、Galectin-1、HLA-G5 促进 Treg 细胞的分化和增殖[40, 41]。体内研究发现 MSC 可促进 Treg 细胞的产生，从而诱导多种器官移植的耐受和

缓解自身免疫性疾病的病程[42~44]。此外，MSC 还可通过促进未成熟 DC 的 TGF-β 产生而诱导调节性 T 细胞的生成[45]。

非常规 T 细胞主要还包括γδ T 细胞和 NKT 细胞两类，γδ T 细胞和 NKT 细胞数量少，表达的 T 细胞受体(TCR)缺乏多样性，识别抗原谱窄，且不受 MHC 限制。γδ T 细胞和 NKT 细胞在固有免疫和适应性免疫之间起纽带作用，参与抗感染免疫、肿瘤排斥、自身免疫疾病的发病。研究表明，MSC 可通过分泌 PGE2 抑制γδ T 细胞和 NKT 细胞的扩增[46]。但 MSC 不影响 NKT 细胞或γδ T 细胞的细胞毒活性[46, 47]。另外，γδ T 细胞本身可以杀伤 MSC[46]，表明 MSC 与γδ T 细胞具有互相调节的能力[46]。

三、MSC 对 DC 的调节

MSC 可能通过分泌 IL-6、M-CSF 和 PGE2 等抑制 DC 的分化成熟，从而影响 T 细胞免疫应答反应[48]。MSC 还可通过刺激未成熟 DC 的 TGF-β 分泌而促进 $CD4^+CD25^+$ Treg 细胞的生成，间接调节 T 细胞应答的强度[45]。MSC 也可以直接作用于成熟 DC，降低其表面共刺激分子 B7.1、B7.2 和 CD40 的表达及细胞因子 TNF-α和 IL-12 的分泌，而 CD11b 表达上调，导致成熟 DC 向免疫耐受型不成熟 DC 表型转变，进而有效地抑制体内外 T 细胞增殖[49, 50]。

四、MSC 对 B 细胞的调节

B 细胞是适应性免疫应答的另外一个组成部分。体外 MSC 对外周成熟的 B 细胞的调节作用还未完全明确[51]，有研究表明 MSC 抑制 B 细胞的增殖和向分泌免疫球蛋白的浆细胞的分化，但不影响 B 细胞共刺激分子的表达和细胞因子的分泌[52, 53]。体内研究发现，注射 MSC 抑制小鼠实验性自身免疫脑脊髓炎(EAE)模型的抗原特异性抗体的产生[54]。不过，考虑到 B 细胞应答对 T 细胞的依赖性，如 Th2 细胞因子 IL-4、IL-5 和 IL-10 促进 B 细胞的增殖和免疫球蛋白的产生，MSC 可能也通过作用于 T 细胞间接影响 B 细胞。

五、MSC 对 NK 细胞的调节

NK 细胞是参与固有免疫应答的主要效应细胞，通过细胞毒活性和产生细胞因子如 IFN-γ、TNF-α等在抗感染和抗肿瘤免疫反应中发挥重要作用。体外 MSC 和 NK 细胞共培养引起 NK 细胞活化受体 NKp30、NKp44 和 NKG2D 的表达水平下调，MSC 抑制 IL-2 和 IL-15 诱导的 NK 细胞的增殖及其细胞毒活性[55~57]，MSC 表达的可溶性因子 PGE2 和 IDO 可能介导该抑制效应[58]。在体内，MSC 可抑制 NK 细胞的抗肿瘤效应[59]。

六、MSC 对中性粒细胞的调节

中性粒细胞是对入侵病原体进行吞噬杀伤和清除的重要固有免疫细胞，同时，中性粒细胞也是多种炎症和自身免疫性疾病的重要效应细胞，中性粒细胞呼吸暴发常见于缺血灌注性损伤、急性肺损伤、慢性阻塞性肺病和类风湿性关节炎等疾病。在体外 MSC 分泌

IL-6，抑制中性粒细胞凋亡和氧自由基（reactive oxygen species，ROS）的生成[60]。过度产生的ROS可导致严重的宿主组织损伤。这样，MSC可能通过延迟中性粒细胞的凋亡，减轻呼吸暴发导致的组织损伤。然而也有研究表明TLR3激活的MSC通过分泌IL-6、interferon-β和GM-CSF促进中性粒细胞的存活和呼吸暴发功能，进而促进免疫炎症的发生[20]。

七、MSC对单核和巨噬细胞的调节

单核细胞是机体防御系统的一个重要组成部分，它通过吞噬和分泌细胞因子等方式来抵御并消灭入侵的病原体。骨髓生成的单核细胞在血液中停留2～3天后即迁移到周围组织中成为巨噬细胞。巨噬细胞是细胞免疫的重要效应细胞，具有强大的吞噬、杀灭病原微生物的能力，且可分泌多种细胞因子调节其他免疫细胞的功能和分化。MSC可诱导单核细胞成为具有免疫抑制功能的耐受型单核细胞[61]。巨噬细胞具有可塑性，可被环境因素极化成经典激活型M1巨噬细胞和替代激活型M2巨噬细胞。MSC被报道能通过产生IDO[62]诱导巨噬细胞成为低表达促炎因子IL-12、TNF-α，并高表达抑炎因子IL-10的M2巨噬细胞表型[63～65]，在小鼠败血症模型中，LPS或TNF-α活化的MSC分泌大量PGE2，可促进巨噬细胞分泌抗炎细胞因子IL-10而缓解炎症性自身损伤[66]。MSC被报道通过抑制巨噬细胞功能而促进细胞内细菌感染[64, 65]。

第三节　间充质干细胞的免疫调节研究相关方法

一、MSC对T细胞作用的研究方法

（一）MSC对常规T细胞增殖和效应功能的影响的研究方法[24, 25, 67]

1. 抗体刺激法

该方法用抗体刺激T细胞表面的T细胞受体（TCR）复合物激活下游信号通路而诱导T细胞增殖。用免疫磁性分离（magnetic activated cell sorting，MACS）方法从人外周血单个核细胞（PBMC）分离$CD4^+$或$CD8^+$ T细胞（包被CD4或CD8抗体的分离磁珠Dynabeads FlowComp Human CD4/CD8从美国Invitrogen公司购买）。用CFSE（从Invitrogen公司购买）标记T细胞。将2×10^5个T细胞加入空的或已经铺有1×10^4～1×10^5个MSC的24孔板孔中（24h前接种MSC）。培养体系使用包含10%胎牛血清、2mmol/L谷氨酰胺、100 IU/ml青霉素和100 mg/ml的RPMI1640培养基。使用包被CD3和CD28抗体的磁珠（Dynabeads Human T-Activator CD3/CD28，该磁珠包被有CD3和CD28的抗体，可与T细胞膜上的CD3和CD28分子结合而促进T细胞的活化和增殖，从美国Invitrogen公司购买）刺激3～4天后，用PI染色死细胞，用流式细胞仪（FACS Calibor或LSRII）检测各种培养条件下的CFSE染色情况。除CFSE染色方法外，也可用其他方法检测T细胞的增殖，例如，用CCK8和MTT等增殖试剂盒检测T细

胞的增殖;通过测定激活的 T 细胞摄取 DNA 合成的前体-^{3}H 标记的胸腺嘧啶核苷(^{3}H-TdR)掺入量(将^{3}H-TdR 在培养的最后 6~12h 加入)的多少来判定;也可使用 BrdU 摄入试验来检测 T 细胞的增殖:BrdU 作为一种胸腺嘧啶核苷的类似物(其化学结构特点是胸腺嘧啶的碱基嘧啶环上与 5 位 C 原子连接的甲基被溴代替),像胸腺嘧啶核苷一样可掺入细胞合成的 DNA 中。当细胞处于 DNA 合成期而同时又有 BrdU 存在时,就会有 BrdU 掺入新合成的 DNA 中。掺入增殖细胞 DNA 中的 BrdU 可通过抗 BrdU 单克隆抗体经细胞染色检测。

为测量 MSC 对 T 细胞效应功能的影响,按照上述方法,将 T 细胞和 MSC 培养 48h 后,用 ELISA 试剂盒测量培养上清中 IFN-γ、TNF-α 和其他细胞因子的表达水平。

2. 混合淋巴细胞反应法

混合淋巴细胞反应(mixed lymphocyte reaction, MLR)是将两个无关个体的淋巴细胞混合在一起培养,由于二者的淋巴细胞膜上的组织相容性抗原不同,可互相刺激,导致对方的淋巴细胞分裂增殖和转化。将 2×10^5 个 CFSE 标记的 PBMC 和 2×10^5 个照射的 HLA 不匹配的 PBMC 混合后放入已铺有 1×10^4 ~ 1×10^5 个 MSC 的 24 孔板孔中。培养 3~5 天后用流式细胞术分析各种 T 细胞亚群的增殖情况。用 ELISA 检测细胞因子的分泌情况。培养条件及细胞分析方法同“抗体刺激法”。

3. 丝裂原刺激法[67]

丝裂原(motigen)亦称有丝分裂原,可与淋巴细胞表面相应受体结合,使细胞发生有丝分裂并增殖。常用的植物有丝分裂原是刀豆蛋白 A(ConA),动物有丝分裂原是植物血凝素(PHA)。人 T 细胞具有 PHA 受体。将 2×10^5 个 CFSE 标记的 PBMC 放入已铺有 1×10^4~1×10^5 个 MSC 的 24 孔板孔中。用 5μg/ml PHA 刺激培养 3~4 天后用流式细胞术分析各种 T 细胞亚群的增殖情况。用 ELISA 检测细胞因子的分泌情况。培养条件及细胞分析方法同“抗体刺激法”。

(二) MSC 对 Th17 细胞的作用的研究方法[31, 68,69]

1. MSC 对 Th17 细胞分化的作用

用免疫磁性分离方法从人 PBMC 分离 $CD4^+$ T 细胞。将 2×10^5 $CD4^+$ T 细胞,在无 MSC 或铺有 MSC 的 24 孔板孔内,用包被 CD3 和 CD28 抗体的磁珠刺激,并加入 10ng/ml rhIL-1β、10ng/ml rhIL-6、10ng/ml rhTGF-β 和 100ng/ml rhIL-23(从 R&D 公司购买)。培养 7 天后用 PMA(5ng/ml)和 Ionomycin(1μg/ml)刺激 5h,Brefeldin A(10μg/ml,可从 Sigma 公司购买,Brefeldin A 是一种常用的蛋白转运抑制剂,常被用于抑制细胞因子等蛋白的分泌,并用于增强分泌蛋白的免疫染色检测)在刺激的最后 3h 加入。收集细胞后用 2%的多聚甲醛(paraformaldehyde)固定 20min,用 1%的破膜剂 Triton X-100 透膜 10min,再用荧光标记的 IL-17 和 Rorc(Th17 特异性的转录因子)抗体进行细胞内染色,通过流式细胞术检测 IL-17 或 Rorc 阳性细胞(即 Th17 细胞)所占的比例。细胞内细胞因子染色的方法也可使用美国 BD 公司的 Cytofix/Cytoperm 试剂盒。

2. MSC 对成熟 Th17 细胞炎性因子产生的作用

在无 MSC 的情况下，按上述方法分化得到成熟的 Th17 细胞，在有或无 MSC 共培养的条件下，使用包被 CD3 和 CD28 抗体的磁珠刺激培养 48h，用 ELISA 在培养上清中测量 IL-17、IL-22、IL-10 的表达水平。也可用细胞内染色法检测细胞因子表达，即在有或无 MSC 共培养的条件下，用 5ng/ml PMA ＋ 1μg/ml Ionomycin 刺激 5h 后，用细胞内染色和流式细胞术检测 IL-17、IL-22 和 IL-10 的表达。

（三）MSC 对 Treg 细胞分化和功能的作用的研究方法[68]

为研究 MSC 对 Treg 细胞分化的影响，用流式细胞术从人 PBMC 分选 $CD4^+CD25^+$ 初始 T 细胞。将 2×10^5 细胞置于无 MSC 或铺有 MSC 的 24 孔板孔内，用包被 CD3 和 CD28 的磁珠刺激，并加入 1～10ng/ml rhTGF-β。72h 后用细胞内染色和流式细胞术检测细胞内 Foxp3 的表达水平。为研究 MSC 对 Treg 增殖和存活的影响，用流式细胞术从人 PBMC 分选 $CD4^+CD25^+$ 初始 T 细胞。将 2×10^5 细胞置于无 MSC 或铺有 MSC 的 24 孔板孔内，用包被 CD3 和 CD28 的磁珠刺激并加入 50 U/ml rhIL-2。培养 48～72h 后，用 Annexin V 和 PI 染色检测细胞的凋亡，用 MTT 或其他方法检测 Treg 细胞的增殖。

二、MSC 对 γδ T 细胞和 NKT 细胞的作用的研究方法[46, 47]

1. MSC 对 γδ T 细胞和 NKT 细胞增殖的作用

人 PBMC 中含有 TCR-Vδ2$^+$ 的 γδ T 细胞和 TCR-Vα24$^+$ Vβ11$^+$ 的 NKT 细胞（分别在人的 PBMC 中占 2.3％和 0.3％左右）。采用异戊烯焦磷酸（IPP）刺激人 PBMC 可特异性扩增 γδ T 细胞。在无 MSC 或存在 MSC 的情况下，用 30μmol/L IPP（Sigma）和 50 U/ml IL-2刺激 PBMC 10 天后，再用流式细胞术检测 TCR-Vδ2$^+$ 的 γδ T 细胞的含量。α-半乳糖酰基鞘氨醇（α-Galcer）是 NKT 细胞的激活物，可用于活化和扩增 NKT 细胞。在无 MSC 或存在 MSC 的情况下，用 100ng/ml α-GalCer（Axxora, LLC, San Diego）和 50 U/ml rhIL-2 刺激 PBMC 10 天后，用流式细胞术检测 TCR-Vα24$^+$ NKT 细胞的含量。也可使用 γδ T 细胞分离试剂盒纯化 γδ T 细胞后进行上述实验。

2. MSC 对 γδ T 细胞和 NKT 效应功能的作用

将扩增后的 TCR-Vδ2$^+$ 细胞或 TCR-Vα24$^+$ Vβ11$^+$ 细胞在无或有 MSC 的情况下培养 48h。用 PMA 和 Ionomycin 刺激 5h 后，再用细胞内染色和流式细胞术检测 IFN-γ 及 TNF-α 的表达水平。用 ^{51}Cr 释放实验检测 γδ T 细胞和 NKT 细胞对靶细胞的杀伤能力（具体方法参考 NK 细胞部分的内容）。

三、MSC 对 NK 细胞的调节作用的研究方法[56, 57, 59]

1. MSC 对 NK 细胞增殖的作用

用包被 CD56 抗体的磁珠和免疫磁性分离方法从 PBMC 分离 NK 细胞。将 2×10^5 个 CFSE 标记的 NK 细胞加入空的或已经铺有 1×10^4～1×10^5 个 MSC 的 24 孔板中。使用 200 U/ml IL-2 或 25ng/ml IL-15 刺激 4～5 天后，用流式细胞术检测 NK 细胞增殖情况，表面分子 NKB1、CD158a、NKP30、NKP44、NKG2D 和 NKG2A，以及胞内效应分子 CD107a 和穿孔素（perforin）的表达水平。

2. MSC 对 NK 细胞的细胞毒性的作用

在 200 U/ml IL-2、2ng/ml IL-12 和 100ng/ml IL-18 的作用下将 NK 细胞在有或无 MSC 的条件下培养 4～5 天。用 ELISA 检测培养上清中 TNF-α 和 IL-10 的水平。使用^{51}Cr 释放法检测 NK 细胞毒性。原理为：$Na_2{}^{51}CrO_4$能进入到增殖的细胞内，与细胞浆蛋白质牢固地结合。当标记的^{51}Cr 细胞受到损伤或死亡之后，即可释放出^{51}Cr。^{51}Cr 辐射 γ 射线，通过测定受损伤或死亡靶细胞释放到上清中的^{51}Cr，即可计算出 NK 细胞活性。实验方法（具体方法参考文献[56]）为：用^{51}Cr 标记的 K562 靶细胞和 NK 细胞孵育 4h 后用 γ 计数仪测量^{51}Cr 的释放（单位 cpm），其中未加 NK 细胞时为自发值，加入 1%的破膜剂 Triton X-100 时为最大值，细胞裂解百分率＝（实验值－自发值）/（最大值－自发值）× 100；或使用 Johann 所述的方法来分析 NK 细胞的细胞毒性。具体实验方法为：将 10^6/ml K562靶细胞和 0. 5μmol/L 细胞膜荧光探针三氟甲磺酸盐（DiD）于含有 0. 5% FCS 的 PBS 中 37℃孵育 10min，将 NK 细胞和 DiD-标记的靶细胞以 1：1、1：5 和 1：10 的效应细胞/靶细胞（E：T）比例孵育 4h，再用 PE-CD56 和 7-AAD（可特异性的标记凋亡的细胞）染色后，通过流式细胞术检测 $7AAD^+/DiD^+/CD56^-$细胞（杀死的靶细胞）的比例。

四、MSC 对 DC 的调节作用的研究方法[48, 49]

1. MSC 对 DC 分化成熟的作用

用包被 CD14 抗体的磁珠通过免疫磁性分离方法从人 PBMC 分离单核细胞。将 2×10^5单核细胞置于空的或预先铺有 1×10^4～1×10^5 MSC 的 24 孔板中。用 1000 IU/ml GM-CSF 和 500 IU/ml IL-4（R&D Systems）诱导单核细胞成为非成熟 DC（iDC）。5 天后，测量 iDC 的分化情况（用流式细胞术检测 CD14、CD1a、CD80、CD86 和 CD83 的表达），并用 LPS 刺激 DC 20h 后，用 IL-12p70 ELISA 试剂盒检测 IL-12 的表达水平。

2. MSC 对成熟 DC 功能的影响

为了进一步评价 MSC 对成熟 DC 表型的影响，将已经分化成熟的 DC 在有或无 MSC 的情况下培养 3 天，用流式细胞术检测 HLA-DR、CD40、CD80、CD86、CD203 和 CD83 等的表达。为了评价 MSC 对 DC 迁移功能的影响，使用具有 5μm 间隙的聚碳酸酯膜的 24

孔 Transwell 板(Corning Costar, Cambridge, MA)。将 1×10^5 成熟 DC 在无血清培养基中置于 Transwell 24 孔板的上腔中,将 CCL19(100ng/ml,R&D)在 1% BSA 的无血清培养基中置于下腔室。孵育 1.5h 后,用倒置显微镜观察趋化细胞数。对照孔的下腔中不含有趋化因子。趋化指数(chemotactic index)根据相对于对照空的迁移细胞数来计算。用 Eα:I-A^b MHC Class II 复合物抗原提呈分析方法评估 MSC 对 DC 抗原提呈功能的影响。DC 在有或无 MSC 的情况下和 10μg/ml I-Eα 肽 52-58(ASFEAQGALANIAVDKA)(Anaspec,San Jose)培养 48h。用 Biotin-conjugated anti-I-A^b:Eα 复合物特异性抗体 YAe(eBioscience)[34]、PE-conjugated streptavadin (Sigma)和流式细胞术分析检测抗原肽的结合情况。为了进一步评价 MSC 对 DC 的激活 T 细胞功能的影响,将异体来源的 DC 在有或无 MSC 的情况下培养 3 天后,分离 DC 进一步和异体来源的细胞浆,以及 CFSE 标记的 $CD4^+$ T 细胞孵育 3 天,用流式细胞术检测 T 细胞的增殖情况[49]。

五、MSC 对 B 细胞功能的调节作用的研究方法[52,53]

1. MSC 对 B 细胞增殖和免疫分子表达的作用

用包被 CD19 抗体的磁珠和免疫磁性分离方法从 PBMC 分离 B 细胞。将 2×10^5 个 CFSE 标记的 B 细胞加入无 MSC 的或已铺有 1×10^4~1×10^5 个 MSC 的 24 孔板孔中。使用 LPS(3μg/ml)或组合 CPG 2006+CD40+抗-免疫球蛋白+IL-2+IL-4 刺激 B 细胞 3~4 天后,用流式细胞术检测 B 细胞增殖情况。刺激 24h 后检测 B 细胞 HLA-DR、共刺激分子 CD80 和 CD86,以及趋化分子受体 CXCR4、CXCR5 和 CCR7 的表达水平。

2. MSC 对 B 细胞向浆细胞分化、免疫球蛋白产生和其他免疫分子表达的作用

用上述培养条件,使用 LPS(3μg/ml)或组合 CPG 2006+CD40+抗-免疫球蛋白+IL-2+IL-4 刺激 B 细胞 5~7 天后,用流式细胞术检测 CD138 阳性率,ELISA 检测 IgG、IgA 和 IgM 的水平,用 ELISPOT 在单细胞水平检测免疫球蛋白的表达水平。

六、MSC 对中性粒细胞功能的调节作用的研究方法[61]

用 Buffy 包被法从人外周血单个核细胞(PBMC)分离中性粒细胞,将 2×10^5 个 CFSE 标记的中性粒细胞加入空的或已经铺有 1×10^4~1×10^5 个 MSC 的 24 孔板孔中。不刺激或使用 100μg/ml poly(I∶C)(InvivoGen) 和 100ng/ml LPS 刺激 24~48h 后,用 Annexin V/PI 染色确定细胞的存活率;用流式细胞术测量中性粒细胞 CD16、CD11b 和 CD64 的表达。中性粒细胞呼吸暴发在用 100nmol/L fMLF 刺激 40min 后,以细胞色素还原法(cytochrome reduction assay)检测,具体方法参照相应文献[70]。

七、MSC 对单核-巨噬细胞功能的调节作用的研究方法[63, 64]

1. MSC 对单核细胞的作用

用混合淋巴细胞反应,将 CFSE 标记的 PBMC(用 CFSE 标记,用于与照射的 PBMC

相区分)和照射的异体来源的 PBMC 在有或无 MSC 的条件下共培养 3 天，或者用包被 CD14 抗体的磁珠和免疫磁性分离方法分离单核细胞，将其在有或无 MSC 的条件下共培养 3 天。用流式细胞术分析 CD14、CD16、CD64、HLA-ABC、HLA-DR、CD11c 和 CD32 的表达水平，并用细胞内染色检测细胞因子 IL-1β 和 IL-6 表达水平。检测单核细胞吞噬能力(具体方法见以下巨噬细胞部分)。

2. MSC 对巨噬细胞的作用

检测 MSC 对单核细胞向巨噬细胞分化的影响：用包被 CD14 抗体的磁珠和免疫磁性分离方法从人 PBMC 分离单核细胞，将单核细胞在 IMDM、10%的人 AB 型血清、1×非必需氨基酸、4mmol/L L-glutamine、1mmol/L 丙酮酸钠和 4μg/ml 人胰岛素 (Invitrogen)条件下，在有或无 MSC 情况下培养 7 天产生巨噬细胞。

检测 MSC 对成熟巨噬细胞的影响：将巨噬细胞和 MSC 共培养 24～48h 后收集细胞，用 LPS 刺激 18h，用流式细胞术检测 CD86、CD206、HLA-DR 等表面分子的表达水平，用细胞内染色检测细胞因子 IL-10、IL-12、IL-6、TNF-α 和 IFN-γ 的表达水平。

吞噬实验：将巨噬细胞和 Alexa 488 标记的 *Escherichia coli* (Invitrogen) 在 37℃孵育 1h 后，用流式细胞术分析巨噬细胞中含有的 *E. coli* 的数量。来源于酿酒酵母的酵母聚糖(zymosan)是从酵母细胞壁分离提取出来的、由蛋白质-糖水化合物组成的复合物，也可被用于吞噬试验的病原体。用 FITC 标记的 zymosan 颗粒(250μg/ml)和巨噬细胞在 37℃孵育 1h 后，用流式细胞术检测巨噬细胞吞噬 zymosan 的能力[64]。

八、MSC 研究的特殊方法

1. 鉴别 MSC 对免疫细胞的作用是基于细胞-细胞接触还是可溶性因子

可用 Transwell 孔培养实验来鉴别 MSC 的作用机制是基于细胞-细胞间接触还是分泌可溶性分子。Transwell 是一种实验技术，这项技术的主要材料是 Transwell 小室，其底部为带有微孔的膜，除细胞外的液体可自由出入。商业提供的 Transwell 板将 Transwell 小室安于培养板的孔中。将 MSC 置于孔内的底部，将研究的另一种免疫细胞置于 Transwell 小室中一起培养，可以避免 MSC 和免疫细胞的直接接触。而 MSC 分泌的可溶性因子仍可作用于免疫细胞。所以这种研究可以区分 MSC 对免疫细胞的作用是基于细胞-细胞间接触还是基于 MSC 分泌的可溶性分子。

2. 鉴定某一特殊的分子或通路对 MSC 功能的影响

为了鉴定某一特殊的分子或通路对 MSC 功能的影响，我们通常将一些阻断抗体或信号通路抑制剂加入到培养体系中，如使用 IL-10、IL-6/IL-6R、GM-CSF、TGF-β[56, 57] 的中和抗体阻断细胞因子信号；用 5μmol/L NS-398[56, 57] (Cayman Chemicals, Irvine, CA) 或 10～100μmol/L indomethacin (Sigma)[50] 抑制 PGE2 的合成；1mmol/L 1-methyl-tryptophan(Sigma)阻断 IDO 的生成[57]；用化学抑制剂抑制信号通路(如 PDTC 抑制 NF-κB 信号通路、U0126 或 PD98059 阻断 MEK/ERK 通路)来检测这些分子通路是否介导

MSC 的功能。

3. 检测炎性因子的活化对 MSC 免疫调节功能的影响

体外单纯培养的 MSC 通常免疫调节功能未达最佳状态，而炎性细胞因子刺激的 MSC 免疫调节功能大大增强，此过程被形象地称为间充质干细胞功能的批准（licensing）。典型的方法是使用 IFN-γ(200 IU/ml，R&D)＋ TNF-α(1650 IU/ml，R&D)[70]，或者使用 Toll 样受体激动剂刺激 MSC。这也反映了在体内，MSC 的功能取决于其在免疫微环境中与各种细胞和分子的相互作用。在相关 MSC 免疫调节功能的研究实验中，加入 IFN-γ ＋ TNF-α，可检测活化的 MSC 对各种免疫细胞的调控作用。

九、MSC 免疫调节功能的体内研究方法

在进行 MSC 的体内研究过程中，若将人 MSC 转移入小鼠体内，虽然 MSC 具有低免疫原性，也要考虑到人 MSC 在小鼠体内被排斥或者诱发免疫反应的可能性。因此需要严格的对照，包括将 MSC 注入正常对照小鼠内是否会诱导免疫反应。在对实验结果进行解释时，也要考虑到 MSC 本身的免疫原性对结论的影响。以下将介绍建立自身免疫病和感染疾病模型来评估 MSC 在体内的免疫调节功能的方法。

1. 自身免疫模型和移植模型

可通过建立自身免疫模型来阐明 MSC 在体内的免疫调节作用。例如，人脂肪来源的 MSC 治疗胶原诱导的关节炎小鼠模型的研究发现，MSC 抑制致炎性 Th1/Th17 细胞的扩增和炎性介质的释放，同时促进抗原特异性 $CD4^+CD25^+$ Treg 细胞的生成，进一步抑制自身反应活性的 T 细胞应答[71]。也有研究表明，人脐带 MSC 可抑制 NTBS 在小鼠诱导的肠炎[72]。人骨髓的 MSC 也被用于治疗自身免疫性重症肌无力小鼠[73]。类似的自身免疫模型还有自身免疫性脑炎(EAE)模型[74]、系统性红斑狼疮(SLE)模型[75]等。可利用这些自身免疫疾病模型来研究 MSC 对自身免疫反应的调节作用。具体的体内免反应的检测方法可参考相关文献，在这里不作为重点阐述。

另外，可通过建立移植模型来阐明 MSC 的抑制作用。例如，在异种小鼠造血干细胞移植的过程中，检测加入 MSC 能否抑制 GVHD 反应和促进移植免疫耐受。

2. 感染模型

可通过建立动物感染模型来阐明 MSC 对体内抗感染免疫的调节作用。例如，有研究表明将 MSC 注入 *Trypanosoma cruzi* 感染（一种胞寄生细菌）的小鼠，发现 MSC 对抗感染免疫有显著的抑制作用。与之相反，另有研究表明骨髓来源的 MSC 一方面能通过分泌抑制病原体生长的因子和促进免疫细胞的抗菌功能而促进病原体的清除；另一方面，MSC 能通过抑制促炎因子的释放、抑制炎性细胞向感染损伤的部位迁移、诱导调节性的细胞和因子产生，从而减少自身损伤而维持器官的正常功能[76]。事实上，MSC 可抑制细菌产物 LPS 诱导急性肺损伤[77]，在该研究中，将 LPS 用气管内滴注的方法注入小鼠肺部，30min 后，将 MSC 经右颈静脉注入小鼠。取支气管肺泡灌洗（bronchoalveolar lavage, BAL)，用流式细胞术检测淋巴细胞、中性粒细胞等免疫细胞的数量，用 ELISA 检测促炎细胞因子的水平，并通过共聚焦显微镜观察荧光标记的 MSC 在小鼠肺部的分布[77]。

3. 肿瘤模型

免疫监视被认为在抑制肿瘤发生发展的过程中具有重要作用。鉴于 MSC 对的广泛应用前景，研究 MSC 对抗肿瘤免疫反应的影响具有重要意义。可在小鼠建立肿瘤模型，通过瘤内和系统注射间充质干细胞，研究 MSC 对肿瘤发生和发展，以及对抗肿瘤 T 细胞反应的影响。

（冯晓明）

参 考 文 献

1. 吕昌龙，李殿俊，李一. 医学免疫学. 北京：高等教育出版社. 7 版，2012.
2. Mahnke K, Schmitt E, Bonifaz L, et al. Immature, but not inactive: the tolerogenic function of immature dendritic cells. Immunol Cell Biol, 2002, 80(5): 477-483.
3. Mills K H. TLR-dependent T cell activation in autoimmunity. Nat Rev Immunol, 2011, 11(12): 807-822.
4. Franchi L, Muñoz-Planillo R, Núñez G. Sensing and reacting to microbes through the inflammasomes. Nat Immunol, 2012, 13(4): 325-332.
5. Kanno Y, Vahedi G, Hirahara K, et al. Transcriptional and epigenetic control of T helper cell specification: molecular mechanisms underlying commitment and plasticity. Annual Rev Immunol, 2012, 30: 707-731.
6. Crotty S. Follicular helper CD4 T cells (TFH). Annu Rev Immunol, 2011, 29: 621-663.
7. Afonina I S, Cullen S P, Martin S J. Cytotoxic and non-cytotoxic roles of the CTL/NK protease granzyme B. Immunol Rev, 2010, 235(1): 105-116.
8. Stritesky G L, Jameson S C, Hogquist K A. Selection of self-reactive T cells in the thymus. Annu Rev Immunol, 2012, 30: 95-114.
9. Sakaguchi S, Miyara M, Costantino C M, et al. FOXP3$^+$ regulatory T cells in the human immune system. Nat Rev Immunol, 2010, 10(7): 490-500.
10. Morel P A, Turner M S. Ritic cells and the maintenance of self-tolerance. Immunol Res, 2011, 50(2-3): 124-129.
11. Yoshimura A, Muto G. TGF-β function in immune suppression. Curr Top Microbiol, Immunol, 2011, 350: 127-147.
12. Bour-Jordan H, Esensten J H, Martinez-Llordella M, et al. Intrinsic and extrinsic control of peripheral T-cell tolerance by costimulatory molecules of the CD28/B7 family. Immunol Rev, 2011, 241(1): 180-205.
13. Venuprasad K. Cbl-b and itch: key regulators of peripheral T-cell tolerance. Cancer Res, 2010, 70(8): 3009-3012.
14. Feng X, Wang H, Takata H, et al. Transcription factor Foxp1 exerts essential cell-intrinsic regulation of the quiescence of naive T cells. Nat Immunol, 2011, 12(6): 544-550.
15. Le Blanc K, Mougiakakos D. Multipotent mesenchymal stromal cells and the innate immune system. Nat Rev Immunol, 2012, 12(5): 383-396. doi: 10.1038/nri3209.
16. Hoogduijn M J, Roemeling-van R M, Korevaar S S, et al. Immunological aspects of allogeneic and autologous mesenchymal stem cell therapies. Hum Gene Ther, 2011, 22(12): 1587-1591.
17. Le Blanc K, Frassoni F, Ball L, et al. Developmental committee of the European Group for blood and marrow transplantation. Mesenchymal stem cells for treatment of steroid-resistant, severe, acute graft-versus-host dis-

ease: a phase II study. Lancet, 2008, 371(9624):1579-1586.

18. Uccelli A, Moretta L, Pistoia V. Mesenchymal stem cells in health and disease. Nat Rev Immunol, 2008, (9): 726-736.

19. Ren G, Su J, Zhang L, et al. Species variation in the mechanisms of mesenchymal stem cell-mediated immunosuppression. Stem Cells, 2009, 27(8):1954-1962.

20. Cassatella M A, Mosna F, Micheletti A, et al. Toll-like receptor-3-activated human mesenchymal stromal cells significantly prolong the survival and function of neutrophils. Stem Cells, 2011, 29(6):1001-1011.

21. Opitz C A, Litzenburger U M, Lutz C, et al. Toll-like receptor engagement enhances the immunosuppressive properties of human bone marrow-derived mesenchymal stem cells by inducing indoleamine-2,3-dioxygenase-1 via interferon-beta and protein kinase R. Stem Cells, 2009, 27(4):909-919.

22. Li W, Ren G, Huang Y, et al. Mesenchymal stem cells: a double-edged sword in regulating immune responses. Cell Death Differ, 2012, 19(9):1505-1513.

23. Zinöcker S, Vaage J T. Rat mesenchymal stromal cells inhibit T cell proliferation but not cytokine production through inducible nitric oxide synthase. Front Immunol, 2012,3:62.

24. Gieseke F, Böhringer J, Bussolari R, et al. Human multipotent mesenchymal stromal cells use galectin-1 to inhibit immune effector cells. Blood, 2010, 116(19):3770-3779.

25. Sheng H, Wang Y, Jin Y, et al. A critical role of IFNgamma in priming MSC-mediated suppression of T cell proliferation through up-regulation of B7-H1. Cell Res, 2008, 18(8):846-857.

26. Chiesa S, Morbelli S, Morando S, et al. Mesenchymal stem cells impair *in vivo* T-cell priming by dendritic cells. Proc Natl Acad Sci U S A, 2011, 108(42):17384-17389.

27. Aksu A E, Horibe E, Sacks J, et al. Co-infusion of donor bone marrow with host mesenchymal stem cells treats GVHD and promotes vascularized skin allograft survival in rats. Clin Immunol, 2008, 127(3):348-358.

28. Fiorina P, Jurewicz M, Augello A, et al. Immunomodulatory function of bone marrow-derived mesenchymal stem cells in experimental autoimmune type 1 diabetes. J Immunol,2009, 183:993-1004.

29. Kavanagh H, Mahon B P. Allogeneic mesenchymal stem cells prevent allergic airway infl ammation by inducing murine regulatory T cells. Allergy, 2011, 66:523-531.

30. Duffy M M, Pindjakova J, Hanley S A, et al. Mesenchymal stem cell inhibition of T-helper 17 cell- differentiation is triggered by cell-cell contact and mediated by prostaglandin E2 via the EP4 receptor. Eur J Immunol, 2011, 41(10):2840-2851. doi: 10.1002/eji.201141499.

31. Ghannam S, Pène J, Torcy-Moquet G, et al. Mesenchymal stem cells inhibit human Th17 cell differentiation and function and induce a T regulatory cell phenotype. J Immunol, 2010,185(1):302-312.

32. Rafei M, Campeau P M, Aguilar-Mahecha A, et al. Mesenchymal stromal cells ameliorate experimental autoimmune encephalomyelitis by inhibiting CD4 Th17 T cells in a CC chemokine ligand 2-dependent manner. J Immunol, 2009, 182(10):5994-6002.

33. Zhou K, Zhang H, Jin O, et al. Transplantation of human bone marrow mesenchymal stem cell ameliorates the autoimmune pathogenesis in MRL/lpr mice. Cell Mol Immunol, 2008, 5(6):417-424.

34. Ghannam S, Pene J, Torcy-Moquet G, et al. Mesenchymal stem cells inhibit human Th17 cell diff erentiation and function and induce a T regulatory cell phenotype. J Immunol, 2010, 185:302-312.

35. Wang J, Wang G, Sun B, et al. Interleukin-27 suppresses experimental autoimmune encephalomyelitis during bone marrow stromal cell treatment. J Autoimmun, 2008,30:222-229.

36. Carrion F, Nova E, Luz P, et al. Opposing effect of mesenchymal stem cells on Th1 and Th17 cell polarization according to the state of CD4(+) T cell activation. Immunol Lett, 2011, 135:10-16.

37. Darlington P J, Boivin M N, Renoux C, et al. Reciprocal Th1 and Th17 regulation by mesenchymal stem cells: implication for multiple sclerosis. Ann Neurol, 2010, 68:540-545.

38. Tso G H, Law H K, Tu W, et al. Phagocytosis of apoptotic cells modulates mesenchymal stem cells osteogenic

differentiation to enhance IL-17 and RANKL expression on CD4+ T cells. Stem Cells. 2010, 28(5):939-954.

39. Karlsson H, Samarasinghe S, Ball L M, et al. Mesenchymal stem cells exert differential effects on alloantigen and virus-specific T-cell responses. Blood, 2008, 112(3):532-541.

40. English K, French A, Wood K J. Mesenchymal stromal cells: facilitators of successful transplantation? Cell Stem Cell, 2010, 7:431-442.

41. Griffin M D, Ritter T, Mahon B P. Immunological aspects of allogeneic mesenchymal stem cell therapies. Hum Gene Ther, 2010, 21:1641-1655.

42. Ge W, Jiang J, Arp J, et al. Regulatory T-cell generation and kidney allograft tolerance induced by mesenchymal stem cells associated with indoleamine 2,3-dioxygenase expression. Transplantation, 2010, 90:1312-1320.

43. Casiraghi F, Azzollini N, Cassis P, et al. Pretransplant infusion of mesenchymal stem cells prolongs the survival of a semiallogeneic heart transplant through the generation of regulatory T cells. J Immunol, 2008, 181: 3933-3946.

44. Tasso R, Ilengo C, Quarto R, et al. Mesenchymal stem cells induce functionally active T-regulatory lymphocytes in a paracrine fashion and ameliorate experimental autoimmune uveitis. Invest Ophthalmol Vis Sci, 2012, 53(2): 786-793.

45. Zhao Z G, Xu W, Sun L, et al. Immunomodulatory function of regulatory dendritic cells induced by mesenchymal stem cells. Immunol Invest, 2012,41(2):183-198.

46. Choi Y S, Jeong J A, Lim D S. Mesenchymal stem cell-mediated immature dendritic cells induce regulatory T cell-based immunosuppressive effect. Immunol Invest, 2012,41(2):214-229.

47. Prigione I, Benvenuto F, Bocca P, et al. Reciprocal interactions between human mesenchymal stem cells and gammadelta T cells or invariant natural killer T cells. Stem Cells, 2009, 27(3):693-702.

48. Petrini I, Pacini S, Petrini M, et al. Mesenchymal cells inhibit expansion but not cytotoxicity exerted by gamma-delta T cells. Eur J Clin Invest, 2009, 39(9):813-818.

49. Spaggiari G M, Abdelrazik H, Becchetti F, et al. MSCs inhibit monocyte-derived DC maturation and function by selectively interfering with the generation of immature DCs: central role of MSC-derived prostaglandin E2. Blood, 2009, 113(26):6576-6583.

50. Zhao Z G, Xu W, Sun L, et al. Immunomodulatory function of regulatory dendritic cells induced by mesenchymal stem cells. Immunol Invest, 2012,41(2):183-198.

51. Djouad F, Charbonnier L M, Bouffi C, et al. Mesenchymal stem cells inhibit the differentiation of dendritic cells through an interleukin-6-dependent mechanism. Stem Cells, 2007, 25(8):2025-2032.

52. Franquesa M, Hoogduijn M J, Bestard O, et al. Immunomodulatory effect of mesenchymal stem cells on B cells. Front Immunol, 2012,3:212.

53. Corcione A, Benvenuto F, Ferretti E, et al. Human mesenchymal stem cells modulate B-cell functions. Blood, 2006, 107(1):367-372.

54. Asari S, Itakura S, Ferreri K, et al. Mesenchymal stem cells suppress B-cell terminal differentiation. Exp Hematol, 2009, 37(5):604-615.

55. Pradier A, Passweg J, Villard J, et al. Human bone marrow stromal cells and skin fibroblasts inhibit natural killer cell proliferation and cytotoxic activity. Cell Transplant, 2011,20(5):681-691.

56. Sotiropoulou P A, Perez S A, Gritzapis A D, et al. Interactions between human mesenchymal stem cells and natural killer cells. Stem Cells, 2006, 24(1):74-85.

57. Spaggiari G M, Moretta L. Cellular and molecular interaetions of mesenchymal stem cells in innate immunity. Immunol Cell Biol, 2013, 91(1):27-31.

58. Spaggiari G M, Capobianco A, Abdelrazik H, et al. Mesenchymal stem cells inhibit natural killer-cell proliferation, cytotoxicity, and cytokine production: role of indoleamine 2,3-dioxygenase and prostaglandin E2. Blood, 2008, 111(3):1327-1333.

59. Li Y, Qu Y H, Wu Y F, et al. Bone marrow mesenchymal stem cells reduce the antitumor activity of cytokine-induced killer/natural killer cells in K562 NOD/SCID mice. Ann Hematol, 2011, 90(8):873-885.
60. Raffaghello L, Bianchi G, Bertolotto M, et al. Human mesenchymal stem cells inhibit neutrophil apoptosis: a model for neutrophil preservation in the bone marrow niche. Stem Cells, 2008, 26(1):151-162.
61. Hof-Nahor I, Leshansky L, Shivtiel S, et al. Human mesenchymal stem cells shift CD8+ T cells towards a suppressive phenotype by inducing tolerogenic monocytes. J Cell Sci, 2012, 125(Pt 19):4640-4650.
62. Nçois M, Romieu-Mourez R, Li M, et al. Human MSC suppression correlates with cytokine induction of indoleamine 2,3-dioxygenase and bystander M2 macrophage differentiation. Mol Ther, 2012, 20(1):187-195.
63. Kim J, Hematti P. Mesenchymal stem cell-educated macrophages: a novel type of alternatively activated macrophages. Exp Hematol, 2009, 37(12):1445-1453.
64. Maggini J, Mirkin G, Bognanni I, et al. Mouse bone marrow-derived mesenchymal stromal cells turn activated macrophages into a regulatory-like profile. PLoS One, 2010, 165(2):e9252.
65. François M, Romieu-Mourez R, Li M, et al. Human MSC suppression correlates with cytokine induction of indoleamine 2,3-dioxygenase and bystander M2 macrophage differentiation. Mol Ther, 2012, 20(1):187-195.
66. Németh K, Leelahavanichkul A, Yuen P S, et al. Bone marrow stromal cells attenuate sepsis via prostaglandin E(2)-dependent reprogramming of host macrophages to increase their interleukin-10 production. Nat Med, 2009, 15(1):42-49.
67. Jones S, Horwood N, Cope A, et al. The antiproliferative effect of mesenchymal stem cells is a fundamental property shared by all stromal cells. J Immunol, 2007,179(5):2824-2831.
68. Svobodova E, Krulova M, Zajicova A, et al. The role of mouse mesenchymal stem cells in differentiation of naive T-cells into anti-inflammatory regulatory T-cell or proinflammatory helper T-cell 17 population. Stem Cells Dev, 2012, 21(6):901-910.
69. Tatara R, Ozaki K, Kikuchi Y, et al. Mesenchymal stromal cells inhibit Th17 but not regulatory T-cell differentiation. Cytotherapy, 2011, 13(6):686-694.
70. Costantini C, Micheletti A, Calzetti F, et al. Neutrophil activation and survival are modulated by interaction with NK cells. Int Immunol, 2010,22:827-838.
71. González M A, Gonzalez-Rey E, Rico L, et al. Adipose-derived mesenchymal stem cells alleviate experimental colitis by inhibiting inflammatory and autoimmune responses. Gastroenterology, 2009, 136(3):978-989.
72. Liang L, Dong C, Chen X, et al. Human umbilical cord mesenchymal stem cells ameliorate mice trinitrobenzene sulfonic acid (TNBS)-induced colitis. Cell Transplant, 2011,20(9):1395-1408.
73. Yu J, Zheng C, Ren X, et al. Intravenous administration of bone marrow mesenchymal stem cells benefits experimental autoimmune myasthenia gravis mice through an immunomodulatory action. Scand J Immunol, 2010, 72(3):242-249.
74. Al Jumah M A, Abumaree M H. The Immunomodulatory and Neuroprotective Effects of Mesenchymal Stem Cells (MSCs) in Experimental Autoimmune Encephalomyelitis (EAE): A Model of Multiple Sclerosis (MS). Int J Mol Sci, 2012,13(7):9298-9331.
75. Bai L, Lennon D P, Caplan A I, et al. Hepatocyte growth factor mediates mesenchymal stem cell-induced recovery in multiple sclerosis models. Nat Neurosci, 2012,15(6):862-870.
76. Auletta J J, Deans R J, Bartholomew A M. Emerging roles for multipotent, bone marrow-derived stromal cells in host defense. Blood, 2012, 119(8):1801-1809.
77. Mei S H, McCarter S D, Deng Y, et al. Prevention of LPS-induced acute lung injury in mice by mesenchymal stem cells overexpressing angiopoietin 1. PLoS Med, 2007, 4(9):e269.

第十七章　围产期间充质干细胞的体外诱导分化

间充质干细胞(mesenchymal stem cell,MSC)是一群胚外中胚层来源的异质性的亚全能干、祖细胞。2006 年,国际细胞治疗协会(International Society for Cellular Therapy,ISCT)确定了间充质干细胞的鉴定标准:①具备塑料贴壁性;②表达 CD105、CD73、CD90,不表达 CD34、CD45、CD14 或 CD11B、CD79A 或 CD19、HLA-II;③具备成脂、成骨和成软骨的能力[1]。此外,Kuroda 等还发现成人间质细胞亚群具备体外和体内三系分化的能力,但在免疫缺陷鼠中并不会形成畸胎瘤[2],我们实验室用胎肺间充质干细胞进行体内外三系诱导分化和畸胎瘤实验也得到了一致的结果[3]。

同时,间充质干细胞又是一类免疫缺陷的细胞,具有低免疫原性和免疫调节能力。其通常表达 HLA-I 类抗原,不表达 HLA-II 类抗原和共刺激分子 CD80(B7-1)、CD86(B7-2)、CD40 等,因此移植不会造成宿主的免疫应答[4],并且有文章报道间充质干细胞诱导分化所得的细胞依旧保持低免疫原性[5,6]。故而,间充质干细胞优于胚胎干细胞(ESC)和诱导的多潜能干细胞(iPSC),具备更广阔的移植治疗空间。

第一节　围产期间充质干细胞特性概述

成体间充质干细胞几乎存在于所有组织中,目前研究最多的是骨髓间充质干细胞,但其获取具有高侵袭性,并且其在骨髓中的含量甚微,只占 0.001%～0.01%,仍需体外的进一步扩增[7]。骨髓间充质干细胞随着年龄的增加,细胞数目会逐步减少[4]。

围产期间充质干细胞是指脐血、羊水、胎盘羊膜和绒毛膜,以及脐带等胎儿生产附属物组织来源的间充质干细胞,其相较于成体间充质干细胞具备诸多优势:

(1) 细胞组织来源充足,易获取且无需侵入性手段,对胎儿和母体没有任何影响,同时不受伦理限制;

(2) 细胞“年轻化”,最大限度地减少了突变累积[4];

(3) 体外易扩增,具备强大的长期传代能力:胎盘来源间充质干细胞相较于骨髓来源的具备更强的增殖能力和长期传代能力[8];

(4) 高表达干性基因,具备强大的多向分化潜能。例如,羊水来源的细胞 P_8 代仍旧表达 Oct4、SSEA-4[9];有研究表明,脐带基质细胞不同程度地表达三胚层特异的基因,并且表达干性基因,如 Oct4、Nanog、Sox2,只是表达水平较胚胎干细胞要低[10]。而羊膜间充质干细胞也表达胚胎干细胞的标记 SSEA4,还表达 Oct4、c-kit,意味着其具备向内胚层、中胚层、外胚层分化的能力[11]。

我们实验室也分离得到了羊膜、脐带、绒毛膜和骨髓的间充质干细胞,并通过免疫荧光染色的方法比较了这四种来源间充质干细胞干性基因 Oct4、Sox2、Nanog 和间充质干细胞标记 CD105 的表达,如图 17.1 所示。

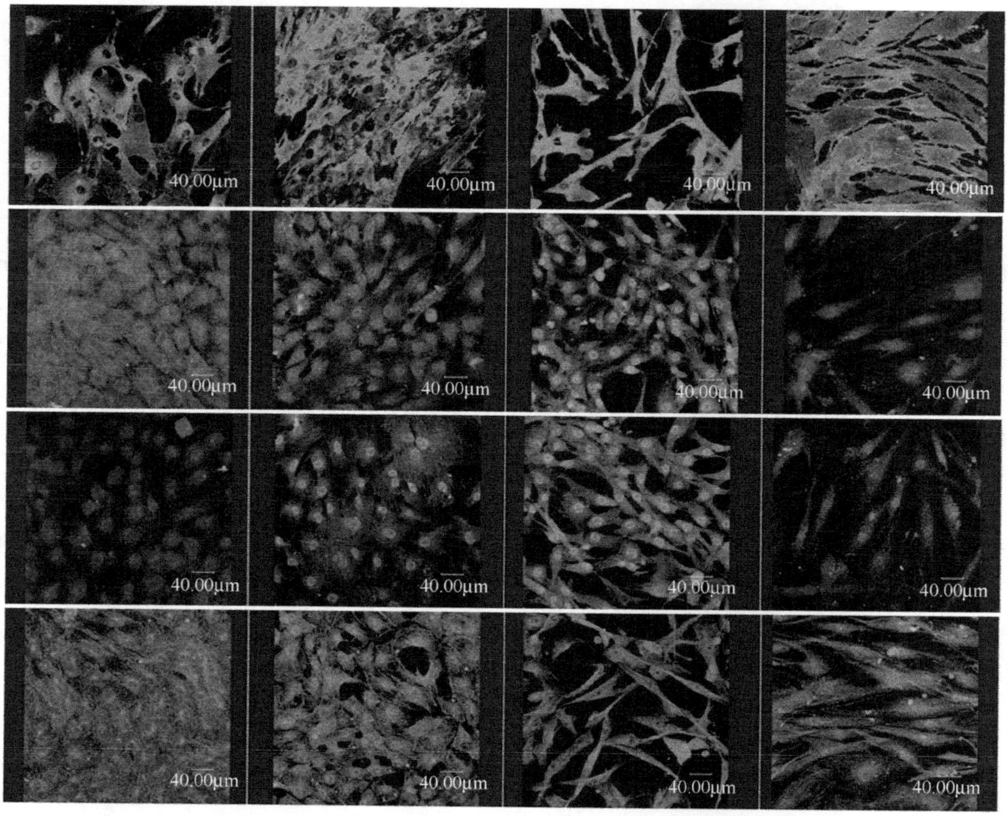

图 17.1 不同来源间充质干细胞表达胚胎干细胞相关因子
左→右依次为：羊膜 P_4、绒毛膜 P_4、脐带 P_4、骨髓 P_4；
上→下依次为：CD105、Oct4、Sox2、Nanog，400×共聚焦显微镜观察图像

围产期间充质干细胞具备多向分化能力(图 17.2)，但由于其组织来源不同，其分化为不同种类细胞的潜能也不同。下面将从体外诱导分化角度，对其成脂、成骨、成软骨、成内皮细胞、成神经细胞、成肝细胞以及成心肌细胞方面逐一介绍。

第二节 围产期间充质干细胞体外基本的诱导分化

间充质干细胞，根据 ISCT 对其的定义，需要满足成脂、成骨以及成软骨分化的能力。目前，就此三方面的诱导分化方案，不同组织来源的间充质干细胞已有不少文献报道，如骨髓来源 MSC[13,14]、胚胎 AGM 区来源 MSC[15]、脂肪来源 MSC[16]、胎肺来源 MSC[3]、围产期组织来源 MSC[17]。比较看来，其成脂、成骨和成软骨的诱导分化方案都大同小异。下面简要列举几个常用的诱导方案及鉴定方法。

一、间充质干细胞体外成脂诱导

方法一：P_5～P_7 代 MSC，用脂肪诱导分化培养基诱导 3 周，每周换液 2 次。脂肪诱

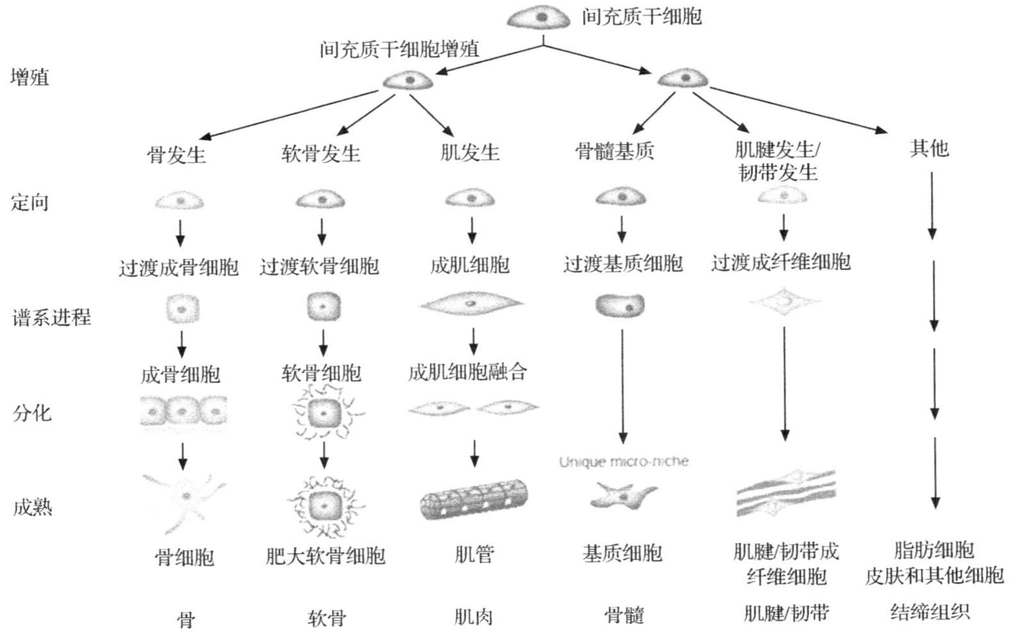

图 17.2 间充质干细胞(MSC)多向分化潜能[12]

导培养基包含 IMDM、0.5mmol/L 3-异丁基-1-甲基黄嘌呤(IBMX)、1μmol/L 氢化可的松、0.1mmol/L 吲哚美辛、10%兔血清[18]。

方法二：细胞融合 80%左右，用成脂分化培养基诱导约 3 周。成脂诱导培养基包含高糖-DMEM、1μmol/L 地塞米松、5μg/ml 胰岛素、60μmol/L 吲哚美辛、0.5mmol/L 3-异丁基-1-甲基黄嘌呤(IBMX)[8]。

方法三：脂肪诱导分化试剂盒[19]

间充质干细胞成脂诱导分化的鉴定[3,18,20~22]	
形态学	显微镜下可见细胞内出现串珠样的脂肪泡
细胞化学染色	油红 O 染色(oil red staining)：可见胞浆内红色的脂滴； 方法：弃培养液，用 PBS 洗 1～2 遍，用 10%甲醛固定 30min，再用 PBS 洗 2～3 次，加入 0.2%油红 O 染液，37℃染 30min，用 PBS 洗 2～3 次，显微镜下观察并照相。此外，可用苏木精染料复染 2～4min
	Nile Red 染色(荧光染色)：可见红色的脂肪泡； 方法：用 4%glutaraldehyde 固定，再将 Nile Red 储存液(用丙酮溶解，1mg/ml)用 PBS 1∶100稀释后加入培养细胞中，孵育 30min，用 PBS 洗掉后就可以用荧光显微镜观察
成脂相关 mRNA 表达	过氧化物酶增殖激活受体 γ2(PPARγ2)，脂蛋白酯酶(lipoprotein lipase, LPL)，C/EBPa (Cebpa/CEBPA)，aP2 (Fabp4)，脂肪酶(adipsin,CFD)，周脂素(perilipin, PLIN)
成脂相关蛋白检测	流式细胞仪检测 PPARγ2

间充质干细胞的体外成脂分化，主要通过一些外源性因子的刺激以及成脂诱导培养

基中胰岛素和地塞米松的作用，引发细胞内转录因子表达水平改变而使之向脂肪细胞分化。在这个分化过程中，PPARγ 通过调节许多脂肪特异基因的功能起到了重要的作用。此外，PPARγ 还可以通过与 CCAAT/增强子结合蛋白(C/EBP)家族成员相互作用调节脂肪的发生。同时，这些引发脂肪分化的关键因子也被视为治疗肥胖和相关紊乱疾病的候选者[7]。此外，有研究报道 IFN-γ 在间充质干细胞的成脂诱导培养条件下，可以抑制其向脂肪细胞分化，减少脂滴形成，并且明显降低脂肪发生相关标记的表达[23]。

对于围产期来源的间充质干细胞的成脂诱导分化能力，研究结果不一。Barlow 等比较结果认为胎盘来源 MSC 较成人骨髓来源 MSC 脂肪分化能力低[8]；另有 Kern 等将脐血来源的 MSC 的成脂诱导分化能力与骨髓和脂肪来源的相比，发现其几乎没有脂肪分化能力[24]；Chang 等也发现脐血来源间充质干细胞成脂分化能力较低[25]；但也有研究称其并没有脂肪分化的限制性[18]。我们实验室对脐带间充质干细胞进行脂肪诱导分化，同样也发现其成脂能力比骨髓间充质干细胞水平要低，脂滴更小(图 17.3)。

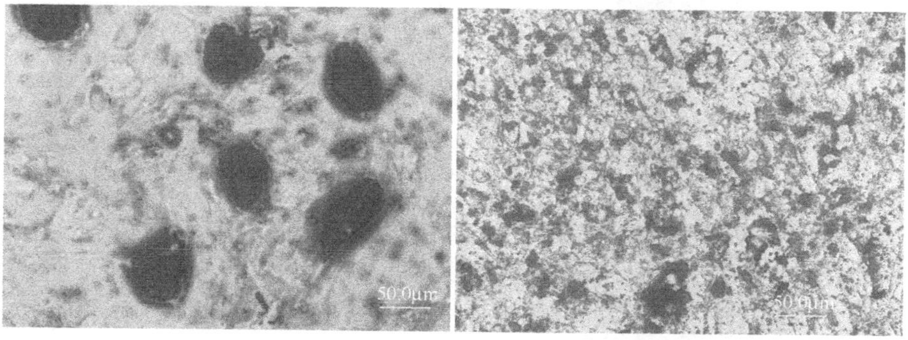

图 17.3　骨髓、脐带 MSC 体外诱导成脂(油红 O 染色鉴定)

二、间充质干细胞体外成软骨诱导

方法一：P_3～P_5 代约 1×10^6MSC 转至 15ml 聚丙烯管中，1000r/min 离心 5min，在管底形成微团，然后用软骨诱导培养基培养 3 周，培养基每周换液 2 次。软骨诱导培养基包含高糖 DMEM、0.1μmol/L 地塞米松、50μg/ml 抗坏血酸、100μg/ml 丙酮酸钠、40μg/ml 脯氨酸，10ng/ml 转化生长因子-β_1、50mg/ml ITS+混合液[18]。

方法二：DMEM-H、10%FBS、1μmol/L 胰岛素、10μg/L 转化生长因子-β_1(TGF-β_1)、300nmol/L 新鲜的抗坏血酸，诱导分化 2 周[11]。

方法三：商业试剂盒[19]。

间充质干细胞软骨发生是个多步骤的细胞事件，先是特殊亚群的间充质干细胞的聚集，进而向软骨分化。而体外研究间充质干细胞向软骨细胞分化，通过使其暴露于一系列的生长因子，或是与软骨、髓核等共培养，过表达特定基因如 Sox9，从而促使其向软骨分化。Sox9 与其下游蛋白 Sox5 和 Sox6 协作促进软骨增殖、成熟和基质形成。当培养的细胞过表达 Sox5、Sox6 和 Sox9，以及小鼠异位表达 Sox9 时都会诱导Ⅱ型胶原表达。而且，TGFβ 在软骨发生中也起到重要作用，此作用在加入 BMP-2 时会协同增强[7]。同时，促进细胞增殖和抑制早期凋亡也可以促进间充质干细胞的软骨分化[26]。

间充干细胞成软骨诱导分化的鉴定[3,8,15,18,22,24]	
细胞化学染色	将诱导分化后的细胞团块做石蜡切片或冰冻切片分别进行免疫组化染色。
	阿尔辛蓝染色(Alcian blue):示蛋白多糖沉积; 方法:4%多聚甲醛固定 15min,PBS 洗 2 遍,再用 1%酸性阿尔辛蓝染色 30min,可见软骨细胞胞外基质Ⅱ型胶原染色为蓝色。
	番红 O 染色(safranin O staining) 方法:将切片用冰丙酮固定,再用 0.1%番红 O 染色 5min,细胞核着色可通过用苏木精复染实现。
	甲苯胺蓝染色(toluidine blue staining) 方法:用 1%甲苯胺蓝储存液:1%氯化钠=1:9 染色 3min。 注:1%甲苯胺蓝储存液即 1g 甲苯胺蓝溶解于 70%乙醇。
软骨特异蛋白检测	Ⅱ型胶原、蛋白聚糖可以用流式分析仪或是免疫荧光染色检测
软骨相关 mRNA 表达	Ⅱ型胶原(type Ⅱ collagen)、多配体聚糖(syndecan,hSDC)、基底膜聚糖(perlecan,hPRLN)及蛋白聚糖(aggrecan,hAGCN),可用实时定量 PCR 检测

目前,对围产期间充质干细胞体外诱导成软骨已有许多报道。Lee 等用脐血来源 MSC 体外诱导成软骨,并通过番红 O 染色和Ⅱ型胶原免疫组化染色得到验证[18];Barlow 等用胎盘来源 MSC 进行体外成软骨诱导[8];Chen 等用脐带来源 MSC 进行了体外成软骨诱导分化,并用阿尔辛蓝进行染色鉴定[27]。

此外,我们实验室还对胎肺间充质干细胞进行了体内成软骨诱导探索。将胎肺 MSC 混合于含 2%海藻酸钠的生理盐水中,此细胞悬浮液室温下缓缓滴入氯化钙溶液中聚合 30min,形成海藻酸钙珠,再将此海藻酸钙珠植入 8 周裸鼠皮下。8 周后,取出移植物做冰冻切片,进行 HE 染色、阿尔辛蓝染色以及用Ⅱ型胶原特异抗体染色,提示体内软骨形成[3]。

三、间充质干细胞体外成骨诱导

方法一:P_5~P_7 间充质干细胞,用成骨诱导分化培养基培养 3 周,每周换液 2 次。成骨诱导培养基包含 IMDM、0.1mmol/L 地塞米松、10mmol/L β-磷酸甘油、0.2mmol/L 抗坏血酸(AsA)[18]。

方法二:细胞长至 90%融合时进行成骨诱导培养,诱导 3 周。成骨诱导培养基包含:高糖-DMEM,10%胎牛血清,0.1μmol/L 地塞米松,50μmol/L L-抗坏血酸-2-磷酸,10mmol/L β-磷酸甘油二钠五水化合物(β-glycerol phosphate disodium salt pentahydrate),0.3mmol/L 无机磷酸钠[8]。

方法三:成骨诱导培养体系为:高糖-DMEM,10%胎牛血清,10μmol/L 地塞米松,10mmol/L β-磷酸甘油,300nmol/L 抗坏血酸(AsA),10mol/L 1α,25-二羟维生素 D3,诱导培养 2 周[11]。

间充干细胞成骨诱导分化的鉴定[3,13~15,18,20,22,28~30]	
细胞免疫化学染色	碱性磷酸酶活性检测(ALP staining) 方法:诱导 2 周时检测,方法参照碱性磷酸酶试剂盒说明书。
	钙含量检测(calcium content assay) 方法:收集样本用 0.4ml 0.5mol/L 乙酸过夜溶解结晶,并用 calcium assay kit 检测。
	von Kossa 染色 方法:弃掉培养基,用 PBS 洗 2~3 遍,4%多聚甲醛室温固定 1h,弃固定液,再用蒸馏水洗去残余固定液,5%硝酸银、37℃染 1h,弃染液,蒸馏水洗涤 2~3 次,紫外线照射 1~2h,显微镜下观察照相。
	茜素红染色(alizarin red staining):骨结节形成表明钙盐沉积 方法:弃培养基,PBS 洗 2~3 遍,甲醇:丙酮(1:1)室温固定 10min,弃固定液用 PBS 洗 2~3 遍,加入 0.5%茜素红、37℃染 20~30min,弃掉染液,用 PBS 洗 2~3 次,显微镜下观察照相。
骨相关的 mRNA 表达	骨桥蛋白(osteoponin,hOSP),骨钙蛋白(osteocalcin,hOC),Ⅰ型胶原(type Ⅰ collagen,hCol Ⅰ),碱性磷酸酶(ALP),骨唾液酸糖蛋白(bone sialoprotein, Ibsp),黏骨素(osteonectin),RunX2,CCAAT-增强子结合蛋白 δ(Cbfa1),核心蛋白聚糖(decorin)
骨相关蛋白检测	骨桥蛋白,骨钙蛋白,可用免疫荧光染色鉴定
体内移植实验	骨诱导分化后的成骨细胞细胞体内移植; X 射线断层摄影技术(microcomputed tomography)显示钙; 扫描电镜(scanning electron microscopy)

本实验室也对骨髓、胎肺、脐带、胎盘来源的间充质干细胞进行了体外成骨诱导分化,同时还对胎肺间充质干细胞进行了体内成骨诱导探索[3]。方法如下:将 P_5 代约 1×10^7 胎肺 MSC 与羟基磷灰石/磷酸三钙粉末(HA/TCP)混合,再加入鼠纤维蛋白原和鼠凝血酶使之形成固态的纤维蛋白胶。将胶状物直接移植入 8 周裸鼠背部、头面部。8 周后取出移植物,做冰冻切片进行苏木精-伊红染色、von Kossa 染色以及用骨钙蛋白特异抗体进行染色鉴定,提示骨形成。

间充质干细胞在体外骨形态蛋白(BMP)和 Wnt、磁场刺激,以及在含有地塞米松和抗坏血酸的成骨培养基作用下都可以发生骨分化。Runt-相关转录因子 2(Runx2)被认为是早期调控骨分化的关键调节基因。Runx2 与 TGFβ 协同作用可以上调 IL-11 的表达,降低脂分化并促进软骨和骨分化。同时,Runx2 可以与 PPARγ(过氧化物酶增殖激活受体 γ)直接相互作用抑制成脂分化。Runx2 在骨分化早期起作用,而 osterix(骨分化的诱导因子)在骨分化晚期起作用,可以促进骨分化的同时抑制软骨分化。低水平的 osterix 足以抑制软骨分化,而高水平的 osterix 则是骨分化所必需的[7]。此外,胰岛素样生长因子-1(IGF)可以通过完整的 IRS1-PI3K 信号通路,诱导表达胰岛素样生长因子-1(IGF)的间充质干细胞成骨分化[13];而锶可以通过活化 Wnt/Catenin 信号通路,促进间充质干细胞的成骨分化能力[28];敲除细胞内源性的金属蛋白酶组织抑制剂(TIMP-1),可以通过细胞内的 let-7f miRNA 以及 Wnt/β-Catenin 信号途径,促进间充质干细胞的成骨分化[30]。

脐带[28]、脐血[18]、胎盘[17]、羊膜[11]来源的 MSC 体外成骨分化能力已被验证，并且其诱导分化后仍不具备免疫原性[6]，相较于人胚胎干细胞以及诱导的多潜能干细胞(ESC/iPSC)具备充当骨组织工程材料的优势。而其在体内的成骨分化能力也在动物体内得到验证，并用于疾病治疗模型中。例如，用怀孕前 3 个月的人胎儿血来源的间充质干细胞治疗小鼠的遗传性的骨骼肌营养不良伴软骨不全综合征(OI)，不仅大大降低了其骨折率，改善了骨骼肌异常，还发现移植入的间充质干细胞在小鼠体内表达成骨基因，并可以产生骨桥蛋白(osteopontin)[31]。

目前应用于临床的骨组织工程主要依赖于干细胞技术、三维支架和生物反应器技术的进步。当前骨组织工程的细胞来源主要是胚胎干细胞(ESC)、诱导的多潜能干细胞(iPSC)和间充质干细胞(MSC)。胚胎干细胞和诱导的多潜能干细胞虽具备强大的分化潜能，但是由于其潜在的致畸胎瘤特性以及自身的免疫原性而限制了其临床应用。间充质干细胞凭借其易获取、易分离、稳定扩增、低免疫原性以及强大的骨分化潜能而逐渐成为骨组织工程的明星细胞。在对利于骨组织工程的间充质干细胞的探讨中，由于骨髓来源的间充质干细胞在骨髓中含量极微、增殖能力有限、易衰老，以及随供者年龄增加骨分化能力和增殖能力都会急剧下降等原因，不能作为大规模体外扩增的细胞；并且有研究表明在体内和体外骨分化诱导条件下诱导不同来源间充质干细胞，发现其骨分化能力的比较结果为：人胎儿骨髓间充质干细胞>人脐带间充质干细胞>成人骨髓间充质干细胞>人脂肪来源的间充质干细胞(图 17.4)。然而，胎儿骨髓间充质干细胞的获取和伦理问题必将限制其取材。因此，围产期的间充质干细胞将会是理想的材料来源[6]。

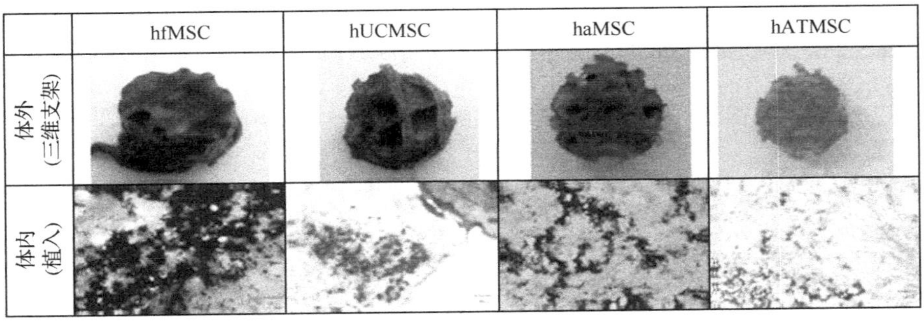

图 17.4　不同组织来源 MSC 体外和体内成骨分化能力比较

自左向右依次是人胎儿骨髓 MSC、人脐带 MSC、成人骨髓 MSC、人脂肪 MSC。上方为体外用三维支架诱导成骨；下方为体内植入诱导成骨的组织切片[6]

现在常用的成骨培养的三维支架主要是 PCL-TCP 支架[6]，也有采用冻干骨(freeze-dried bone, FDB)支架[32]。生物反应器主要有以下几种类型：Spinner Flask (SF)、Perfusion and Rotating Wall Vessel (RWV)、Biaxial Rotating (BXR)等。骨组织工程采用三维支架结合生物反应器的动态培养，既增加了 MSC 的黏附能力，又促进了其成骨分化(图 17.5 和图 17.6)。

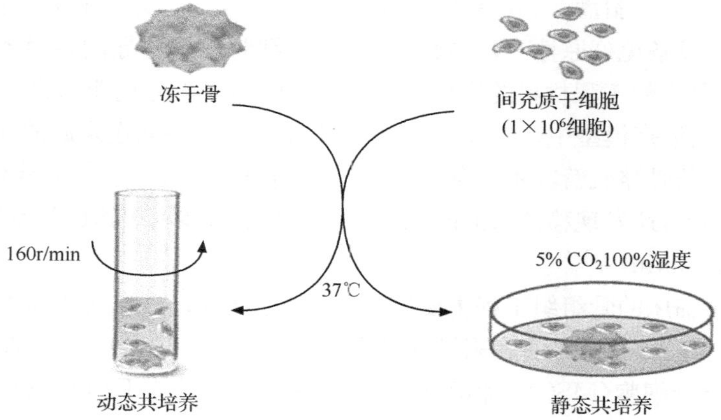

图 17.5　间充质干细胞与冻干骨(FDB)共培养[32]

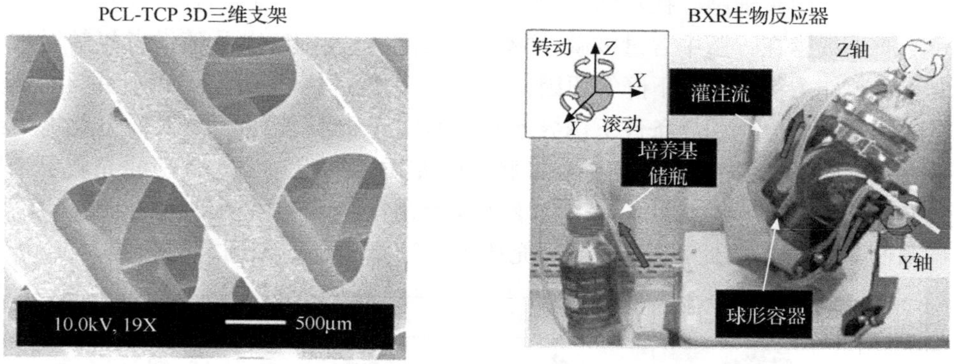

图 17.6　培养间充质干细胞的三维支架与生物反应器

四、围产期间充质干细胞三系分化能力比较及影响因素

围产期间充质干细胞的诱导分化能力比较			
	成脂	成骨	成软骨
脐带来源	+[4]/++[27]	++[27]/+++[4]	++[27]
绒毛膜来源	+[33]	+[33]	+[8]
羊膜来源	+[4]/++[34]	++[34]	+[34]
脐血来源	−[24]/++[18]	+++[4,25]	++[4]
羊水来源	+[34]	+[34]	++[34]
骨髓来源	++	++	++

间充质干细胞成脂、成骨以及成软骨能力是鉴定其性质的标准之一。而在间充质干

细胞的三系分化中，microRNA 也起到了一定作用。MicroRNA 是小的非编码 RNA，它可以通过结合 mRNA 3′-UTR 区在转录后水平调节基因的表达。在人骨髓来源的间充质干细胞成骨、成脂、成软骨诱导分化时，miR-96、miR-124 和 miR-199a 出现了不同表达。miR-96 在成骨、成脂分化时表达上调；miR-124 只在成脂分化中表达；而 miR-199a 在成骨和成软骨分化中都上调表达。同时，miR-96、miR-124 和 miR-199a 调节人间充质干细胞分化的重要基因如 aggrecan、转录因子 Sox9 和脂肪酸结合蛋白 4（FABP4）[35]；microRNA-138 可以在体内和体外抑制人间充质干细胞的成骨分化，抑制效果部分通过抑制黏性激酶信号途径(the focal adhesion kinase signaling pathway)[36]。

此外，间充质干细胞的成脂、成骨和成软骨分化还受其他多种因素的影响，如制瘤素 M(OSM，活化的外周 $CD14^+$ 以及骨髓 $CD11b^+$ 单核或巨噬细胞可以分泌制瘤素 M)可以调节间充质干细胞成骨分化以及基质矿化作用，从而抑制其脂肪分化的能力[14]；无血清的人脐静脉内皮细胞的条件培养基也可以通过纤维生长因子、Wnt、骨形态发生蛋白及 Notch 通路增强间充质干细胞的成骨分化能力，而对脂肪分化能力无影响[37]。瘦素在骨发生中调节骨髓和脐血间充质干细胞中的 Cbfa1 mRNA 进行不同程度的表达，而在脂肪发生中会降低二者 PPARγ2 mRNA 的表达[25]。

第三节　围产期间充质干细胞体外诱导成内皮

间充质干细胞具备分化为内皮细胞的潜能。2003 年[38]和 2005 年[39]*Circulation* 分别报道了间充质干细胞可以在大鼠心肌梗死模型和犬的慢性缺血模型中分化为表达内皮标记 CD31 和表达 VIII 因子的细胞。体外实验也发现，经内皮诱导的间充质干细胞表达内皮细胞相关标记，例如，Oswald 等体外诱导骨髓来源的间充质干细胞，发现经诱导 7 天后，其表达内皮相关标记 VEGF 受体 FLT-1 和 KDR、vwf 和 VE-Cadherin[40]；Xu 等体外诱导脐带来源的间充质干细胞 18 天，经检测其表达一定水平的 CD31、CD34 和 vWF[41]。

下面结合近几年的文献报道，简要介绍间充质干细胞在体外向内皮细胞诱导分化的方法及鉴定手段。

Chen 等对华通胶(Wharton's jelly)和骨髓来源的间充质干细胞向内皮细胞分化进行了对比研究，诱导培养 12 天后，发现二者皆可分化为内皮样细胞，但华通胶来源的间充质干细胞比骨髓来源的间充质干细胞表达更高水平的内皮相关 mRNA[27]。而 Meraviglia 等也发现前 3 个月的人绒毛膜间充质干细胞在促血管新生因子刺激下，其成血管能力较骨髓来源的间充质干细胞要强，并且其自身存在的抑制血管新生的 microRNA，如 miR-21、miR-221、miR-222 表达量较骨髓 MSC 低[33]。此外，不同实验组又对羊膜[11,42]、羊水[9]等来源的间充质干细胞进行体外诱导，发现不同来源的间充质干细胞在适当的培养条件下都可以向内皮细胞分化，并且发现羊膜来源的间充质干细胞高表达促血管新生因子的相关基因，如血管内皮细胞生长因子 A、血管生成素-1、肝细胞生长因子和纤维细胞生长因子 2(FGF-2)。

不同组织来源 MSC 体外内皮分化诱导方法及鉴定	
骨髓来源 MSC[40]	2%胎牛血清、50ng/ml 血管内皮细胞生长因子，诱导培养 7 天，每 2 天换一次液
胎盘来源 MSC[20]	EGM-2、混合补充液、2%胎牛血清、50ng/ml 血管内皮细胞生长因子，诱导培养 3 周，每周换一次液
脐带来源 MSC	低糖 DMEM、100ng/ml 血管内皮细胞生长因子、50ng/ml 表皮生长因子、1μg/ml 氢化可的松、5%胎牛血清、100U/ml 青霉素、100μg/ml 链霉素 [27]
	DF12、2%胎牛血清、50ng/ml 血管内皮细胞生长因子、2ng/ml 胰岛素样生长因子-1[41]
鉴定： 1. 形态学：铺路石样改变。 2. 内皮相关 mRNA 表达[9,20,42] 可以用 RT-PCR 检测：CD31，Vwf，VE-cadherin，Flt-1，Tie-2，KDR，eNOS(endothelial nitric oxide synthase)等。 3. 内皮相关蛋白表达[9,42,43] a. 流式细胞仪：CD31，Vwf，CD34，VE-cadherin，KDR，Flt-1 等； b. 免疫荧光化学：CD146，KDR，D31，vWF，VE-Cadherin。 4. 功能试验：[9,20,27,43,44] 体外：a. 体外 ECMatrix™gel 上管状结构形成实验； b. 摄取乙酰化的低密度脂蛋白； c. 小鸡的绒毛膜尿囊成血管实验； 体内：a. Matrigel 体内形成血管能力； b. 血管损伤模型。	

在描述间充质干细胞具备强大的分化潜能的同时，值得一提的是，目前发现内皮细胞在特殊因子（TGF-β2 或是 BMP4）的刺激下具备转分化现象，即 EndMT（endothelial-to-mesenchymal transition），可以形成类似于间充质干细胞样的细胞，具备成脂、成骨和成软骨分化的能力[45]。Tsuji 等发现羊膜来源间充质干细胞表达细胞角蛋白（pancytokeratin）和波形蛋白（vimentin），意味着其同时表达上皮和间质细胞的表型[11]。对于内皮和间充质干细胞相互转化的能力，Maxim 等的发现似乎可以给予一定的解释：他们发现二者有相同的起源，即中胚层来源的祖细胞 mesenchymoangioblast[46]。

第四节　围产期间充质干细胞体外诱导成神经细胞

间充质干细胞是群异质性的多潜能干祖细胞，某些亚群在基础水平可以表达一些神经相关蛋白，如巢蛋白、神经元特异的烯醇酶和 β-微管蛋白 III 等[47]。而可以向神经细胞转分化的间充质干细胞，被认为起源于神经脊（neural crest）。Morikawa 等发现这类间充质干细胞表达 PDGFα（血小板来源的生长因子）和 Sca-1，同时也表达神经脊的分子标记，如 Twist、p75NTR、Snail1、Snail2、Sox9 和 Mpz，但不表达造血标记 CD45、TER119[48]。Takashima 等通过体内试验也证明了部分间充质干细胞来源于神经脊[49]。人脐带基质细胞（human umbilical cord matrix，UCM）在没有神经分化信号刺激的时候，表达神经干祖细胞的标记——巢蛋白[50]；而当受到神经分化信号刺激时，其可以分化为儿茶酚胺能神经元,表达酪氨酸羟化酶(tyrosine hydroxylase,TH)[51]。

间充质干细胞移植用于治疗神经损伤,主要是基于其自身的旁分泌能力及向神经细胞转分化的能力(图 17.7)。目前,间充质干细胞移植治疗神经系统疾病已有许多报道[52]。Koh 等在成年大鼠脑中风模型中,颅内注入未分化的脐带间充质干细胞,仅 1 周就明显改善了其行为能力[53]。同时也有实验报道脐带间充质干细胞可以改善出血性中风,并且减少损伤面积[54]。在脊髓损伤中,间充质干细胞也起到一定损伤修复作用。Yang 等将脐带间充质干细胞移植入脊髓横断的大鼠损伤处,明显促进了运动的恢复,刺激了损伤处皮质脊髓纤维的再生长,并且增加了损伤处神经丝阳性的轴突[55];而在神经退化性疾病中,移植间充质干细胞也可以在组织和行为上得到改善[50]。

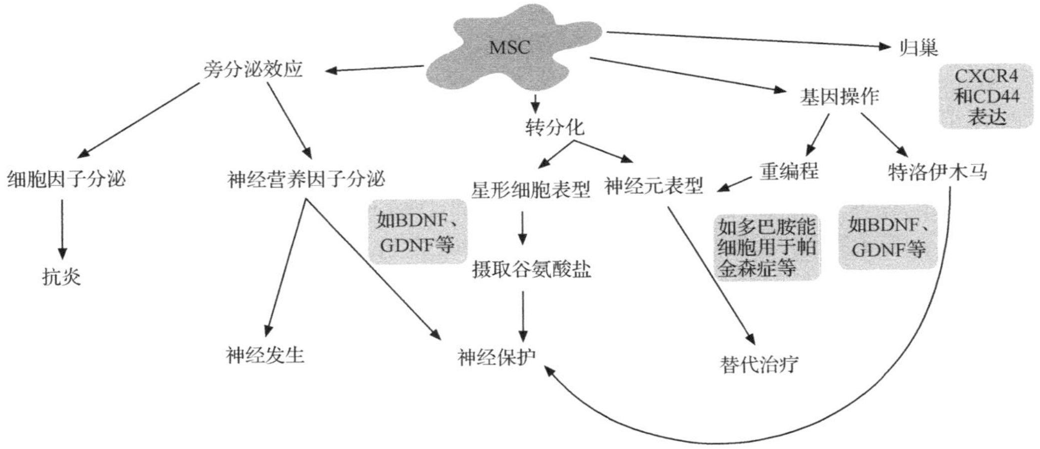

图 17.7　间充质干细胞治疗神经损伤的两种途径[56]

目前较为认可的是旁分泌途径,其次是神经分化途径

下面介绍几个主要的围产期间充质干细胞体外神经诱导分化方案。

方法一:用 P_3～P_7 脐血来源的 MSC,分 4 步进行神经细胞诱导分化,每步持续 3 天[18]。

(1) IMDM,5ng/ml 碱性纤维生长因子(bFGF),0.5μmol/L 维甲酸,1mmol/L 2-巯基乙醇;

(2) IMDM,1mmol/L 环腺苷单磷酸(cAMP),100μmol/L 抗坏血酸(AsA);

(3) IMDM,10μmol/L 氢化可的松,1mmol/L 环腺苷单磷酸(cAMP);

(4) IMDM,20ng/ml 酸性纤维生长因子(aFGF),10ng/ml SHH(sonic hedgehog),10ng/ml 脑来源的神经营养因子(BDNF),10ng/ml 神经生长子(NGF),25ng/ml vitronectin,100μmol/L 抗坏血酸(AsA),0.1mmol/L 3-异丁基-1-甲基黄嘌呤(IBMX),10μmol/L forskolin,20nmol/L PMA(phorbol myristate acetate)。

方法二:将脐血来源的间充质干细胞调整到 0.5×10^7～1×10^7/ml,置于无血清的培养基中进行三步诱导培养,培养基每两天半量换液[57]。

(1) 神经元诱导培养:此期持续 10 天,培养基包含基础神经培养基,B27(1∶100)、N2(1∶50)、5ng/ml SCF、20ng/ml 表皮生长因子(EGF)、20ng/ml 碱性纤维生长因子(b

FGF)、5μg/ml 肝素、1μg/ml 纤连蛋白和抗生素(1∶100);

(2) 分化培养基培养:此期维持诱导 7 天,培养基包含基础神经培养基、B27(1∶50)、N2(1∶25)、10ng/ml 表皮生长因子(EGF)、20ng/ml 脑来源的神经营养因子(BDNF)、5μ mol/L 维甲酸、1μg/ml 纤连蛋白和抗生素(1∶100);

(3) 成熟培养基培养:此期持续 7 天,培养基包含神经基础培养基、B27(1∶50)、N2(1∶25)、10ng/ml 表皮生长因子(EGF)、20ng/ml 脑来源的神经营养因子(BDNF)、10ng/ml 神经生长因子(NGF)、100μmol/L 细胞膜通透二丁基环腺苷酸(dBcAMP)、5μmol/L 维甲酸、1μg/ml 纤连蛋白和抗生素(1∶100)。

方法三:羊水来源的干细胞的神经分化[58]

神经元分化:将 $5\times10^3/cm^2$ 细胞种于铺有盖玻片的培养板中,用高糖-DMEM、1%青链霉素、2mmol/L 谷氨酰胺、10%胎牛血清培养 1 天;之后换成高糖-DMEM、1%青链霉素、2mmol/L 谷氨酰胺、0.5%胎牛血清、0.1%Baicalin(新鲜配制),再加入鼠胚 17.2 天的神经祖细胞共培养(两种细胞通过膜相隔),促进其分化。经过 5 天的诱导分化后,测神经元的标记 β-TUBULIN 和 MAP2 以及 NMDA 受体 NR1 的表达。

少突胶质细胞分化:将 $5\times10^3/cm^2$ 细胞种于铺有盖玻片的培养板中,用高糖-DMEM、1%青链霉素、2mmol/L 谷氨酰胺、1μg/ml 生物素(biotin)、1× N1supplement、5ng/ml 碱性纤维生长因子(bFGF)、1ng/ml PDGF(血小板来源生长因子)、30% B104-条件培养基培养 1 天;第二天加入 CG4 大鼠少突胶质祖细胞共培养,促进其分化(两种细胞通过膜相隔)。培养基每两天换一次液,诱导培养 5 天之后固定,通过免疫荧光染色检测少突胶质细胞标记 O4 和 NG2 的表达。

此外,不同的实验组也对其他围产期间充质干细胞进行了体外神经诱导分化,例如,Zeng 等用神经生长因子和维甲酸等诱导人羊膜来源的间充质干细胞进行神经分化,用免疫细胞化学的手段检测到其诱导分化早期表达 NSE 和 nestin[59];Prasongchean 等也对羊水来源的间充质干细胞进行了神经诱导分化,但其认为对于损伤胚胎的修复主要依赖于羊水间充质干细胞的旁分泌效应而非其直接的神经元转化能力[60]。

间充质干细胞向神经细胞诱导分化受低氧因素的影响,低氧环境可促使脐带来源的间充质干细胞上调表达低氧诱导因子-1α(HIF-1α),从而具备更强的神经分化潜能[64]。此外,通过重编程也可以诱导间充质干细胞为神经元样细胞,例如,通过病毒转染上调 LMX1a[65]或是下调 RE-1 沉默因子[66]都可以使间充质干细胞向多巴胺神经元分化,而上调 neurogenin1 会促进其向普通的神经元分化[67]。

我们实验室还对胎肺来源的间充质干细胞进行了神经诱导分化[3],方法如下:

将 2000 个/cm^2 细胞种于纤连蛋白包被的玻璃皿上,用神经诱导培养基诱导。

神经诱导培养基包含 DMEM/F12、1%青链霉素、N2 和 B27 混悬液,此外还包含以下因子:

(1) 20ng/ml 表皮生长因子(EGF)、10ng/ml 碱性纤维生长因子(bFGF)、10ng/ml 血小板衍生生长因子(PDGF),诱导培养 7 天;

(2) 10ng/ml 碱性纤维生长因子(bFGF)、10ng/ml 血小板衍生生长因子(PDGF)、50ng/ml(神经生长因子),NGF 诱导培养 7 天;

围产期间充质干细胞体外神经诱导分化的鉴定[3,18,59,61～63]	
形态学	细胞获得神经细胞表型，并可以形成神经网[18]
神经相关基因的表达	神经分化是个复杂的过程，没有单个基因可以标记其分属的不同发育阶段。巢素蛋白是相对广泛被人接受的神经外胚层细胞或是神经干细胞的早期标记（体内和体外），表达 Sox2、pax6、mash1、wnt1、ngn1 或 ngn2 也标志着其处于神经发育的早期阶段；随着发育的进行，Dcx、Sox1、HuD、GAP43、Otx1、NeuroD 或是 FGF8 被诱导转录，标志着其处于神经祖细胞或是未成熟的神经细胞阶段；随后又被成熟阶段的基因所替代，如神经纤维细丝、NeuN、钙结合蛋白及神经递质特异的基因。然而，这些基因的表达是相互重叠的，并没有明确的界限，尤其是在体外向神经分化的过程[61]。 常用的几个神经特异标记如神经纤丝多肽（NF200）、少突祖细胞标记 04、巢蛋白（nestin）、波形蛋白（vimentin）、神经胶质纤丝酸性蛋白（GFAP，glia fibrillary acid protein）、神经祖细胞标记 TUJ-1、神经元特异的烯醇酶（neuron-specific enolase，NSE）、微管相关蛋白 2（MAP2）等。
功能试验	(1) 电生理改变：当提高细胞外的钾离子浓度后，神经样细胞会急剧地提高钙离子浓度，而未分化的细胞并未出现明显的钙离子浓度的改变；传导钙波； (2) 摄取谷氨酸盐； (3) 促进突触形成； (4) 参与血脑屏障的形成； (5) 诱导分化的细胞注入低氧缺血的动物模型体内，2 周后分化为外胚层细胞，包括酪氨酸羟化酶神经元；同时改善了运动能力。

诱导培养 14 天后，用流式细胞仪、共聚焦显微镜及 RT-PCR 技术都可以检测到神经特异标记 nestin、MAP2、GFAP、少突细胞标记 O4 的表达。

另外，值得关注的是，去年 Krencik 等成功地用特定的化学培养体系，将人多潜能干细胞诱导分化成几乎纯的神经胶质细胞并大量扩增。诱导分化后的细胞群中不含免疫细胞，像是小胶质细胞，并且可产生区域性功能特异的神经胶质细胞亚型，这些细胞具备摄取谷氨酸盐、传导钙波、促进突触形成和参与血脑屏障的形成等功能[63]。Liu 等将 5 个转录因子 Mash1、Ngn2、Sox2、Nurr1 和 Pitx3 直接导入人纤维细胞，使其重编程为多巴胺神经元样细胞。重编程后的细胞表达多巴胺神经元标记，可以摄取和产生多巴胺并具备多巴胺神经元特异的电生理学特性[68]。

第五节　围产期间充质干细胞体外诱导分化为肝细胞

肝脏疾病发展的晚期是肝功能衰竭，最佳的方法是肝移植，可以逆转病情。但由于供者肝源短缺、花费巨大，加之终身的免疫抑制治疗限制了肝移植应用。目前研究用 BAL[69]设备可使肝移植成为可能，原理是 BAL 设备内含有有功能的肝细胞，通过过滤血中的有毒物质，同时供应重要的活化生理分子以恢复肝功能，但由于有效的人肝细胞的缺乏而限制了其应用。目前考虑可作为肝细胞来源的细胞主要包括猪肝细胞、永生的人肝细胞、胚胎干细胞来源的肝细胞，以及多种成体干细胞，如小成肝细胞（small hepatoblast)、造血干细胞和间充质肝细胞等。

Soto-Gutie′rrez 等用小鼠胚胎干细胞与人的肝胆管上皮细胞、内皮细胞和星形细胞系共培养，加之用纤维生长因子-2、人激活素 A 等刺激，发现有 70%的细胞转变为肝细胞样细胞，并表达肝特异基因，分泌白蛋白并具备像原代小鼠肝细胞一样的药物代谢能力，而且用含有此分化细胞的 BAL 设备植入急性肝衰的小鼠体内发现有 90%的小鼠可以长期存活[69]。

除了用胚胎干细胞向肝细胞诱导分化的探索外，还有许多实验组对不同组织来源的 MSC 肝分化进行了探索：2005 年 Sato 等将人骨髓来源细胞分成三组（MSC 组、$CD34^+$ 组、非 MSC 非 $CD34^+$ 组）注射大鼠肝脏，通过对大鼠肝脏进行人特异的甲胎蛋白、白蛋白、角蛋白 18 等免疫荧光检测以及肝特异基因表达的检测，发现仅有 MSC 部分存留于大鼠的肝脏之中[70]。Najimi 等对成人肝来源的间质细胞进行了体外肝诱导分化和 SCID 鼠体内的移植实验，发现体内、体外都可以分化为肝细胞样细胞[71]。Lysy 等成功将皮肤成纤维细胞诱导分化为肝细胞样细胞[72]。Aurich 等将人骨髓来源的 MSC，用 HGF 诱导分化后移植入小鼠体中，发现移植后的细胞不仅整合入小鼠肝脏组织中，还保持着体外诱导分化后肝细胞的功能[73]。之后，他又对移植前的脂肪来源 MSC 是否进行体外肝诱导分化进行探索，发现体外诱导分化后的 MSC 更容易整合入小鼠肝脏中[74]。

对围产期不同组织来源的 MSC 肝诱导分化也有很多探索：Chien 对胎盘来源的多潜能细胞进行体外肝细胞诱导分化，可以产生肝细胞样细胞，表达肝细胞特异的标记，并具备摄取低密度脂蛋白、储存糖原等功能[75]；Tamagawa 也成功地对羊膜来源的 MSC 进行了肝细胞诱导分化[76]。Kosmacheva 等对脐血来源的 MSC 和骨髓来源的 MSC 分别进行了肝诱导分化，发现二者皆可以在体外分化为不成熟的肝细胞，具备产生白蛋白、储备糖原等性质[77]。Zheng 等比较羊水和骨髓来源的 MSC，发现羊水来源的 MSC 比骨髓来源 MSC 具备更强大的肝分化潜能[78]。Campard 等发现天然的脐带基质细胞表达肝细胞标记并可以分化为肝细胞样的细胞[79]；Zhang 等用一步法（诱导培养基中包含 HGF 和 FGF-4），也将脐带来源的 MSC 分化为有功能的肝细胞样的细胞[80]；Anzalone 认为人华通胶来源的 MSC 不仅具备强大的增殖能力，还具备跨系分化和免疫调节作用，将成为再生医学的明星细胞[81]。

下面简要介绍间充质干细胞体外诱导分化为肝细胞样细胞的诱导方案和鉴定方法。

方法一：用 P_5～P_7 代脐血来源的间充质干细胞，当细胞达到 60%融合时，先用分化培养基培养 14 天，再用成熟培养基培养，培养基每周换液 2 次[18]。

分化培养基：IMDM，20ng/ml 肝细胞生长因子（HGF），0.5μmol/L 地塞米松，50mg/ml ITS+混合液；

成熟培养基：IMDM，20ng/ml 制瘤素 M，0.5μmol/L 地塞米松，50mg/ml ITS+混合液。

方法二：将胎盘来源的 MSC 种于铺有多聚 L-赖氨酸的培养皿中，用分化培养基培养[20]。分化培养基包含 60%低糖 DMEM 和 40%MCDB201、1×胰岛素-转铁蛋白-硒酸复合物(ITS)、4.7μg/ml 亚麻油酸、1mg/ml 胎牛血清白蛋白、10^{-4}mol/L 抗坏血酸、10^{-8}mol/L 地塞米松、10ng/ml 表皮生长因子(EGF)、10ng/ml 血小板源生长因子-BB(PDGF-BB)。孵育 16h 后,再加入 20ng/ml 肝细胞生长因子(HGF)和 10ng/ml 纤维生长因子 4(FGF4)进一步培养 28 天,培养基每周换液。

方法三:取 P_5～P_9 代脂肪来源的间充质干细胞 2×10^5～3×10^5 种于Ⅰ型胶原包被 60mm 平皿中[16](图 17.8):

(1) 在 HCM-modified William's E 培养基中培养 3 周,其内包含 5μg/ml 转铁蛋白、10^{-6}mol/L 氢化可的松琥珀酸酯(hydrocortisone-21-hemisuccinate)、0.5mg/ml 牛血清白蛋白、2mmol/L 抗坏血酸、20ng/ml 表皮生长因子、5μg/ml 胰岛素、50μg/ml 庆大霉素、10^{-8}mol/L 地塞米松;再混合 HIFC(肝细胞诱导生长因子联合方案),而 HIFC 包含 150ng/ml 肝细胞生长因子(HGF)、300ng/ml 纤维生长因子-1(FGF1)和 25ng/ml 纤维生长因子-4(FGF4);

(2) 用 30ng/ml 制瘤素 M 和 2×10^{-5}mol/L 地塞米松培养 2 周;

(3) 单独用 HCM(肝细胞培养基)培养 2～5 周。

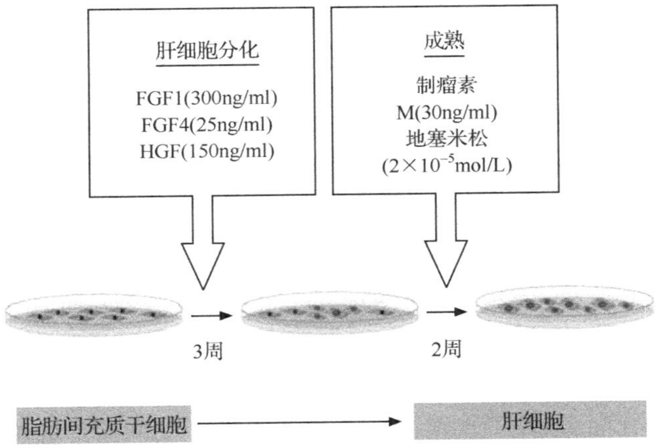

图 17.8 脂肪组织来源的间充质干细胞体外诱导成肝细胞流程图

本实验室也对不同组织来源的间充质干细胞诱导肝分化进行了探索。Zhao 等用人脐带来源的 MSC 通过两步法进行肝诱导分化,产生有功能的肝细胞样细胞,并且不表达主要组织相容性复合体Ⅱ(MHCII),与淋巴细胞混合培养不会导致淋巴细胞的增殖[5]。Zheng 等用胎肺来源的基质细胞,先在含 10ng/ml 碱性纤维生长因子(bFGF)、20ng/ml 人肝细胞生长因子(hHGF)、1×ITS 的培养基中培养 14 天;再用 10ng/ml 碱性纤维生长因子(bFGF)、30ng/ml 制瘤素 M、1×ITS 培养 14 天。通过流式细胞仪、共聚焦显微镜及实时定量 PCR 等方法检测到肝细胞特异标记分子白蛋白和细胞角蛋白-18 的表达,同时还可以检测到分化的细胞具备分泌白蛋白和储备糖原的能力[3]。

间充质干细胞体外肝细胞诱导分化的鉴定方法[16,18,20,69]	
细胞形态	立方体的肝细胞样细胞形态
肝特异 mRNA 表达	白蛋白(ALB);甲胎蛋白(AFP);肝细胞细胞核因子:(Foxa1)-3b 和 HNF-4a;酪氨酸氨基转移酶(Tat);细胞角蛋白 18(Krt18);细胞角蛋白-19 (Krt19);细胞色素 P450 (Cyp7a1);转甲状素蛋白(TTR,transthyretin),色氨酸加双氧酶(trytophan 2,3-dioxygenase,TDO2)。
肝细胞特异蛋白的表达	可用免疫荧光和蛋白印迹检测: 特异蛋白:白蛋白(ALB),转甲状素蛋白(TTR),细胞角蛋白 18(CK-18)。
	特异酶:细胞色素 P450 单加氧酶 3A4(CYP3A4),细胞色素 P450 单加氧酶 1A1 (CYP1A1),细胞色素 P450 单加氧酶 2C9 (CYP2C9),NADPH P450 还原酶。
生物学功能试验	1. 具备摄取低密度脂蛋白的能力;
	2. 具备糖原储备能力:PAS(periodic acid-Schiff staining)阳性;
	3. 清除氨;
	4. 产生尿素;
	5. 产生白蛋白;
	6. 具备代谢药物能力,如利多卡因、地西泮;
	7. 动物实验:诱导的细胞进行移植,观察其是否可以被肝实质吸收;或观察血氨水平、肝性脑病、血糖和切除肝脏小鼠的存活率。

第六节　围产期间充质干细胞体外分化为心肌细胞

心血管疾病是世界范围内威胁人类生命的主要疾病之一,其在亚洲已成为首位死亡原因。由于心肌梗死后不可逆性的心肌细胞数量的减少,造成心肌收缩功能的降低,发展成心力衰竭。对于终末期心力衰竭患者,心脏移植可能是唯一手段,但由于供体缺乏限制了临床应用。干细胞强大的自我更新和多向分化潜能为人们提供治疗心脏疾病的广阔视角[82]。本节侧重讲述间充质干细胞向心肌细胞的分化。间充质干细胞具备多能性、转分化特性,并可以通过表达阳性的缝隙连接蛋白 43(Cx43)与原位的心肌细胞相互作用,最关键的是其具备免疫调节作用,使其成为介导心肌损伤修复的强有力的候选者[83]。

诱导方案:

方案一:DMEM,10%胎牛血清,bFGF,激活素 A[84];

方案二:混合酯(透明质酸、酪酸、维甲酸)[85];

方案三:与心肌细胞共培养[11]。

间充质干细胞直接诱导为心肌细胞在体外和体内都得到验证。Tsuji 等用羊膜来源的间充质干细胞在体外与胎鼠心肌细胞共培养,诱导其转变为可出现自发跳动的心肌细胞,且转化效率是 33%;而将其移植到心肌梗死的鼠模型中,原位检测发现其转分化为心肌细胞[11]。用 5-氮杂胞苷处理的间充质干细胞可以向心肌分化,并可以提高猪心肌梗死模型的心肌功能[87]。Qian 等证实了 5-氮杂胞苷体外诱导脐带来源 MSC 向心肌细胞分化是通过激活细胞外信号相关激酶(extracelluar signal related kinases,ERK)实现的[88]。

间充质干细胞体外心肌诱导分化方案[11,86,83]	
形态学	多核、杆状;心肌的条纹以及 EGFP 标记的心肌的跳动。
心肌特异基因表达	可用 RT-PCR 检测:Mesp1,Nkx2.5,肌钙蛋白 T (cTnT),GATA4,心肌收缩蛋白肌球蛋白重链(myosin heavy chain,MHC),α-辅肌动蛋白(α-actinin),膜磷蛋白等。
心肌特异蛋白表达	可通过流式细胞仪和免疫细胞化学的方法检测:肌钙蛋白 T (cTnT),连接蛋白 43 (Cx43),心肌肌钙蛋白 I (Trop-I),心房钠尿肽(hANP),α-辅肌动蛋白(α-actinin)。
功能实验	心肌特异的离子通道:L 型钙通道的 α 亚基(a1c),一过性的钾通道(Kv4.3); 可以分泌心房钠尿肽; 具有自发收缩区域; 微电极信号记录:AP 动作电位。

Arminan 等用不同组织来源的 MSC(骨髓 MSC、脂肪 MSC 和牙组织 MSC)向心肌诱导分化,都发现在分化过程中转录因子 NKX2.5 和 GATA4 向核内转移,并且 NKX2.5 和 GATA4 的核定位与 α-sarcomeric actinin 表达相关[89]。Chang 等发现心肌梗死产生的相关蛋白质和振荡压力可以通过 TGF-β/BMP-2 信号通路增加脐血来源 MSC 心肌分化特异标记的表达量[90]。

目前对干细胞分化为心肌细胞用于移植的研究还包括胚胎干细胞向心肌的转变[91]、人诱导的多潜能干细胞向心肌的转变(iPSC)[92,86]。人诱导的多潜能干细胞,常用的是成体细胞,而成体细胞的供体年龄增加会引发应激压力或使反应活性氧族引起的组织细胞的基因突变的可能性增加,从而使得编程后的 iPS 细胞也有可能携带这种突变,用围产期间充质干细胞进行重编程可能是克服这一问题行之有效的方法[93]。此外,Qian 等通过逆转录病毒将 Gata4、Mef2c 和 Tbx5(GMT)导入心肌纤维细胞可使其成为心肌样细胞,并且此现象也在冠状动脉结扎后的鼠心脏中被证实,发现诱导后细胞为双核,形成肌小节,并表达心肌细胞特异基因。同时分析单个细胞发现其具备心室肌细胞样的动作电位,在电刺激下可以跳动并证明具备电偶联。体内导入 GMT 降低了心肌梗死的面积,并且轻度改善了心肌功能紊乱[94]。

(杨少光 杜文静)

参 考 文 献

1. Dominici M, Le Blanc K, Mueller I, et al. Minimal criteria for defining multipotent mesenchymal stromal cells. The International Society for Cellular Therapy position statement. Cytotherapy, 2006, 8(4):315-317.
2. Kuroda Y, Kitada M, Wakao S, et al. Unique multipotent cells in adult human mesenchymal cell populations. Proceedings of the National Academy of Sciences, 2010, 107(19):8639-8643.
3. Zheng C, Yang S, Guo Z, et al. Human Multipotent Mesenchymal Stromal Cells From Fetal Lung Expressing Pluripotent Markers and Differentiating Into Cell Types of Three Germ Layers. Cell Transplantation, 2009, 18(10):1093-1109.
4. Sancricca C. Mesenchymal stromal cells from human perinatal tissues: From biology to cell therapy. World Journal

of Stem Cells, 2010, 2(4):81.

5. Zhao Q, Ren H, Li X, et al. Differentiation of human umbilical cord mesenchymal stromal cells into low immunogenic hepatocyte-like cells. Cytotherapy, 2009, 11(4):414-426.
6. Zhang Z Y, Teoh S H, Hui J H P, et al. The potential of human fetal mesenchymal stem cells for off-the-shelf bone tissue engineering application. Biomaterials, 2012, 33(9):2656-2672.
7. Sancricca C. Mesenchymal stem cells: Molecular characteristics and clinical applications. World Journal of Stem Cells, 2010, 2(4):67.
8. Barlow S, Brooke G, Chatterjee K, et al. Comparison of Human Placenta- and Bone Marrow-Derived Multipotent Mesenchymal Stem Cells. Stem Cells and Development, 2008, 17(6):1095-1108.
9. Zhang P, Baxter J, Vinod K, et al. Endothelial Differentiation of Amniotic Fluid-Derived Stem Cells: Synergism of Biochemical and Shear Force Stimuli. Stem Cells and Development, 2009, 18(9):1299-1308.
10. Weiss M L, Troyer D L. Stem cells in the umbilical cord. Stem Cell Rev, 2006, 2(2):155-162.
11. Tsuji H, Miyoshi S, Ikegami Y, et al. Xenografted human amniotic membrane-derived mesenchymal stem cells Are immunologically tolerated and transdifferentiated into cardiomyocytes. Circulation Research, 2010, 106(10): 1613-1623.
12. Caplan A I, Bruder S P. Mesenchymal stem cells: building blocks for molecular medicine in the 21st century. Trends Mol Med, 2001, 7(6):259-264.
13. Granero-Moltó F, Myers T J, Weis J A, et al. Mesenchymal stem cells expressing insulin-like growth factor-I (MSCIGF) promote fracture healing and restore new bone formation in Irs1 knockout mice: analyses of MSCIGF autocrine and paracrine regenerative effects. Stem Cells, 2011, 29(10):1537-1548.
14. Guihard P, Danger Y, Brounais B, et al. Induction of osteogenesis in mesenchymal stem cells by activated monocytes/macrophages depends on oncostatin M signaling. Stem Cells, 2012, 30(4):762-772.
15. Wang X Y, Lan Y, He W Y, et al. Identification of mesenchymal stem cells in aorta-gonad-mesonephros and yolk sac of human embryos. Blood, 2007, 111(4):2436-2443.
16. Banas A, Teratani T, Yamamoto Y, et al. Adipose tissue-derived mesenchymal stem cells as a source of human hepatocytes. Hepatology, 2007, 46(1):219-228.
17. Parolini O, Alviano F, Bagnara G P, et al. Concise review: isolation and characterization of cells from human term placenta: outcome of the first international workshop on placenta derived stem cells. Stem Cells, 2008, 26(2): 300-311.
18. Lee O K. Isolation of multipotent mesenchymal stem cells from umbilical cord blood. Blood, 2004, 103(5):1669-1675.
19. Mizokami T, Hisha H, Okazaki S, et al. Preferential expansion of human umbilical cord blood-derived CD34-positive cells on major histocompatibility complex-matched amnion-derived mesenchymal stem cells. Haematologica, 2009, 94(5):618-628.
20. Chen C P, Liu S H, Huang J P, et al. Engraftment potential of human placenta-derived mesenchymal stem cells after in utero transplantation in rats. Human Reproduction, 2008, 24(1):154-165.
21. Zhao F, Veldhuis J J, Duan Y, et al. Low oxygen tension and synthetic nanogratings improve the uniformity and stemness of human mesenchymal stem cell layer. Molecular Therapy, 2010, 18(5):1010-1018.
22. Bi Y, Ehirchiou D, Kilts T M, et al. Dentification of tendon stem/progenitor cells and the role of the extracellular matrix in their niche. Nature Medicine, 2007, 13(10):1219-1227.
23. Vidal C, Bermeo S, Li W, et al. Interferon gamma inhibits adipogenesis *in vitro* and prevents marrow fat infiltration in oophorectomized mice. Stem Cells, 2012, 30(5):1042-1048.
24. Kern S, Eichler H, Stoeve J, et al. Comparative analysis of mesenchymal stem cells from bone marrow, umbilical cord blood, or adipose tissue. Stem Cells, 2006, 24(5):1294-1301.
25. Chang Y J, Shih D T, Tseng C P, et al. Disparate mesenchyme-lineage tendencies in mesenchymal stem cells from

human bone marrow and umbilical cord blood. Stem Cells, 2006, 24(3):679-685.

26. Dexheimer V, Frank S, Richter W. Proliferation as a requirement for *in vitro* chondrogenesis of human mesenchymal stem cells. Stem Cells and Development, 21(12): 2160-2169.

27. Chen M Y, Lie P C, Li Z L, et al. Endothelial differentiation of Wharton's jelly-derived mesenchymal stem cells in comparison with bone marrow-derived mesenchymal stem cells. Experimental Hematology, 2009, 37(5): 629-640.

28. Yang F, Yang D, Tu J, et al. Strontium enhances osteogenic differentiation of mesenchymal stem cells and *in vivo* bone formation by activating Wnt/Catenin signaling. Stem Cells, 2011, 29(6):981-991.

29. Zhang Z Y, Teoh S H, Chong M S, et al. Superior osteogenic capacity for bone tissue engineering of fetal compared with perinatal and adult mesenchymal stem cells. Stem Cells, 2009, 27(1):126-137.

30. Egea V, Zahler S, Rieth N, et al. Tissue inhibitor of metalloproteinase-1 (TIMP-1) regulates mesenchymal stem cells through let-7f microRNA and Wnt/β-catenin signaling. Proceedings of the National Academy of Sciences, 2012, 109(6):E309-E316.

31. Guillot P V, Abass O, Bassett J H D, et al. Intrauterine transplantation of human fetal mesenchymal stem cells from first-trimester blood repairs bone and reduces fractures in osteogenesis imperfecta mice. Blood, 2007, 111(3):1717-1725.

32. Gonçalves F D C. Dynamic culture improves MSC adhesion on freeze-dried bone as a scaffold for bone engineering. World Journal of Stem Cells, 2012, 4(2):9.

33. Meraviglia V, Vecellio M, Grasselli A, et al. Human chorionic villus mesenchymal stromal cells reveal strong endothelial conversion properties. Differentiation, 2012, 83(5):260-270.

34. Tsai M S, Hwang S M, Chen K D, et al. Functional network analysis of the transcriptomes of mesenchymal stem cells derived from amniotic fluid, amniotic membrane, cord blood, and bone marrow. Stem Cells, 2007, 25(10): 2511-2523.

35. Laine S K, Alm J J, Virtanen S P, et al. MicroRNAs miR-96, miR-124, and miR-199a regulate gene expression in human bone marrow-derived mesenchymal stem cells. Journal of Cellular Biochemistry, 2012, 113(8): 2687-2695.

36. Eskildsen T, Taipaleenmaki H, Stenvang J, et al. MicroRNA-138 regulates osteogenic differentiation of human stromal (mesenchymal) stem cells *in vivo*. Proceedings of the National Academy of Sciences, 2011, 108(15): 6139-6144.

37. Saleh F A, Whyte M, Ashton P, et al. Regulation of mesenchymal stem cell activity by endothelial cells. Stem Cells Dev, 2011, 20(3):391-403.

38. Davani S. Mesenchymal progenitor cells differentiate into an endothelial phenotype, enhance vascular density, and improve heart function in a rat cellular cardiomyoplasty model. Circulation, 2003, 108(Suppl 1):II253-258.

39. Silva G V. Mesenchymal stem cells differentiate into an endothelial phenotype, enhance vascular density, and improve heart function in a canine chronic ischemia model. Circulation, 2005, 111(2):150-156.

40. Oswald J, Boxberger S, Jorgensen B, et al. Mesenchymal stem cells can be differentiated into endothelial cells *in vitro*. Stem Cells, 2004, 22(3):377-384.

41. Xu Y, Meng H, Li C, et al. Umbilical cord-derived mesenchymal stem cells isolated by a novel explantation technique can differentiate into functional endothelial cells and promote revascularization. Stem Cells and Development, 2010, 19(10):1511-1522.

42. Kim S W, Zhang H Z, Kim C E, et al. Amniotic mesenchymal stem cells have robust angiogenic properties and are effective in treating hindlimb ischaemia. Cardiovascular Research, 2011, 93(3):525-534.

43. Melero-Martin J M, Khan Z A, Picard A, et al. *In vivo* vasculogenic potential of human blood-derived endothelial progenitor cells. Blood, 2007, 109(11):4761-4768.

44. Oskowitz A, McFerrin H, Gutschow M, et al. Serum-deprived human multipotent mesenchymal stromal cells

(MSCs) are highly angiogenic. Stem Cell Research, 2011, 6(3):215-225.

45. Medici D, Shore E M, Lounev V Y, et al. Conversion of vascular endothelial cells into multipotent stem-like cells. Nature Medicine, 2010, 16(12):1400-1406.
46. Vodyanik M A, Yu J, Zhang X, et al. A mesoderm-derived precursor for mesenchymal stem and endothelial cells. Cell Stem Cell, 2010, 7(6):718-729.
47. Blondheim N R, Levy Y S, Ben-Zur T, et al. Human mesenchymal stem cells express neural genes, suggesting a neural predisposition. Stem Cells Dev, 2006, 15(2):141-164.
48. Morikawa S, Mabuchi Y, Niibe K, et al. Development of mesenchymal stem cells partially originate from the neural crest. Biochemical and Biophysical Research Communications, 2009, 379(4):1114-1119.
49. Takashima Y, Era T, Nakao K, et al. Neuroepithelial cells supply an initial transient wave of MSC differentiation. Cell, 2007, 129(7):1377-1388.
50. Weiss M L, Medicetty S, Bledsoe A R, et al. Human umbilical cord matrix stem cells: preliminary characterization and effect of transplantation in a rodent model of Parkinson's disease. Stem Cells, 2006, 24(3):781-792.
51. Fu Y S, Cheng Y C, Lin M YA, et al. Conversion of human umbilical cord mesenchymal stem cells in wharton's Jelly to dopaminergic neurons *in vitro*: potential therapeutic application for parkinsonism. Stem Cells, 2006, 24(1):115-124.
52. Dalous J, Larghero J, Baud O. Transplantation of umbilical cord-derived mesenchymal stem cells as a novel strategy to protect the central nervous system: technical aspects, preclinical studies, and clinical perspectives. Pediatric Research, 2012, 71(4-2):482-490.
53. Koh S H, Kim K S, Choi M R, et al. Implantation of human umbilical cord-derived mesenchymal stem cells as a neuroprotective therapy for ischemic stroke in rats. Brain Research, 2008, 1229:233-248.
54. Liao W, Zhong J, Yu J, et al. Therapeutic benefit of human umbilical cord derived mesenchymal stromal cells in intracerebral hemorrhage rat: implications of anti-inflammation and angiogenesis. Cell Physiol Biochem, 2009, 24(3-4):307-316.
55. Yang C C, Shih Y H, Ko M H, et al. Transplantation of human umbilical mesenchymal stem cells from Wharton's jelly after complete transection of the rat spinal cord. PLoS One, 2008, 3(10):e3336.
56. Sadan O, Melamed E, Offen D. Bone-marrow-derived mesenchymal stem cell therapy for neurodegenerative diseases. Expert Opin Biol Ther, 2009, 9(12):1487-1497.
57. Jurga M, Forraz N, Basford C, et al. Neurogenic properties and a clinical relevance of multipotent stem cells derived from cord blood samples stored in the biobanks. Stem Cells and Development, 2012, 21(6):923-936.
58. Moschidou D, Mukherjee S, Blundell M P, et al. Valproic Acid Confers Functional Pluripotency to Human Amniotic Fluid Stem Cells in a Transgene-free Approach. Mol Ther, 2012, 120(10): 1953-1967
59. Zeng G, Wang G, Guan F, et al. Human amniotic membrane-derived mesenchymal stem cells labeled with superparamagnetic iron oxide nanoparticles: the effect on neuron-like differentiation *in vitro*. Molecular and Cellular Biochemistry, 2011, 357(1-2):331-341.
60. Prasongchean W, Bagni M, Calzarossa C, et al. Amniotic fluid stem cells increase embryo survival following injury. Stem Cells and Development, 2012, 21(5):675-688.
61. Park S, Koh S E, Maeng S, et al. Neural progenitors generated from the mesenchymal stem cells of first-trimester human placenta matured in the hypoxic-ischemic rat brain and mediated restoration of locomotor activity. Placenta, 2011, 32(3):269-276.
62. El-Badri N S, Hakki A, Saporta S, et al. Cord blood mesenchymal stem cells: potential use in neurological disorders. Stem Cells Dev, 2006, 15(4):497-506.
63. Krencik R, Weick J P, Liu Y, et al. Specification of transplantable astroglial subtypes from human pluripotent stem cells. Nature Biotechnology, 2011, 29(6):528-534.
64. Aly H, Mohsen L, Badrawi N, et al. Viability and neural differentiation of mesenchymal stem cells derived from

the umbilical cord following perinatal asphyxia. Journal of Perinatology，2012，32(9)：671-676.

65. Barzilay R，Ben-Zur T，Bulvik S，et al. Lentiviral Delivery ofLMX1aEnhances Dopaminergic Phenotype in Differentiated Human Bone Marrow Mesenchymal Stem Cells. Stem Cells and Development，2009，18(4)：591-602.

66. Trzaska K A，Reddy B Y，Munoz J L，et al. Loss of RE-1 silencing factor in mesenchymal stem cell-derived dopamine progenitors induces functional maturity. Mol Cell Neurosci，2008，39(2)：285-290.

67. Kim S S，Yoo S W，Park T S，et al. Neural induction with neurogenin1 increases the therapeutic effects of mesenchymal stem cells in the ischemic brain. Stem Cells，2008，26(9)：2217-2228.

68. Liu X，Li F，Stubblefield E A，et al. Direct reprogramming of human fibroblasts into dopaminergic neuron-like cells. Cell Research，2011，22(2)：321-332.

69. Soto-Gutiérrez A，Kobayashi N，Rivas-Carrillo J D，et al. Reversal of mouse hepatic failure using an implanted liver-assist device containing ES cell-derived hepatocytes. Nature Biotechnology，2006，24(11)：1412-1419.

70. Sato Y，Araki H，Kato J，et al. Human mesenchymal stem cells xenografted directly to rat liver are differentiated into human hepatocytes without fusion. Blood，2005，106(2)：756-763.

71. Najimi M，Khuu DN，Lysy P A，et al. Adult-derived human liver mesenchymal-like cells as a potential progenitor reservoir of hepatocytes? Cell Transplantation，2007，16(7)：717-728.

72. Lysy P A，Smets F，Sibille C，et al. Human skin fibroblasts：From mesodermal to hepatocyte-like differentiation. Hepatology，2007，46(5)：1574-1585.

73. Aurich I，Mueller L P，Aurich H，et al. Functional integration of hepatocytes derived from human mesenchymal stem cells into mouse livers. Gut，2007，56(3)：405-415.

74. Aurich H，Sgodda M，Kaltwasser P，et al. Hepatocyte differentiation of mesenchymal stem cells from human adipose tissue *in vitro* promotes hepatic integration *in vivo*. Gut，2009，58(4)：570-581.

75. Chien C C，Yen B L，Lee F K，et al. *in vitro* differentiation of human placenta-derived multipotent cells into hepatocyte-like cells. Stem Cells，2006，24(7)：1759-1768.

76. Tamagawa T，Oi S，Ishiwata I，et al. Differentiation of mesenchymal cells derived from human amniotic membranes into hepatocyte-like cells *in vitro*. Hum Cell，2007，20(3)：77-84.

77. Kosmacheva S M，Seviaryn I N，Goncharova N V，et al. Hepatogenic potential of human bone marrow and umbilical cord blood mesenchymal stem cells. Bull Exp Biol Med，2011，151(1)：142-149.

78. Zheng Y B，Gao Z L，Xie C，et al. Characterization and hepatogenic differentiation of mesenchymal stem cells from human amniotic fluid and human bone marrow：a comparative study. Cell Biol Int，2008，32(11)：1439-1448.

79. Campard D，Lysy P A，Najimi M，et al. Native umbilical cord matrix stem cells express hepatic markers and differentiate into hepatocyte-like cells. Gastroenterology，2008，134(3)：833-848.

80. Zhang Y N，Lie P C，Wei X. Differentiation of mesenchymal stromal cells derived from umbilical cord Wharton's jelly into hepatocyte-like cells. Cytotherapy，2009，11(5)：548-558.

81. Anzalone R，Lo Iacono M，Corrao S，et al. New emerging potentials for human Wharton's jelly mesenchymal stem cells：immunological features and hepatocyte-like differentiative capacity. Stem Cells Dev，2010，19(4)：423-438.

82. 韩忠朝. 间充质干细胞基础与临床. 北京：科学出版社：2012.

83. Paul D，Samuel S M，Maulik N. Mesenchymal stem cell：present challenges and prospective cellular cardiomyoplasty approaches for myocardial regeneration. Antioxid Redox Signal，2009，11(8)：1841-1855.

84. Zhao P，Ise H，Hongo M，et al. Human amniotic mesenchymal cells have some characteristics of cardiomyocytes. Transplantation，2005，79(5)：528-535.

85. Ventura C，Cantoni S，Bianchi F，et al. Hyaluronan mixed esters of butyric and retinoic acid drive cardiac and endothelial fate in term placenta human mesenchymal stem cells and enhance cardiac repair in infarcted rat hearts. Journal of Biological Chemistry，2007，282(19)：14243-14252.

86. Mauritz C, Martens A, Rojas S V, et al. Induced pluripotent stem cell (iPSC)-derived Flk-1 progenitor cells engraft, differentiate, and improve heart function in a mouse model of acute myocardial infarction. European Heart Journal, 2011, 32(21):2634-2641.
87. Moscoso I, Centeno A, Lopez E, et al. Differentiation "*in vitro*" of primary and immortalized porcine mesenchymal stem cells into cardiomyocytes for cell transplantation. Transplant Proc, 2005, 37(1):481-482.
88. Qian Q, Qian H, Zhang X, et al. 5-Azacytidine induces cardiac differentiation of human umbilical cord-derived mesenchymal stem cells by activating extracellular regulated kinase. Stem Cells Dev, 2012, 21(1):67-75.
89. Arminan A, Gandia C, Bartual M, et al. Cardiac differentiation is driven by NKX2. 5 and GATA4 nuclear translocation in tissue-specific mesenchymal stem cells. Stem Cells Dev, 2009, 18(6):907-918.
90. Chang S A, Lee E J, Kang H J, et al. Impact of myocardial infarct proteins and oscillating pressure on the differentiation of mesenchymal stem cells: effect of acute myocardial infarction on stem cell differentiation. Stem Cells, 2008, 26(7):1901-1912.
91. Boheler K R. Differentiation of pluripotent embryonic stem cells Into cardiomyocytes. Circulation Research, 2002, 91(3):189-201.
92. Okita K, Ichisaka T, Yamanaka S. Generation of germline-competent induced pluripotent stem cells. Nature, 2007, 448(7151):313-317.
93. 韩忠朝. 间充质干细胞基础与临床. 北京：科学出版社：2012.
94. Qian L, Huang Y, Spencer C I, et al. *In vivo* reprogramming of murine cardiac fibroblasts into induced cardiomyocytes. Nature, 2012, 485(7400): 593-598.

第十八章　间充质干细胞的大规模培养

第一节　细胞培养史

细胞培养起源于 20 世纪初。约翰霍普金斯大学的 Ross Harrison 在 1907 年发表了一篇至关重要的文章[1]，成功地引入一个新技术——组织培养，从而解决了神经纤维起源问题的争议。Harrison 第一次成功地克服了细胞在体外培养的基本问题，创建了一个他人可以遵循的新技术。到 1910 年，这些简单的细胞培养技术已经被广泛应用到生命科学领域。

Alexis Carrel 在 1906 年加入洛克菲勒研究中心时已经是一个非常杰出的外科医生，他首次成功地建立了利用将血管缝合在一起的方法阻止血液凝结的新技术，并被授予了 1912 年的诺贝尔生理学或医学奖。新的技术使 Carrel 可以进行动物的体外器官移植，也激发了他对体外细胞及组织培养的兴趣。Montrose Burrows 于 1910 年的早期学习了 Ross Harrison 的细胞培养方法并进行了改进，后加入 Carrel 的实验室进行工作，并与 Carrel 一起建立了多种动物(鸡、狗、猫、大鼠、豚鼠等)的胚胎细胞和组织细胞的体外培养方法[2~5]。与此同时，Carrel 实验室也尝试了在培养基中添加不同离子浓度的盐溶液和使用血清等条件，成功地研发了第一个细胞系，并保持长达几个月的持续生长。此外，Carrel 的实验室还持续从各个角度致力于提高细胞培养技术，特别是细胞培养容器[6]，最终在 1923 年发明出第一个细胞培养容器，称为 D-Flask(3.5cm 培养瓶)(图 18.1)。

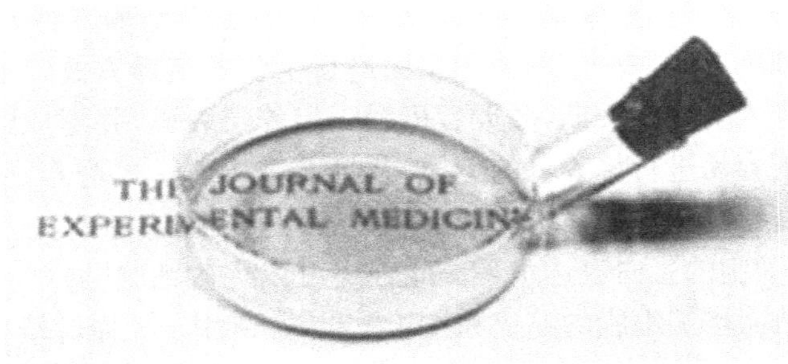

图 18.1　使用 PYREX 玻璃制造的 Carrel's D-Flask 细胞培养容器

随后的几十年中，细胞/组织培养技术不断发展，Charles 结合其优秀的工程学技能发明了一系列用于细胞和组织培养的装置，使得操作更加简单。这些装置包括允许连续循环的灌流式细胞培养瓶(PYREX 玻璃制造)，以及用于从凝固血浆中分离血清的离心管。到 20 世纪 50 年代初，小规模的细胞培养已经不能满足需求，越来越多的工业客户需要更大规模的细胞培养，如大规模 CHO 悬浮细胞的培养。1957 年，McLimans 工作小组[7]发明了第一个用于悬浮细胞培养的搅拌 Spinner Flask，培养体积可以达到 400ml。到 1960 年，利用磁力搅拌技术进行悬浮细胞培养的 Spinner Flask 已经成功在市场销售。

然而，已有的悬浮细胞培养工具却不能满足原代细胞或者是需要贴附培养细胞的培养需求。这个瓶颈在 1967 年被 Van Wezel[8] 成功打破，Wezel 发明了一种直径 200～250μm 的固体小球，称之为微载体，可作为被细胞贴附的基质，细胞可贴附在这些小球上进行悬浮状态的培养。这些微载体最初由交联葡聚糖小球制备，随着技术的发展，越来越多的材料(聚丙乙烯、聚酯、玻璃、纤维、明胶等)都可以用来制作微载体。随着动物细胞培养技术的原理与方法日臻完善，大规模细胞培养技术也日趋成熟。

第二节　大规模细胞培养方法简述

传统意义的大规模培养技术旨在动物细胞的规模化培养，即在人工设定并控制的条件下(pH、温度、溶氧等)，利用大型细胞培养容器如生物反应器(Bioreactor)中高密度大量培养动物细胞用于生产生物制品(病毒、蛋白、抗体等)的技术。对于这些结构复杂的生物制品，哺乳动物细胞提供了一个良好的生产系统。大规模细胞培养的技术在近几十年取得了长足发展，针对来源不同、增殖和生长特点各异的细胞研发了不同的大规模培养方式。从使用单层培养瓶(Flask)、滚瓶(Roller Bottle)等细胞培养器皿发展到今天，科学家们开发出了适合与贴壁细胞静置培养的多层细胞培养器皿以及适合悬浮状态培养的各种生物反应器技术。目前可进行大规模培养的有用于各类疫苗生产的鸡胚、地鼠肾等原代细胞，以及 Vero(非洲绿猴肾)、MDBK(牛肾细胞)传代细胞系和人的二倍体细胞 MRC-5 等；此外，用作生产的 CHO(仓鼠卵巢细胞)、HEK293(人胚肾上皮细胞)等也同样利用大规模细胞培养技术，用来制备单克隆抗体、重组蛋白等生物制品。

根据动物细胞在体外培养时的不同生长特性以及其对于基质附着依赖性的差异，细胞培养方式主要分为贴壁培养(adherence culture)和悬浮培养(suspension culture)，相应的大规模细胞培养通常采用贴壁培养、悬浮培养以及固定化培养三种方式。

贴壁培养，即细胞黏附在一定的固相表面进行生长的培养方式。细胞贴壁后迅速铺展，开始有丝分裂进入对数生长期，数天后可铺满培养层表面，并形成致密细胞单层。在贴壁培养状态下，更容易进行培养基的更换，并且可进行灌注式培养，从而达到高密度培养细胞的目的，无需特殊的过滤系统。对于用来进行蛋白质或抗体表达的细胞，贴壁培养的方式更利于提高细胞的蛋白表达水平。此外还可以优化细胞贴壁的表面，增加表面亲水性及电荷密度，从而增加细胞的贴壁和生长效果，并适用于无血清培养系统。贴壁细胞生长的表面或材质要求具有净阳电荷和高度表面活性。对微载体而言，还要求具一定电荷密度；若为有机物表面，必须具有亲水性，并带阳电荷。

贴壁培养有如下优点：易更换培养液；细胞紧密黏附于固相表面，可直接倾去旧培养液，清洗后直接加入新培养液；容易采用灌注培养，从而达到提高细胞密度的目的；因细胞固定表面，不需过滤系统；当细胞贴壁于生长基质时，很多细胞将更有效地表达一种产品；同一设备可采用不同的培养液/细胞的比例；用于所有类型细胞。

贴壁培养系统主要有转瓶、多层细胞培养容器、灌注式反应器、微载体等。CelliGen、CelliGen Plus™和 Bioflo3000 反应器是常用的贴壁培养式生物反应器，用于细胞贴壁培养时可用篮式搅拌系统和圆盘状载体。此载体是直径 6mm 无纺聚酯纤维圆片，具很高表面积与体积比(1200cm²/g)，利于获得高细胞密度。篮式搅拌系统和载体培养是目前贴壁细胞培养使用最多的方式，用于杂交瘤细胞、HeLa 细胞、293 细胞、CHO 细胞及其他细胞培养。此种方式培养细胞，细胞接种后贴壁快。

悬浮培养是指细胞在培养瓶或反应器中以悬浮状态进行生长的过程，如免疫细胞、杂交瘤细胞株等，是基于微生物发酵技术发展起来的大规模培养技术。由于悬浮培养方式可以以较高的密度进行细胞培养，节省培养空间、降低固定资产的投资，并且无血清悬浮培养可减少后期产物的纯化工作，提高产品得率和质量，因而在生产企业中已有大规模应用。近年来，悬浮培养结合微载体技术越来越多地用于贴壁细胞的培养，并取得了良好的效果。

固定化培养(immobilization culture)是将动物细胞与水不溶性载体结合起来，再进行培养。上述两大类细胞都适用，具有细胞生长密度高、抗剪切力和抗污染能力强等优点，细胞易于产物分开，有利于产物分离纯化。制备方法很多，包括吸附法、共价贴附法、离子/共价交联法、包埋法、微囊法等。

第三节　间充质干细胞的规模化培养

间充质干细胞(mesenchymal stem cell，MSC)是干细胞家族的重要组成成员，来源于发育早期的中胚层和外胚层，最早在骨髓中发现[9]，描述为来源于成人骨髓的可贴壁生长的克隆性细胞，可通过培养扩增，并能产生骨和脂肪细胞，随后还发现存在于人体发生、发育过程的许多种组织中。Crisan 在 2008 年发现 MSC 也是血管壁周细胞的组成部分之一[10]。这类存在于各种组织中极少量的细胞，因具有很好的增殖和可分化成为不同细胞和组织类型的能力而备受生物医学研究者的关注[11,12]。随后，研究发现间充质干细胞具有自身低免疫活性特点，对于多种免疫细胞有免疫抑制的能力，如 T 细胞、B 细胞、NK 细胞和树突状细胞等[13～16]。此外，间充质干细胞还可以分泌大量细胞因子、激素、胶原蛋白等[17,18]，在抗衰老、美容等应用领域备受关注。目前，我们能够从骨髓、牙髓、脂肪、滑膜、骨骼、肌肉及众多结缔组织，以及胚胎、羊水、脐带和脐血中分离间充质干细胞[19]，未分化的间充质干细胞具有自我更新能力，可以经过培养扩增 20～40 倍，并且可向间质组织(包括骨、软骨、肌肉、肌腱、脂肪和骨髓基质)分化[20]。

2006 年，我国在胎盘和脐带组织中分离出间充质干细胞，这种组织来源的间充质干细胞不仅保持了间充质干细胞的生物学特性，而且还具备如下优点：①胎盘和脐带中的干/祖细胞更原始，有更强的增殖分化能力；②免疫细胞较为幼稚，功能活性低，不会触发免疫反应及引起移植物抗宿主病；③干细胞易于分离，纯度高，无肿瘤细胞污染；④扩增时培养体系能统一，便于质控；⑤可制成种子细胞冷冻，多次使用，冷冻后细胞损失小；⑥潜伏性病毒和病原微生物的感染及传播概率比较低；⑦采集时对产妇及新生儿无任何危害及损伤；⑧采集方便，易于保存和运输，伦理学争议少。这种胎盘和脐带来源的间充质干细胞有可能成为骨髓间充质干细胞的理想替代物，并具有更大的应用潜能。

随着间充质干细胞在临床应用研究的不断深入，欧盟 EMA、美国 FDA、澳大利亚 TGA 等都在不断完善在干细胞治疗应用的法规及监管制度。中国卫生部也在 2011 年发布了 97 号令、新版《药品生产质量管理规范》和“关于开展干细胞临床研究和应用自查自纠工作的通知”,学习强化体细胞治疗的质控。欧盟(EC)规范条款 1394/2007 对于应用于细胞治疗的产品有明确规定,根据规定细胞治疗药物具备以下特点:①由细胞或组织构成,在体外经过实质性操作(培养扩增),为了特定的临床应用而改变了其生物学特性、生理机能或结构特点;换言之,这些细胞或组织在原来宿主中原有的生物学特性将发生本质上的改变;②这些细胞或经过代谢、药理学和免疫学方法的处理后获得了对于疾病的治疗、诊断或预防作用。澳大利亚 TGA 则规定细胞治疗为三类药品,需为 TGA 许可厂商,符合有关的 cGMP 规范、标准操作流程及 TGA 批准后上市。

一、间充质干细胞的获取和富集

间充质干细胞可以容易地从多种组织中获得[21~24],最早应用于临床的间充质干细胞为骨髓来源间充质干细胞。从实验学角度出发,骨髓来源间充质干细胞仍然是经典的研究对象,然而对于从成体骨髓中获取间充质干细胞要避免获取对象为疾病携带者,如患有急性或慢性淋巴瘤、多发性骨髓瘤、骨髓增生异常综合征等疾病个体与正常个体来源的骨髓间充质干细胞有略微差异[25],并可能存在染色体异常[26]。目前有多种方法用来从骨髓中分离间充质干细胞,进而进行大规模培养[27~29]。近年来,科学家对围产期间充质干细胞,即出生相关组织(包括胎盘、脐带、脐血等)源间充质干细胞的研究不断深入,胎盘和脐带来源的间充质干细胞在临床上具有广阔的应用前景。研究发现,脐带间充质干细胞体外培养时表现出呈纤维样生长,并表达典型间充质干细胞表面标记物。绝大多数免疫表型相关标记物与骨髓间充质干细胞相同,包括一系列分化标记物、神经系统标记物和胞外黏附因子(表 18.1)[20]。除此之外,脐带间充质干细与骨髓间充质干相比,HLA-ABC 的表达更低,有助于其应用于异源的干细胞治疗[30]。

表 18.1 脐带与骨髓间充质干细胞表面标记比较

表面标记	脐带	骨髓
CD13	++++	++++
CD14	—	—
CD29	++++	++++
CD31	—	—
CD34	—	—
CD38	—	—
CD44	++++	++++
CD45	—	—
CD73	++++	++++
CD90	++++	++++
CD105	++++	++++
CD106	+	+++
CD146	++++	+++
HLA-DR	—	—
HLA-ABC	+++	++++

围产期组织是间充质干细胞的极佳来源，不仅不涉及伦理相关问题，而且这些组织中富含大量处于发育早期可能更具可塑性的干细胞[31]。间充质干细胞可从脐血、华通胶(Wharton's jelly)和胎盘组织中获取[32~35]。印度干细胞公司 Stempeutics 于 2010 年发表在 *Stem Cell Research* 的文章描述了脐带华通胶间充质干细胞的扩大培养、优化及临床应用[36]。Brooke 在他的文章中也对在 GMP 的条件下分离和扩增围产期间充质干细胞进行了描述[32]。简言之，在无菌条件下将胎盘组织剪成小块后在低糖 DMEM 培养基中用胶原酶Ⅰ和 DNA 酶Ⅰ进行消化，去除大块组织后用 Ficoll 梯度离心获得单细胞悬液，并接种于塑料培养瓶中培养 3 天(MDEM 低糖培养基，20%血清，50mg/L 谷氨酰胺)。

由于间充质干细胞没有特殊标记物或者抗原，如 $CD133^+$ 干细胞，可以容易地将其分离出来。研究者试图找到合适的途径可以分离并富集间充质干细胞，目前主要有两种途径，皆是利用表面抗原的不同在最初分离时用抗体去除血液细胞或者收集间充质干细胞。StemCell 公司的 PosetteSep© 是可结合造血细胞表面相关抗原(CD3、CD14、CD19、CD38、CD66b 和血糖蛋白 A)的单抗混合物，与骨髓细胞混合后使用 Ficoll 梯度离心分离间充质干细胞。Jarocha 分别报道了使用 CD271 和 CD105 来筛选间充质干细胞[37]。而 Bierback 同时也报道了这两种方法分离的效果不及利用间充质干细胞贴壁生长的特性进行分离[38]。此外，使用抗体进行分离不仅增加了成本，同时在间充质干细胞在 cGMP 条件下的生产制备过程中又增加了一道工序，也引入了新的异源物质，增加了安全性方面的风险。所以使用抗体早期分离技术在间充质干细胞的临床生产制备过程中应用的可能性极小。

二、间充质干细胞的培养和规模化扩增

鉴于间充质干细胞的来源、生长特点及其在临床上的应用特殊性，间充质干细胞的培养和体外规模化扩增需要遵循严格的标准，符合 cGMP 规范。所有在培养过程和体系中应用的材料应由厂家提供明确的产品特性，并对产品性能的可靠性和稳定性进行验证，同时提供认证资料。随着干细胞治疗技术的发展，培养体系的厂家在材料生产和产品优化方面不断改进，如培养瓶的工艺创新(产品结构、表面处理等)、培养基的专业化配方研发等，从而完善间充质干细胞规模化培养体系并提高生产效率。

(一) 培养体系的选择

传统的或者说实验室中间充质干细胞的培养方式为开放系统，即不同规格的细胞培养瓶，提供这些培养瓶的厂家有很多(康宁、Nunc、BD、TPP 以及各种本土品牌如耐思等)，而其中只有部分厂家的耗材生产工厂是已在 FDA 注册的，如康宁、BD 和 Nunc。使用普通培养瓶系统应用于间充质干细胞临床级别的生产有其局限性。①不是所有生产厂商提供的培养瓶都是符合 GMP 或 cGMP 规范的产品，各厂家产品的无菌级别和内毒素水平不同；②单个培养瓶培养能力有限，而一个患者所需的细胞量需几十甚至上百个

T175 培养瓶才能提供，无法做到规模化扩增，并且占用较大空间；③单个培养瓶为开放系统，无法匹配自动化操作。每次操作时打开培养瓶，增加了污染概率。

随着技术的发展和工艺的改进，间充质干细胞的规模化培养体系日趋完善。

1. 符合规范

选择经注册并提供检测报告的一次性塑料制品，限定无菌级别及产品内毒素水平。目前塑料制品的最高无菌级别为 10^{-6}，最高内毒素指标为<0.1EU/ml。

2. 多层细胞培养容器

由于传统单个培养瓶在规模化细胞扩增的局限性，Millipore、Nunc 和 BD 公司分别研发了 3 层和 5 层细胞培养瓶，培养表面积分别相当于约 3 个和 5 个 T175 细胞培养瓶，一定程度上节省了培养空间并增大了培养面积，但并不足以满足细胞的生产需求。随后，Nunc 和康宁公司分别研发了多层细胞培养瓶，各自命名为 CellFactory 和 CellSTACK®，并提供不同的产品规格。CellFactory 的产品规格为 1 层、4 层、10 层和 40 层，每一层的培养表面积为 $630cm^2$；CellSTACK®的产品规格分别为 1 层、2 层、5 层、10 层和 40 层，每一层的培养表面积为 $636cm^2$，并且 CellSTACK®分别有 TCT 培养表面、CellBIND®以及超低吸附(Ultra-Low Attachment，ULA)培养表面。目前这两种产品已广泛应用于细胞的大规模培养和生产，包括间充质干细胞。CellCube®系统是康宁公司独有的专门为贴壁细胞大规模培养设计的灌注式生物反应器，由 4 个主要设备构成，即系统控制器、氧气发生装置、循环泵及一次性 CellCube®模块，模块包含 10 层培养模块和 25 层培养模块，培养表面积分别为 $8500cm^2$ 和 21 $250cm^2$。目前用于大规模生产的规格单位通常为 400 层，培养表面积为 34 $000cm^2$。而 E-Cube™系统则是 CellCube®的简易装置，可帮助客户在投入生产前进行测试和优化，其培养规模为 $8500cm^2$。灌注式的培养与人体的循环系统有着相似的原理(图 18.2)，为细胞提供了更接近体内生长条件的环境，所有细胞之间以低微分梯度均匀可靠地分配营养物质和氧气。另外，灌注式培养系统还可用于收获细胞分泌因子，因此 E-Cube™和 CellCube®系统是间充质干细胞大规模培养及收获其细胞因子的良好工具。

3. 改进的塑料表面处理技术

传统的贴壁细胞培养表面为组织培养表面(tissue culture treatment，TCT)，是 20 世纪 60 年代初发明的表面处理技术，即将疏水的聚苯乙烯表面通过电晕技术处理为亲水带电荷的表面，便于细胞贴壁生长。80 年代初，BD 公司通过真空等离子技术电离 O_2 和 N_2 混合气体处理塑料表面，以提高细胞的贴壁能力，并命名为 Primaira™培养表面。80 年代末，康宁公司结合微波技术与真空等离子技术用 O_2 处理塑料表面，通过增加培养表面的氧基团和亲水性，提高细胞的贴壁生长能力及细胞活力，在低血清条件下可提高或维持细胞较好的生长状态，并命名为 CellBIND®培养表面。CellBIND®培养表面已被广泛应用于各类贴壁细胞的培养，包括原代细胞和间充质干细胞的培养[39]。

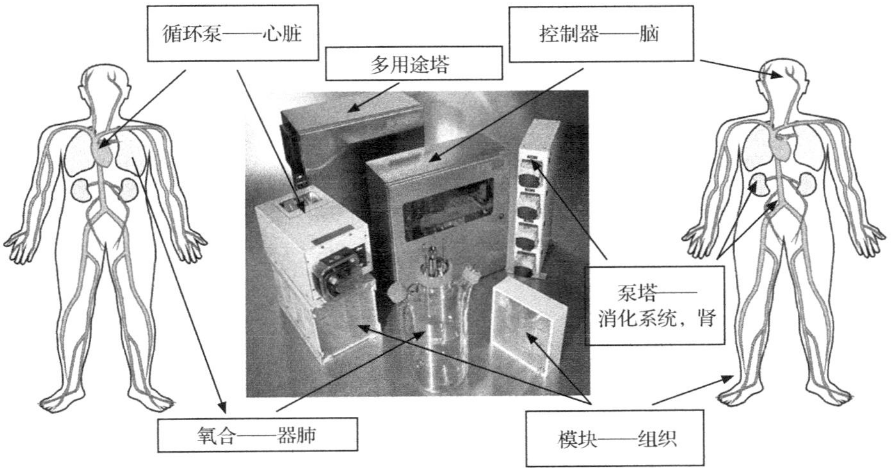

图 18.2　灌注式培养体系 CellCube® 与人体循环系统

4. 透气薄膜技术多层细胞培养容器

为了让细胞在更小的空间保持良好的气体交换和生长状态，康宁公司研发出专利的 HYPER 技术(high yield performance)，应用透气薄膜技术极大地缩小了细胞培养瓶的空间，并保持细胞良好生长环境。HYPERFlask® 培养瓶与普通 T175 体积相同，但培养表面积为 $1720cm^2$，达到 T175 培养瓶培养表面积的 10 倍，单次操作即可收获超过 10^8 的细胞数量。透气薄膜技术结合 CellBIND® 培养表面为间充质干细胞的规模化扩增提供了初步解决方案。此外，HYPERFlask® 可以定制条形码并且可适配 TAP Biosystems 制造的 SelecT 自动化细胞培养系统，进行自动操作。随后，康宁公司将 HYPERFlask® 与 CellSTACK® 两个产品有机地结合到一起，推出了封闭培养系统 HYPERStack® 超级细胞培养室。每个 HYPERStack® 模块由 12 个带透气薄膜的细胞培养层组成，培养表面积为 $6000cm^2$，而所占体积相当于 2 层的 CellSTACK® 细胞培养室(表面积为 $1272cm^2$)。HYPER 技术目前已应用于多种细胞的培养，包括 CO_2 依赖与非依赖性生长的细胞，另外在蛋白收获、病毒分泌等方面也取得了良好的效果[40]。

5. 封闭系统

目前间充质干细胞的大规模扩增和临床应用仍处于研究阶段，大多数研究者还在使用传统的培养方式进行操作。传统开放的培养系统增加了操作带来污染的风险，也是目前间充质干细胞的临床制备和生产的局限性之一。RoboFlask™ 是康宁公司推出的一款可以适配于 Tecan Cellerity™ 自动化操作的培养瓶，同时 RoboFlask™ 的瓶口硅胶垫设计可以允许注射器反复穿过进行细胞的接种和收获。为了使研究者更好地应对法规标准，提升竞争优势，各个公司分别推出可应用于封闭系统的产品，如细胞培养袋、储液袋(瓶)等。康宁公司于 2012 年 1 月 3 日推出了覆盖范围最广、面向细胞培养研究和生产的封闭系统产品线。这些最新发布的一次性无菌产品和封闭系统能够用于无菌取样、液体处理和细胞培养过程中不同容器间的无菌转移。预组装的封闭系统无需清洁和消毒，减少了操作步骤，很大程度上降低了污染的风险，节约了生产时间。康宁公司所扩展的封闭式系统产品线的管组能够与康宁的一系列产品配套使用，包括离心管、培养基瓶、存储瓶、滚瓶、锥形烧瓶、一次性细胞培养旋转瓶 Spinner Flask、CellSTACK® 培养室、HYPER-Flask®、HYPERStack®培养室及 CellCube®模块等。所有配套管路都在符合 ISO 6 标准的清洁车间完成组装，并且所有产品均经过消毒和双层包装，符合 cGMP 标准。客户还可以请康宁的设计专家为他们提供有关系统所需部件的设计意见和建议，并提供图纸和样本供客户批准。

6. 微载体技术和生物反应器

微载体是一类由天然葡聚糖、凝胶或聚合物（如聚苯乙烯等）组成，直径 60～250μm 的球状或片状颗粒。其表面带有电荷或包被其他生长基质物质，使细胞贴附在微载体表面单层，以悬浮状态生长，从而增加培养表面积，有利于细胞的大规模培养和分泌性物质的收获。国际市场上出售的微载体商品的类型已经达十几种以上，包括液体微载体、大孔明胶微载体、聚苯乙烯微载体、PHEMA 微载体、甲壳质微载体、聚氨酯泡沫微载体、藻酸盐凝胶微载体及磁性微载体等。使用微载体培养细胞，由于细胞密度较高，需要对培养体系的温度、pH、溶氧度、代谢产物包括培养基的组成部分都要进行优化。各大厂商已相继研发出各类适合使用微载体进行大规模细胞培养的生物反应器系统，如搅拌式生物反应器系统、旋转式生物反应器系统及灌注式生物反应器系统等，并且可以通过计算机自动控制所有参数。微载体在间充质干细胞培养上的应用也被不断研发。Life Technologies 报道了应用塑料微载体（Solohill Engineering）在搅拌式生物反应器系统 BioFlo110®（NBS）中使用无血清和无蛋白培养基（StemPro® MSC SFM）培养及规模化扩增符合 GMP 规范的骨髓和脂肪来源间充质干细胞。间充质干细胞不同于细胞系，来源于不同的个体，并限定其传代次数，因此一次性的搅拌式细胞培养容器配合微载体技术将更加符合 cGMP 对于间充质干细胞临床生产的规范。

（二）培养基的选择

目前有各种各样的培养基可用于间充质干细胞的培养，包括常用的低糖型 DMEM（Dulbecco's modified Eagle medium）、IMDM（Iscove's modified Dulbecco's medium）和 alpha-MEM（minimal essential medium）。其中低糖 DMEM 是目前最常用于间充质干细胞的培养基，并且有文献证明 DMEM 相对于 IMDM 能够更好地维持间充质干细胞的“干性”[41]。Nekanti 则在研究中分别比较了 DMEM-KO、DMEM-F12、DMEM-HG 和 DMEM-LG 在 10％牛血清培养条件下对于间充质干细胞生长曲线和倍增时间的影响[36]。不过 Coelho 在研究中发现 alpha-MEM 相对于 DMEM 能够更好地保持间充质干细胞的成骨分化特性[42]。培养基的制造厂商遍布全球各地，部分厂家的培养基宣称符合

GMP 或 cGMP 规范生产，如 LP02 基础培养基[43]、康宁公司 CellGro®系列造血干细胞培养基[44]。然而在进行细胞培养时仍需添加牛血清或血清替代物。使用化学成分明确的无血清培养基进行间充质干细胞的培养时，需添加贴附因子和某些重组蛋白因子来取代血清。StemPro®是 Life Technologies 率先研发出的无血清培养基，但 Hartmann 研究小组发现在 StemPro®培养基中需要添加 2%的人血清才能维持间充质干细胞的生长[45]，也有研究小组发现预先使用人纤连蛋白包被培养瓶，StemPro®培养基并添加重组蛋白 PDGF-BB、FGF-2 和 TGF-beta 培养间充质干细胞效果较好。

（三）血清和添加物的选择

Lazarus 等最早在 1995 年发表了关于使用牛血清进行间充质干细胞培养的临床实验相关报道[46]。目前国际上对于血清的规范和要求比较严格，像 Lonza、PAA 实验室和 Life Technologies 等公司都能提供来自无疯牛病疫情的国家（澳大利亚、新西兰）来源的胎牛血清，并且辐照进行了病原菌灭活。然而血清的使用确实存在很多的局限性，如批次之间的差异性。另外，其应用到临床上可能带来异源蛋白的过敏反应。有研究小组在使用过经含牛血清培养基培养的间充质干细胞治疗的患者血液中发现了抗胎牛血清的抗体[47]，也有研究发现治疗后患者体内发现过敏毒素[48]。由于目前无血清培养基在间充质干细胞的大规模培养应用方面仍处于研发阶段，所以人血清可以作为牛血清的替代物使用。Stute 报道使用自体人血清取得了可以与胎牛血清相比较的效果[49]，然而由于自体血浆获取量有限，不足以满足间充质干细胞的体外培养和扩增，所以自体血浆在间充质干细胞的临床扩增方面应用有限。同时很多科学家进行了使用异体人血清进行间充质干细胞扩增的比较，人血清无法较好地替代胎牛血清的培养效果[49,50]，而使用人血清培养的细胞扩增速度慢且成团生长。血浆中凝血酶激活的血小板和人血小板溶菌产物集合是另外两个可替代牛血清的人源产物。

Gronthos 和 Simmons 最早进行了在无血清培养条件下各种不同的生长因子对间充质干细胞生长的影响[51]。他们研究了 25 种不同的生长因子，发现胰岛素、血小板衍生生长因子（PDGF-BB）和上皮生长因子（EGF）与地塞米松和抗坏血酸联合使用，有助于间充质干细胞的大量扩增且效果显著。随后其他的一些生长因子如成纤维细胞生长因子（bFGF 或 FGF-2）被发现不仅可以提高祖细胞（CFU-F）克隆率，还用来保持干细胞如 MSC 维持其干细胞特性[52,53]。巨噬细胞克隆刺激因子（M-CSF）也被发现可以用来刺激间充质干细胞的扩增。CellGenix 公司可以提供多种 GMP 规范生产的生长因子。

Pytlík 研究了骨髓间充质干细胞的一步快速扩增方法。Pytlik 使用了 CellGro®临床级别的造血干细胞培养基，配合 10%的人血清以及 5 种生长因子（insulin, ascorbic acid, dexamethasone, EGF, PDGF-BB），并进一步添加了 EGF-2 和 M-CSF。尽管这不是无血清培养条件，但这种方法使他们可以从骨髓单核细胞快速地一步扩增间充质干细胞，并且在两周后可以从 10^6 个骨髓单核细胞中扩增得到 10^6 个间充质干细胞（图 18.3）。在这期间，不需要进行培养基的更换以及造血干细胞的去除，只需要在这两周培养过程中补充添

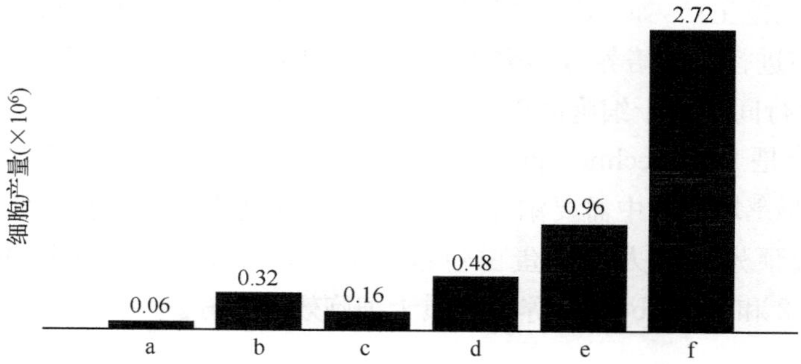

图 18.3 不同培养基配合不同生长因子培养间充质干细胞

a. alpha-MEM ＋ FCS；b. alpha-MEM ＋ HS；c. alpha-MEM ＋ HS ＋ 5 种添加因子；
d. alpha-MEM ＋ HS ＋ 5 种添加因子＋ FGF-2；e. alpha-MEM ＋ HS ＋ 5 种添加因子＋ FGF-2 ＋ M-CSF；
f. CellGro® ＋ HS ＋ 5 种添加因子＋ FGF-2 ＋ M-CSF[44]

加三次生长因子[44]。之后他们成功地将康宁公司带硅胶盖的 RoboFLASKs™转换为自动化培养，在两周的培养期间使用钝的针头进行生长因子的添加，并且不需要打开培养瓶即可进行细胞的收获。该方法操作简单，符合 cGMP 生产的规范，两周即可完成间充质干细胞的扩增，非常适用于小型规模间充质干细胞的生产。相对而言，脐带间充质干细胞的扩增规模可进一步扩大，目前封闭系统的 CellSTACK®、HyperSTACK®和 E-Cube®是 cGMP 生产方案的选择，保证细胞从接种到收获在封闭系统中完成。

（四）间充质干细胞的收获和冻存

关于间充质干细胞的消化，胰酶或胰酶-EDTA 并不是我们推荐的首选。胰酶本身是动物来源物质；其次，胰酶作用于细胞表面蛋白对消化后的细胞状态有一定影响，因此不是 GMP 规范下生产间充质干细胞的最佳选择。目前用来替代胰酶进行消化的产品非常多，如 Life Technologies 公司提供的 TrypLE™ Select 试剂是在 GMP 规范下生产的重组细菌酶，已被应用于间充质干细胞的收获，并且具有与胰酶-EDTA 相似的效果[32]。另外，CellGro®的专利螯合物混合剂 CellStriper™，可以温和地消化细胞，并且不造成细胞表面蛋白的损伤[54]。Sigma 同样也有类似的产品 TrypZean[55]。

间充质干细胞的冻存由于条件、试剂和方法的不同，复苏结果有所差异。由于免疫细胞治疗开展较为成熟，造血干细胞的冻存技术可扩展应用到间充质干细胞，如使用冻存袋进行间充质干细胞的冻存。目前大多数细胞冻存溶液为细胞培养基、牛血清和二甲基亚砜(DMSO)的混合物。DMSO 作为冷冻保护剂被广泛使用，以保护细胞不受到冰晶伤害，但同时 DMSO 浓度过高时对细胞有所伤害，尤其在复苏过程中。若其残留在细胞治疗药物中注入患者体内，会造成人体出现一系列不应的症状。各种各样其他的冷冻保护剂，如甲基纤维素、蔗糖、甘油、聚乙烯吡咯烷酮等，效果都不足以替代 DMSO 相比。因此，符合 GMP 条件的间充质干细胞冻存需要选择合适的血清(如果必需)，以及尽量低浓度的 DMSO。Haack-Sørensen 的实验表明，使用 5％浓度的 DMSO 配合 95％的胎牛血清，在程序控制下进行降温（每分钟下降 1℃）效果显著好于无程序温控的冻存，建议冻存的细胞密度为 $0.5\times10^6\sim1\times10^6$/ml [56]。此外，从添加 DMSO 开始到细胞复苏后的操作过程尽量保持在冰上操作，并且在细胞复苏后尽快添加培养基稀释 DMSO，这样则最大限度地降低 DMSO 对细胞的副所用。还有科学家研究发现使用 2%DMSO 配合 DMEM 无血清培养基也能够取得相似的细胞冻存效果[57,58]。成分明确、无血清和动物成分的冻存液如 Cryostor™ CS 10 (StemCell Technologies 公司)或 Plasmalyte-A(勃脉力 A)也是间充质干细胞冻存液的选择之一。

（五）间充质干细胞的质控及检测

间充质干细胞的活力、克隆形成率及细胞衰老情况，都是必须在大规模扩增后进行检测的指标。细胞活力可通过最简单的胎盘蓝检测，或是流式检测。克隆形成率检测非常简单，在 90mm 细菌培养皿中分别以如下密度接种细胞：每平方厘米 1.5、3、5 和 10 个细胞，7～14 天后观察集落生成情况[59]。间充质干细胞的体外传代次数有限，通常进行 20～50代的扩增[60,61]。衰老的细胞不仅无法增殖，其分化能力也受到影响。此外它们还会呈现染色体倍数异常[29]，或发生突变（如 *P53* 基因）。细胞衰老的检测也非常简单，使用半乳糖苷酶对未达到融合期的细胞进行染色。由于间充质干细胞来源供体存在个体化差异，全方位的细胞特性及功能检测是必需的，包括细胞活力、分化能力、免疫抑制特性甚至基因表达水平。每次细胞冻存前和复苏后都需进行全方位的检测以确保细胞质量。

对于作为治疗应用的间充质干细胞，不仅要确定产品特性，还要做好严格质控，包括作为细胞来源的患者，确定供体没有遗传疾病和传染病，并确保在获取、培养和移植细胞过程中避免各种污染和热源（内毒素）等。首先要对供体进行筛查，乙肝、丙肝、HIV 和梅毒是必检项目。微生物污染检测为常规检测，对菌种、检测限、重复性等在欧洲药典和美国药典中都有明确解释。支原体的检测尤为重要，由于支原体没有细胞壁，通过形变可以通过 0.2μm 的滤器，极其容易在细胞培养溶液中生长。欧洲药典、美国药典和日本药典都有对支原体检测要求的明确规定。内毒素是革兰氏阴性菌在破裂时释放的一种脂多糖，是热源导致的毒性反映的主要成分。常规的湿热灭菌无法消除内毒素，内毒素可引发严重的健康问题，如痢疾、感染性休克、髓坏死等。通常产品中内毒素的指标不能超过 5.0 EU/kg/dose。目前对内毒素的经典检测方法为鲎试剂盒（LAL）方法。最后，对于间充质干细胞临床安全性和监管原则，需要研究者和国家机构共同努力，基础研究与临床应用充分结合，制定合理的法规要求，强化监督机制。

第四节　间充质干细胞的临床生产和应用案例

全球首例通过 FDA 批准的干细胞药物 Prochymal® 于 2012 年 5 月正式上市。Prochymal® 由 Osiris Therapeutics Inc. 研发，将人骨髓间充质干细胞作为药物用于治疗急性移植物抗宿主病(GvHD)和克罗恩病。Prochymal®也是目前唯一获得美国 FDA 批准并进入快速通道的干细胞治疗药物。早在 2009 年,欧洲细胞治疗公司 TiGenix NV 的 ChondroCelect®就作为新兴医疗产品(Advanced Therapy Medicinal Products, ATMPs)通过了欧洲药品管理局(EMA)批准,成为欧洲第一个也是唯一的以干细胞为原料的产品,目前已在欧洲多个国家上市。

Lonza 公司一直致力于大规模细胞培养的开发和应用,随着干细胞在临床应用的发展不断加速,Jon A. Rowley (Lonza Walkersville) 在 2010 年底也发表了关于如何建立大规模细胞培养平台,满足各个临床阶段验证以及最终生产的细胞需求,并最大化地提高工艺流程的规范、减少风险以及最终的降低成本的前沿资讯。图 18.4 左图为在 Lonza 的技术人员在 GMP 厂房使用封闭系统配合 10 层 CellSTACK®进行大规模的细胞培养。2011 年,Jon 在 *Cell Therapy Bioprocessing* 发表了文章,推出了下一代生物治疗的封闭生产工艺及产品开发的概念。与在几十年前人们还无法想象可以通过使用生物反应器培养细胞获得表达产物可高达 10g/L 一样,细胞治疗仍然处于发展的早期阶段。工艺与产品开发委员会和国际细胞治疗协会致力于推广整合的产品与工艺流程,以及强调细胞特征、过程重现及工艺标准的重要性。图 18.4 右图为使用 40 层的多层细胞培养容器在封闭系统中进行间充质干细胞的大规模培养。我们的目标就是建立一个强大稳定、规模可调的工艺流程配合质控体系来严格保证并保持产品,即用于治疗的干细胞的各种参数、生物学功能的稳定性[62]。

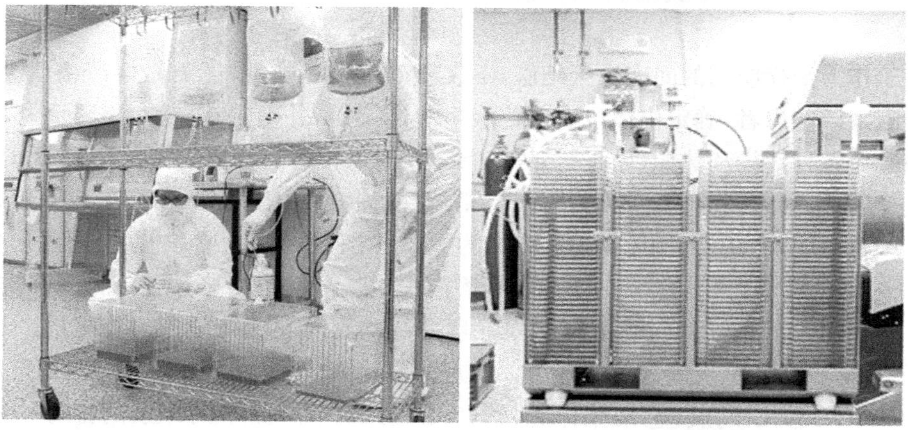

图 18.4　大规模培养间充质干细胞的封闭系统

MultiStem®是 Athersys Inc. 公司用于治疗多种疾病包括心血管疾病、神经疾病、炎症以及免疫疾病的新型专利干细胞产品,来自于成人骨髓或其他非胚胎组织。MultiStem®来源于一个供体,经大规模扩增至临床级别后进行冻存,每一批冻存的细胞经过严格质检以确保产品的稳定性和安全性。图 18.5 为 MultiStem®的工艺流程简图。

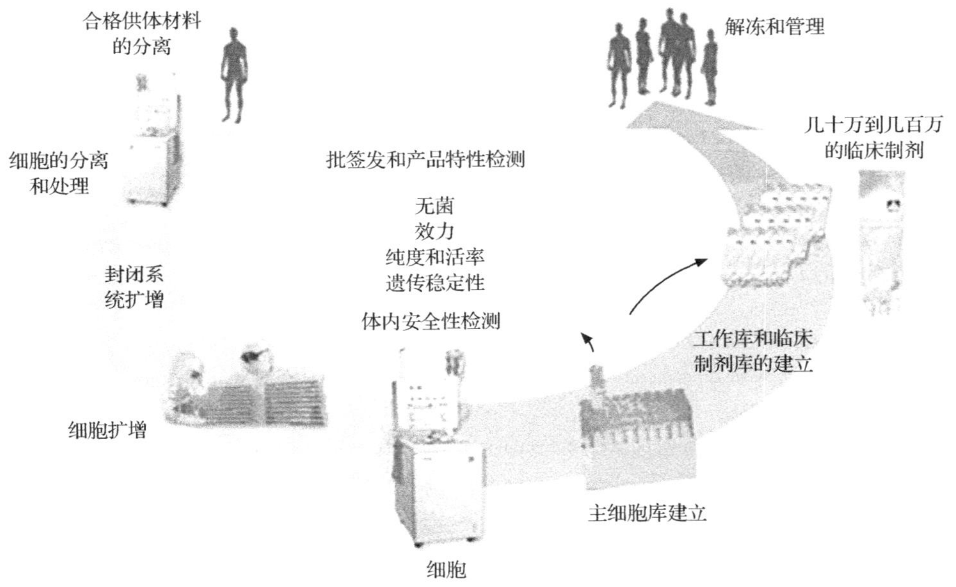

图 18.5　MultiStem®的工艺流程简图

Stempeutics是印度一家致力于干细胞治疗研究和开发的公司，他们已经完成了使用异体人骨髓间充质干细胞作为临床治疗的临床前安全评价，并正处于临床实验阶段。Stempeutics将会是第一家将干细胞治疗产品带进印度市场的公司。

（官子楸）

参 考 文 献

1. Harrison R G. Observations on the living developing nerve fiber. The Anatomical Record, 1907,1(5):116-128.
2. Carrel A. On the permanent life of tissues outside of the organism. The Journal of Experimental Medicine, 1912, 15(5):516-528.
3. Carrel A. Contributions to the study of the mechanism of the growth of connective tissue. The Journal of Experimental Medicine, 1913,18(3): 287-298.
4. Carrel A, Burrows M T. An addition to the technique of the cultivation of tissues *in vitro*. J Exp Med, 1911, 14(3):244-247.
5. Carrel A, Burrows M T. Cultivation of tissues *in vitro* and its technique. J Exp Med, 1911,13(3):387-396.
6. Carrel A. A method for the physiological study of tissues *in vitro*. J Exp Med, 1923,38(4):407-418.
7. Hayflick L. The limited *in vitro* lifetime of human diploid cell strains. Exp Cell Res, 1965,37:614-636.
8. van Wezel A L. Growth of cell-strains and primary cells on micro-carriers in homogeneous culture. Nature,1967, 216(5110):64-65.
9. Friedenstein A J, Gorskaja J F, Kulagina N N. Fibroblast precursors in normal and irradiated mouse hematopoietic organs. Exp Hematol,1976,4(5):267-274.
10. Crisan M, Yap S, Casteilla L, et al. A perivascular origin for mesenchymal stem cells in multiple human organs. Cell Stem Cell, 2008,3(3):301-313.
11. Battula V L, Treml S, Bareiss P M, et al. Isolation of functionally distinct mesenchymal stem cell subsets using

antibodies against CD56, CD271, and mesenchymal stem cell antigen-1. Haematologica, 2009,94(2):173-184.

12. Pittenger M F, Mackay A M, Beck S C, et al. Multilineage potential of adult human mesenchymal stem cells. Science, 1999,284(5411):143-147.
13. Beyth S, Borovsky Z, Mevorach D, et al. Human mesenchymal stem cells alter antigen-presenting cell maturation and induce T-cell unresponsiveness. Blood, 2005,105(5):2214-2219.
14. Corcione A, Benvenuto F, Ferretti E, et al. Human mesenchymal stem cells modulate B-cell functions. Blood, 2006,107(1):367-372.
15. Spaggiari G M, Capobianco A, Abdelrazik H, et al. Mesenchymal stem cells inhibit natural killer-cell proliferation, cytotoxicity, and cytokine production: role of indoleamine 2,3-dioxygenase and prostaglandin E2. Blood, 2008,111(3):1327-1333.
16. Spaggiari G M, Abdelrazik H, Becchetti F, et al. MSCs inhibit monocyte-derived DC maturation and function by selectively interfering with the generation of immature DCs: central role of MSC-derived prostaglandin E2. Blood, 2009,113(26):6576-6583.
17. Horwitz E M, Dominici M. How do mesenchymal stromal cells exert their therapeutic benefit? Cytotherapy, 2008,10(8):771-774.
18. Phinney D G, Prockop D J. Concise review: mesenchymal stem/multipotent stromal cells: the state of transdifferentiation and modes of tissue repair—current views. Stem Cells, 2007,25(11):2896-2902.
19. Koch T G, Heerkens T, Thomsen P D, et al. Isolation of mesenchymal stem cells from equine umbilical cord blood. BMC Biotechnol, 2007,7:26.
20. Malgieri A, Kantzari E, Patrizi M P, et al. Bone marrow and umbilical cord blood human mesenchymal stem cells: state of the art. Int J Clin Exp Med, 2010,3(4):248-269.
21. Campagnoli C, Roberts I A, Kumar S, et al. Identification of mesenchymal stem/progenitor cells in human first-trimester fetal blood, liver, and bone marrow. Blood, 2001,98(8):2396-2402.
22. In T Anker PS, Scherjon S A, Kleijburg-van Der Keur C, et al. Isolation of mesenchymal stem cells of fetal or maternal origin from human placenta. Stem Cells, 2004,22(7):1338-1345.
23. Lee O K, Kuo T K, Chen W M, et al. Isolation of multipotent mesenchymal stem cells from umbilical cord blood. Blood, 2004,103(5):1669-1675.
24. Yen B L, Huang H I, Chien C C, et al. Isolation of multipotent cells from human term placenta. Stem Cells, 2005,23(1):3-9.
25. Garayoa M, Garcia J L, Santamaria C, et al. Mesenchymal stem cells from multiple myeloma patients display distinct genomic profile as compared with those from normal donors. Leukemia. 2009,23(8):1515-1527.
26. Blau O, Hofmann W K, Baldus C D, et al. Chromosomal aberrations in bone marrow mesenchymal stroma cells from patients with myelodysplastic syndrome and acute myeloblastic leukemia. Experimental Hematology, 2007, 35(2):221-229.
27. Horn P, Bork S, Diehlmann A, et al. Isolation of human mesenchymal stromal cells is more efficient by red blood cell lysis. Cytotherapy, 2008,10(7):676-685.
28. Horn P, Bork S, Wagner W. Standardized isolation of human mesenchymal stromal cells with red blood cell lysis. Methods Mol Biol, 2011,698:23-35.
29. Tarte K, Gaillard J, Lataillade J J, et al. Clinical-grade production of human mesenchymal stromal cells: occurrence of aneuploidy without transformation. Blood, 2010,115(8):1549-1553.
30. Lu L L, Liu Y J, Yang S G, et al. Isolation and characterization of human umbilical cord mesenchymal stem cells with hematopoiesis-supportive function and other potentials. Haematologica, 2006,91(8):1017-1026.
31. Curtis L C, Kyle C. Perinatal Stem Cells, 2009, Wiley-Blackwell.
32. Brooke G, Rossetti T, Pelekanos R, et al. Manufacturing of human placenta-derived mesenchymal stem cells for clinical trials. Br J Haematol, 2009,144(4):571-579.

33. Flynn A, Barry F, O'Brien T. UC blood-derived mesenchymal stromal cells: an overview. Cytotherapy, 2007, 9(8):717-726.

34. Troyer D L, Weiss M L. Wharton's jelly-derived cells are a primitive stromal cell population. Stem Cells, 2008, Mar;26(3):591-599.

35. Wang Y, Huso D L, Harrington J, et al. Outgrowth of a transformed cell population derived from normal human BM mesenchymal stem cell culture. Cytotherapy, 2005,7(6):509-519.

36. Nekanti U, Mohanty L, Venugopal P, et al. Optimization and scale-up of Wharton's jelly-derived mesenchymal stem cells for clinical applications. Stem Cell Research, 2010, 5(3):244-254.

37. Jarocha D, Lukasiewicz E, Majka M. Adventage of mesenchymal stem cells (MSC) expansion directly from purified bone marrow $CD105^+$ and $CD271^+$ cells. Folia Histochem Cytobiol, 2008,46(3):307-314.

38. Breitbach M, Bostani T, Roell W, et al. Potential risks of bone marrow cell transplantation into infarcted hearts. Blood, 2007,110(4):1362-1369.

39. Lavrentieva A, Majore I, Kasper C, et al. Effects of hypoxic culture conditions on umbilical cord-derived human mesenchymal stem cells. Cell Commun Signal, 2010,8:18.

40. Kutner R H, Puthli S, Marino M P, et al. Simplified production and concentration of HIV-1-based lentiviral vectors using HYPERFlask vessels and anion exchange membrane chromatography. BMC Biotechnol, 2009,9:10.

41. Pieri L, Urbani S, Mazzanti B, et al. Human mesenchymal stromal cells preserve their stem features better when cultured in the Dulbecco's modified Eagle medium. Cytotherapy, 2011,13(5):539-548.

42. Coelho M J, Cabral A T, Fernande M H. Human bone cell cultures in biocompatibility testing. Part I: osteoblastic differentiation of serially passaged human bone marrow cells cultured in alpha-MEM and in DMEM. Biomaterials, 2000, 21(11):1087-1094.

43. Lange C, Cakiroglu F, Spiess A N, et al. Accelerated and safe expansion of human mesenchymal stromal cells in animal serum-free medium for transplantation and regenerative medicine. Journal of Cellular Physiology, 2007,213 (1):18-26.

44. Pytlík K, Slanaï O, Stehlík D, et al. Production of Clinical Grade Mesenchymal Stromal Cells (Regenerative Medicine and Tissue Engineering-Cells and Biomaterials). Croatia: InTech, 2011, 145-178.

45. Hartmann I, Hollweck T, Haffner S, et al. Umbilical cord tissue-derived mesenchymal stem cells grow best under GMP-compliant culture conditions and maintain their phenotypic and functional properties. Journal of Immunological Methods, 2010,363(1):80-89.

46. Lazarus H M, Haynesworth S E, Gerson S L, et al. *Ex vivo* expansion and subsequent infusion of human bone marrow-derived stromal progenitor cells (mesenchymal progenitor cells): implications for therapeutic use. Bone Marrow Transplant, 1995,16(4):557-564.

47. Sundin M, Ringdén O, Sundberg B, et al. No alloantibodies against mesenchymal stromal cells, but presence of anti-fetal calf serum antibodies, after transplantation in allogeneic hematopoietic stem cell recipients. Haematologica, 2007,92(9):1208-1215.

48. Mackensen A, Meidenbauer N, Vogl S, et al. Phase I study of adoptive T-cell therapy using antigen-specific $CD8^+$ T cells for the treatment of patients with metastatic melanoma. J Clin Oncol, 2006,24(31):5060-5069.

49. Stute N, Holtz K, Bubenheim M, et al. Autologous serum for isolation and expansion of human mesenchymal stem cells for clinical use. Experimental Hematology, 2004,32(12):1212-1225.

50. Bieback K, Hecker A, Kocaömer A, et al. Human alternatives to fetal bovine serum for the expansion of mesenchymal stromal cells from bone marrow. Stem Cells, 2009, 27(9):2331-2341.

51. Gronthos S, Simmons P J. The growth factor requirements of STRO-1-positive human bone marrow stromal precursors under serum-deprived conditions *in vitro*. Blood, 1995,85(4):929-940.

52. Bianchi G, Banfi A, Mastrogiacomo M, et al. *Ex vivo* enrichment of mesenchymal cell progenitors by fibroblast growth factor 2. Experimental Cell Research, 2003,287(1):98-105.

53. Thirumala S, Gimble J M, Devireddy R V. Evaluation of methylcellulose and dimethyl sulfoxide as the cryoprotectants in a serum-free freezing media for cryopreservation of adipose-derived adult stem cells. Stem Cells Dev, 2010,19(4):513-522.

54. Pan P Y, Gu P, Li Q, et al. Regulation of dendritic cell function by NK cells: mechanisms underlying the synergism in the combination therapy of IL-12 and 4-1BB activation. J Immunol, 2004,172(8):4779-4789.

55. Carvalho P P, Wu X, Yu G, et al. Use of animal protein-free products for passaging adherent human adipose-derived stromal/stem cells. Cytotherapy, 2011,13(5):594-597.

56. Haack-Sørensen M, Kastrup J. Cryopreservation and revival of mesenchymal stromal cells. Methods Mol Biol, 2011,698:161-174.

57. Thirumala S, Gimble J M, Devireddy R V. Cryopreservation of stromal vascular fraction of adipose tissue in a serum-free freezing medium. J Tissue Eng Regen Med, 2010,4(3):224-232.

58. Thirumala S, Wu X, Gimble J M, et al. Evaluation of polyvinylpyrrolidone as a cryoprotectant for adipose tissue-derived adult stem cells. Tissue Eng Part C Methods, 2010,16(4):783-792.

59. Colter D C, Class R, DiGirolamo C M, et al. Rapid expansion of recycling stem cells in cultures of plastic-adherent cells from human bone marrow. Proc Natl Acad Sci USA, 2000,97(7):3213-3218.

60. Cholewa D, Stiehl T, Schellenberg A, et al. Expansion of adipose mesenchymal stromal cells is affected by human platelet lysate and plating density. Cell Transplant, 2011,20(9):1409-1422.

61. Suchánek J, Soukup T, Ivancaková R, et al. Human dental pulp stem cells—isolation and long term cultivation. Acta Medica (Hradec Kralove), 2007,50(3):195-201.

62. Brandenberger R, Burger S, Campbell A, et al. Cell Therapy Bioprocessing, BioProcess International, 2011, 9(S1):30-37.

第十九章　围产期干细胞遗传物质稳定性研究常用方法

围产期干细胞是一类具有极大临床应用前景的干细胞。在基于细胞的治疗技术飞速发达的今天,围产期干细胞很有可能成为再生医学和组织工程种子细胞的重要来源。然而,细胞治疗或组织工程的安全性,尤其是致瘤性,一直是患者和广大医务工作者首先而广泛关注的问题。考虑到基因组或遗传物质的不稳定性在正常细胞恶变成肿瘤细胞过程中的重要作用,我们选取了检测围产期干细胞遗传物质稳定性作为评价其临床使用安全性的重要内容。

第一节　长期传代在评价围产期干细胞安全性中的作用

围产期组织虽然是干细胞含量非常丰富的组织,但是许多围产期干细胞,尤其是围产期组织来源的间充质干细胞在用于细胞治疗或组织工程的时候还是需要对其进行一定数量的扩增,以满足临床使用中对细胞数量的要求。与成体干细胞相比,围产期干细胞具有更强的增殖能力,与胚胎干细胞具有更近的关系。由于胚胎干细胞能够在动物体内形成畸胎瘤,因此围产期干细胞是否具有和胚胎干细胞一样的在体内形成肿瘤的能力也备受关注。有多种方法可以评价细胞的致瘤性,如核型分析、半固体培养基中的克隆形成实验、免疫缺陷小鼠体内的致瘤性实验。但是这些指标都不足以回答围产期干细胞是否能够在人体内形成肿瘤。检测围产期干细胞是否会在体外培养过程中出现衰老,可能是目前比较重要的研究之一。如果会衰老,那么它们一般就不会在动物或人体体内形成肿瘤[1]。因此,在体外对围产期干细胞进行长期传代培养至少具有两个方面的作用:第一,长期传代本身就是评价细胞是否具有可能具有致瘤性的重要方法;第二,长期传代过程把传代过程中一些赋予细胞增殖能力的突变放大,为其他检测方法提供了素材。现在我们先讨论第一点的内容,第二点我们将在后续的讨论中进一步阐述。

就间充质干细胞而言,成人骨髓或脂肪来源的间充质干细胞在体外培养容易衰老,一般实验室常见体外培养至5～7代左右的骨髓或脂肪来源间充质干细胞即发生衰老。当然,也有骨髓间充质干细胞体外传代至15代左右的报道。Bernardo等对骨髓间充质干细胞的体外长期传代的研究发现,不同供者来源的骨髓间充质干细胞在体外传代能力表现出较大的差异,有的个体来源的骨髓间充质干细胞在第5代就表现出衰老的迹象,而有的骨髓间充质干细胞在体外却能够被传代至25代之后[2]。然而,脐带或胎盘来源的围产期间充质干细胞体外增殖能力却远远高于骨髓或脂肪来源的间充质干细胞。以脐带为例,我们的研究发现几乎所有脐带来源的间充质干细胞能传代至25代以后,有的甚至能传代至40代。然而,即使是传代至40代,或甚至50代之后,我们仍然观察到脐带间充质干细胞在体外长期传代过程中出现了衰老的迹象(图19.1)。

Prockop等认为,如果在长期传代过程中,围产期干细胞获得了无限增殖的能力,并

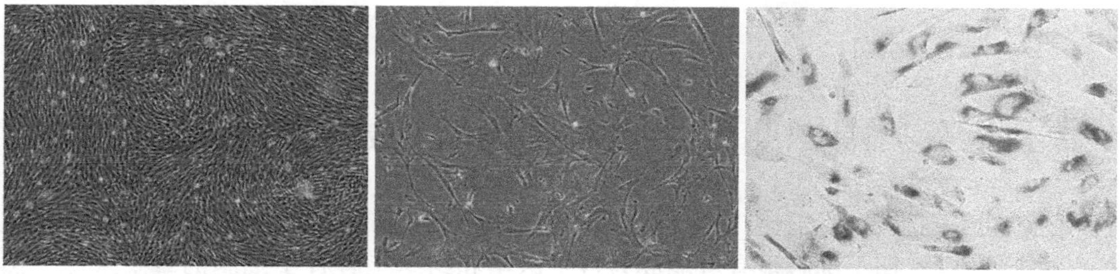

图 19.1　低代次的脐带间充质干细胞体积较小(左),而衰老的高代次脐带间充质干细胞体积较大(中),并且出现 SA-β-gal(senescence-associated β-galactosidase,衰老相关的 β 半乳糖激酶)阳性反应(右)(放大倍数:40×)

表现出不衰老的特征,那么这种细胞就有极高的体内致瘤风险[1]。之前的一些报道称骨髓或脂肪来源的间充质干细胞在体外长期传代过程中会出现恶性转化的事件[3~5],但是,后来的研究证实其只不过是在传代过程中污染了肿瘤细胞系[6~9]。为了避免长期传代过程中出现类似的交叉污染现象,围产期干细胞的长期传代工作最好在专门的洁净房中进行,此洁净房中不要操作肿瘤细胞。如果条件允许,最好遵循 cGMP 的一些相关操作规程。

我们对 20 余个不同供者来源的脐带间充质干细胞进行了体外长期传代至衰老期,未发现任何恶性转化的细胞,未发现能在免疫缺陷的小鼠体内致瘤的细胞,未发现永生化的细胞,所有被检测的细胞都或早或晚地出现了衰老的特征,并进入了生长停滞的状态。因此,就目前而言,还没有被广泛证实的间充质干细胞在体外传代过程中获得永生化的报道。但是,这不能说明间充质干细胞,或是围产期干细胞在体外长期传代过程中就一定不发生恶性转化。我们发现有的个体来源的脐带间充质干细胞在体外长期传代过程中表现出更强的基因组不稳定性,这些细胞显然不适合作为细胞治疗的供者细胞。此外,我们也不建议使用肿瘤易患体质的个体来源的或家族里有多人罹患肿瘤的个体来源的干细胞作为细胞治疗的供者细胞。

第二节　染色体分析

结合长期传代的工作,核型分析是分析围产期干细胞的遗传稳定性的重要手段。这种方法也许并不适合于从类似于骨髓等成体器官中分离的干细胞的遗传稳定性的研究,因为骨髓来源的干细胞增殖能力较弱,能够在体外扩增的周期较短,在体外扩增的过程中并不一定能显示出核型方面的变化,即使是应用分辨率较高的分子核型分析[2]。

然而,在增殖能力强的一些干细胞,如胚胎干细胞的长期传代的研究中,我们发现在传代过程中胚胎干细胞经常发生核型的变化,这些变化有染色体数量的改变[10, 11],也有染色体内部某些片段的扩增或缺失[12, 13]。围产期干细胞在体外传代过程中也有可能发生染色体数目的改变,而且这种改变甚至可以被传统核型分析检测出来。例如,我们发现体外长期培养的脐带间充质干细胞有可能发生染色体异常。通过传统核型分析和 aCGH 芯片都能够发现这一染色体数目的改变,而且这两种方法互相支持。关于传统核型分析、

aCGH 和 SNP Array 的具体方法，我们不准备在这里进行十分详细的介绍，因为这些方法要么十分成熟，要么有商品化的试剂盒，甚至有专业的公司提供专门的技术服务。但是，我们这里会对这些方法选择性地做一些简明扼要的介绍，以便读者能对其原理有所了解，根据实际情况对其进行选择，也才能更好地理解其结果的意义。

传统核型分析可以提供整个基因组的整体信息，但是其分辨率较低，通常只有大于5MB的染色体改变才能被传统核型分析检测出来。FISH 等技术可以通过一种基于染色体特异的探针，将不同染色体标注成不同的颜色。这样一来，不同染色体之间的易位就可以被很容易地检测出来。这对于检测染色体间的易位有很大帮助，但却不能够改善染色体内部易位的检测灵敏度[14]。我们在强调基于芯片的检测方法在遗传物质总量改变方面的优势的时候，不应该忽视传统核型检验在检测围产期干细胞基因组稳定性方面的巨大作用。

拷贝数变异(copy number variation，CNV)是一种染色体结构的变化，它是染色体某一特定区段拷贝数的改变，是人类遗传多样性的重要来源[15, 16]。aCGH、SNP 芯片是目前常用的检测染色体 CNV 变异的方法。它们通量较大，能够对全基因组进行扫描检测 CNV 的变化，而且随着技术的提高，芯片中所含探针数量不断提高，分辨率也不断提升。然而，同样是基于芯片的 CNV 检测技术，aCGH 和 SNP 芯片却在原理上有较大的差异。下面我们将对这两种方法做一个简要的介绍，读者可以根据具体情况和需要选择。aCGH 是将实验组和对照组的 DNA 样本标记上不同的荧光，然后将标记好的实验样本和对照样本混合后与含有众多探针的芯片进行杂交，再对芯片进行清洗和扫描，得到原始结果。之后通过专业软件分析所得到原始图像数据，将荧光强度的图像信号转换为数字信号，通过比较实验样本和对照样本的荧光值，确定相对于对照样本而言，实验样本基因组各区段拷贝数的缺失或扩增。SNP 芯片的基本原理和普通 DNA 芯片基本一致。对样本的 gDNA 进行片段化并标记上荧光，然后与含有 SNP 探针和 CNV 探针的芯片进行杂交，得到图像数据。用相应的软件将这些图像数据转换成数字数据，并分析样本的 LOH (loss of heterozygosity)、UPD(deletions, uniparental disomy)和 gene amplifications 等信息。

aCGH 和 SNP 芯片都能在较高的通量上，在全基因组的范围内，以较灵敏的分辨率检测样本的 CNV 变异。但通常 aCGH 能够提供更高的分辨率，并且由于对照样本和实验样本在同一张芯片上杂交，能够消除芯片实验不同芯片之间的误差。具体到围产期干细胞基因组稳定的检测上来，对长期传代之前和长期传代之后的细胞进行 aCGH 分析，能够更有利于检测传代过程中基因组 CNV 的变化。和 aCGH 相比，SNP 芯片的优势在于它不但能得到 CNV 的信息，还能检查 SNP 的情况，而且通过对 SNP 情况的检查，还能反映样本 LOH 情况。有数据表明，许多细胞通过 LOH 使抑癌基因失活，进而恶变成肿瘤的细胞机制之一[17, 18]。考虑到 LOH 在肿瘤细胞形成和发生过程中的作用，在长期传代后的细胞中通过 SNP 芯片检测高代次的围产期干细胞是否发生了 LOH，这些发生 LOH 的区域内是否包含了抑癌基因或染色体稳定性相关基因，将是评价围产期干细胞遗传稳定性的重要指标。此外，在长期传代过程中出现的细胞交叉污染也能够被 SNP 芯片检测出来。有的公司还针对不同人群设计出了不同的 SNP 芯片。

需要指出的是，分子核型分析并不能完全取代传统核型检测，因为分子核型不能区分基因组平衡性突变。例如，分子核型不能检测到不同染色体之间的易位，而通过 FISH 却能很好地检测出来。

对长期传代后的 ES 细胞的 CNV 进行分析发现，在传代过程中 ES 的基因组表现出不稳定性。Maitra 采用分辨率更高的生物芯片检测胚胎干细胞时发现，体外传代会带来更多的遗传物质的变化。在研究的 9 对高低代次的胚胎干细胞中，有 8 对发生了一个或多个基因组变异，而且这些变异往往是发生在人类肿瘤中的。这些变异有的是拷贝数变异，有的是线粒体 DNA 序列突变，还有的是基因启动子的甲基化[19]。我们的研究也发现，围产期干细胞在长期传代过程中也会发生染色体内部某些区段拷贝数的变化。和 ES 细胞中的 CNV 不同，围产期干细胞中发生的 CNV 变异往往只发生在部分细胞之中——曾经在表型上被认为具有异质性的混合细胞群的间充质干细胞其实在遗传物质上也是不均一的。有的 CNV 变异会在培养过程中逐渐消失，这可能是由于虽然带来了一定的生长优势，但这些变异未带来持久的生长优势，具有这种变异的细胞不能一直比未发生突变的细胞增殖得更快，因此在长期传代过程中具有突变的细胞又逐渐被未突变的细胞所稀释。而有的变异却会在培养过程中持续存在下去，这可能是因为这些变异为细胞提供了相当的生长优势，具有这些变异的细胞一直都比未突变的细胞增殖得更快。目前，已经有一些理论来解释 CNV 变异的产生，如非等位同源重组、非同源末端连接以及复制叉停滞与模板交换等[20, 21]。其中复制叉停滞与模板交换是与细胞分裂严格相关的。这也许可以解释为什么有的 ES 细胞或围产期干细胞在体外长期传代时容易产生 CNV 的变异。

通过在全基因组范围内对长期传代前后的围产期干细胞 CNV 进行检测，我们可以对长期传代后围产期干细胞基因组稳定性进行评价。那些在长期传代后 CNV 变异发生较少的细胞，我们认为是基因组更稳定的细胞。进而，在进行异基因细胞移植供者筛查的时候，我们建议选择基因组稳定性更高（长期传代后 CNV 变异更少）的个体。

第三节 STR 检测

体外长期传代培养的细胞容易发生交叉污染。正因为如此，许多科学杂志在提到细胞系的时候，要求投稿者提供实验中所用细胞的细胞鉴定信息。例如，*Cancer Research* 在接收投稿时就要求投稿者必须提供试验中所用细胞系的如下鉴定信息：在什么时候、以什么方法对所用细胞系进行鉴定，鉴定结果如何。在研究成体干细胞体外长期传代的报道中，经常会发生被实验室的肿瘤细胞污染。如果不进行细胞鉴定（如 DNA 指纹分析），很容易得出这些细胞在体外发生恶性转化的结论。当我们同时对多个个体来源的围产期干细胞进行长期传代时，我们也很有必要对其进行细胞鉴定，以保证经过我们长期培养的细胞未被肿瘤细胞污染，长期培养的细胞之间也未发生交叉污染。这样，我们基于长期传代的一些分析结果，如核型分析、端粒长度分析等才有意义。

STR 分析是常用的 DNA 指纹分析方法。STR 是 short tandem repeats（短串联重复序列）的缩写，又叫微卫星序列（microstaellites）。它们是一些存在于基因组中的由 2～6 个碱基串联重复组成的 DNA 序列。不同个体之间 STR 重复次数具有高度的多态性，因此可以通过 10 个左右的 STR 位点信息对长期传代的围产期干细胞进行细胞鉴定。该技术已广泛应用于法医学的个体识别或亲子鉴定。STR 细胞鉴定目前常用基于 PCR-毛细管电泳的方法。这种方法是先针对不同的 STR 位点设计特异的引物，利用 PCR 对 STR 序列进行扩增，然后再把 PCR 产物进行毛细管电泳。具有不同重复次数的 STR 位点在 PCR 过程中会产生不同长度的 PCR 产物，毛细管电泳可以分辨这些产物的长度，进而判断该 STR 位点的重复次数。具体步骤包括：①提取 DNA；②对 DNA 进行定量；③PCR 扩增；④采用毛细管电泳对 PCR 产物进行分析；⑤数据分析。

Garcia 等采用 STR 细胞鉴定技术发现，他们实验室所获得的发生恶性转化的间充质干细胞的 STR 图谱和 HT1080 几乎完全一致，而与起始的间充质干细胞样本却相去甚远[7]，从而说明其得到的恶性转化细胞并不是来源于间充质干细胞，而是被实验室的肿瘤细胞所污染。我们也曾观察到我们实验室中进行长期传代培养的不同围产期干细胞之间发生了交叉污染。该污染的细胞中含有其低代次的起始来源细胞，但也含有了一种未知来源的细胞，这种污染进来的细胞在目前的数据库里未能查询到相关信息，其随着传代进行依然会表现出增殖停滞等衰老的特征，因此可能并不是发生了实验室肿瘤细胞污染。

综上所述，在进行围产期细胞长期传代的工作中，基于 STR 分析的 DNA 指纹图谱验证是非常有必要的，其能帮助我们保证传代过程中细胞未发生交叉污染。

第四节　端粒酶、端粒长度分析

端粒是染色体末端的一种特殊结构。人的端粒由串联重复的 TTAGGG 序列和相关的蛋白质组成。端粒所形成的特殊结构可以保护双链染色体的末端不发生降解、融合或重组[22]。由于染色体的末端复制问题，在细胞分裂过程中端粒会不断缩短[23]。端粒酶(端粒末端转移酶)是维持染色体端粒长度的一种关键的酶。人的端粒酶是一种核糖核蛋白，是含有 RNA 模板并以此合成 DNA 的逆转录酶。端粒酶能够将 TTAGGG 的 DNA 序列添加到染色体末端，从而延长端粒长度[24]。研究证明，端粒酶的表达对人类肿瘤细胞形成非常重要[25]，超过 75%的乳腺癌表达端粒酶活性[26]。围产期干细胞不表达端粒酶，因而体外传代的正常细胞会表现出端粒逐渐缩短。若在长期传代后的围产期干细胞中未出现端粒的缩短，则提示有可能发生癌变。有报道称外源导入端粒酶活性即可使间充质干细胞发生永生化转化，而之前我们已经讲到，永生化是肿瘤细胞的一个显著特征。通过比较长期传代前后围产期干细胞端粒长度，定期检测围产期干细胞传代过程中是否发生了端粒酶的活化，是判断围产期细胞是否发生恶性转化的重要指标。

有很多方法能够完成检测端粒长度的工作，如基于定量 PCR 的检测方法[27～30]、基于荧光探针杂交 Q-FISH(quantitative fluorescence *in situ* hybridization)[31]的检测方法，以及最经典的基于 TRF(terminal restriction fragment)和 Southern 杂交[23, 32]的检测方法。

定量荧光原位杂交是从 1996 年开始逐渐发展起来的一种基于 FISH 和传统核型分析的端粒长度检测技术。该方法主要由以下步骤组成：

(1) 制备中期分裂相细胞核型；

(2) 与 FITC 标记的带有 3 个 CCCTAA 重复序列的肽核酸探针(FITC-$(C_3TA_2)_3$)

杂交；

(3) CCD 摄像机获取图像；

(4) 数据分析，通过荧光强度反映出其每条染色体端粒的长度。

定量荧光原位杂交技术检测端粒长度的方法由于需要制备分裂中期染色体，因而检测速度较慢，不可能进行高通量、多细胞的检测。为了克服这一困难，人们逐渐研发了基于 96 孔板和流式的端粒长度检测技术。由于这一技术仍然需要 FISH，因此被称为 HT Q-FISH (high-throughput quantitative FISH) 或 Flow-FISH。Flow-FISH 等检测方法不但可以提供单个细胞的端粒长度信息，而且可以检测某一细胞群体内成千上万的细胞。

基于 TRF-Southern 的端粒长度检测方法是最经典、最准确、最直观、重复性最好的方法，也是验证其他检测方法的金标准。因此，在这里我们对其进行比较详细的介绍。TRF-Southern 检测端粒长度的方法主要由以下几个步骤组成。

(1) 提取细胞或组织的基因组 DNA(gDNA)。有多种方法可以完成提取 gDNA 的工作，如酚氯仿法或商品化过柱的试剂盒。这些方法的基本思想都是裂解细胞或组织，然后除去蛋白质、RNA 等成分，然后回收 DNA。各实验室可以根据自身的实际情况，选择适合本实验室的 gDNA 提取方法。我们这里想说明的是，这些方法所提取的 gDNA 都能够满足基于 Southern 的端粒长度分析的需要。提取的 gDNA 应该进行电泳检测其完整性。未降解的 gDNA 在电泳中表现为单一条带，分子质量大于 10kb。降解的 gDNA 样本在电泳时会出现 Smear，分子质量变小。未降解的 gDNA 才适用于 TRF-Southern 检测，降解了的 gDNA 则不能。

(2) 通过限制性内酶切割，在染色体末端的亚端粒区域附近将端粒和染色体其他序列分开。人端粒是染色体末端的一段 TTAGGG 串联重复序列。邻近端粒的序列是一段被称为亚端粒的非标准重复序列。端粒序列和亚端粒序列都不富含限制性内切核酸酶的识别位点，而染色体的其他部分却可以被限制性内切酶切割成小片段的分子。我们可以找到一些限制性内切核酸酶的组合，它们在端粒或亚端粒区域没有切割位点，而在染色体的其他区域却富含切割位点。*Hph* Ⅰ/*Mnl* Ⅰ的组合和 *Hinf* Ⅰ/*Rsa* Ⅰ的组合是常用的选择，它们都在端粒序列没有切割位点，所不同的是，*Hph* Ⅰ/*Mnl* Ⅰ在亚端粒区域有切割位点，而 *Hinf* Ⅰ/*Rsa* Ⅰ在亚端粒区域也没有切割位点。因此，*Hinf* Ⅰ/*Rsa* Ⅰ组合检测的端粒长度通常比 *Hph* Ⅰ/*Mnl* Ⅰ组合检测的端粒长度要长 1kb 左右[32]。

(3) 对酶切后的 DNA 片段进行电泳、转膜，然后和含有与端粒互补配对且带有放射性或非放射性标记的探针进行杂交。在做 TRF-Southern 端粒长度分析时，通常采用 0.5%的琼脂糖凝胶进行电泳。但是，这也可以根据实际情况有所调整。例如，如果端粒长度很短，可以将胶的浓度提高到 0.6%；如果端粒长度较长，可以将胶的浓度降至 0.3%。在操作低浓度琼脂糖凝胶时要特别小心，以免在洗胶和转移胶的时候破坏胶。按照普通的 Southern 转膜后，和带有 DIG(digoxigenin)标记的探针杂交(探针是和端粒重复序列 TTAGGG 互补的 CCCTAA 序列，DIG 标记在其 3′端)，然后再和抗 DIG 的碱性磷酸酶孵育，再通过化学发光成像。^{32}P 标记的放射性探针虽然也可以用于检测端粒重复序列，且能够提高检测的灵敏度，但是出于安全性的考虑，现在一般不再采用。

(4) 成像后，对所获得的图片进行数据分析。通常采用的图像分析方法是：将泳道内的 Smear 图像从上到下分成若干个小格子，根据格子内部图像灰度值的强弱和格子所对应的分子质量的大小来计算整个泳道内端粒的平均长度。计算公式如下：TRF length = $[\Sigma(OD_i)/\Sigma(OD_i/L_i)]$。式中，$OD_i$ 为格子 i 内的灰度值；L_i 为格子 i 所对应的分子质量大小(图 19.2)。

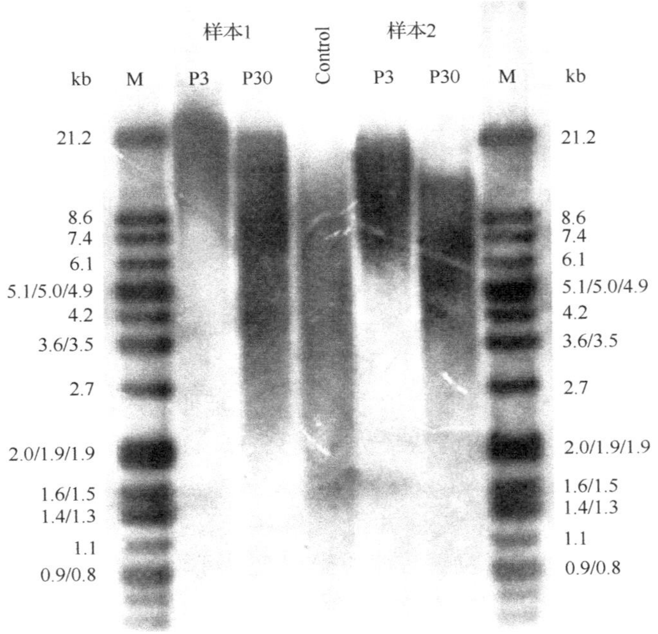

图 19.2 脐带间充质干细胞在体外经历长期传代后，高代次(P_{30})和低代次(P_3)的脐带间充质干细胞端粒长度检测结果。图中显示了两个不同样本的脐带间充质干细胞体外传代后端粒长度的变化，经过体外长期传代后，两个样本的端粒长度都出现了不同程度的缩短

检测端粒酶的活性的方法也有多种，这里主要介绍两种方法：基于 PCR 在 mRNA 水平检测端粒酶的方法和在酶活性水平检测。两种方法各有千秋，基于 PCR 的方法简单易行，能够节省时间和经费，但容易产生假阳性。基于酶活性的检测方法非常直接，但该方法需要耗费大量的时间和金钱，而且容易产生假阴性结果。

端粒酶由三个主要组分组成：端粒 RNA 组分(human telomerase RNA，hTR)[33]、端粒酶逆转录酶(human telomerase reverse transcriptase，hTERT)[34]，以及端粒酶相关蛋白(telomerase reverse transcriptase，TP1)[35]。研究表明，端粒酶催化亚基是端粒酶的核心成分，它决定了端粒酶的活性[34]。因此，可以通过检测 *hTERT* 基因 mRNA 的表达情况来间接反映端粒酶的活性。

基于 PCR 的方法检测 *hTERT* 基因 mRNA 表达与否的方法需要首先提取样本的 mRNA 并逆转录成 cDNA，然后再用 *hTERT* 基因特异的引物对其进行扩增。通过对扩增产物进行分析，判定样本是否表达端粒酶活性。根据对 PCR 扩增产物分析方法不同，又可以分为普通琼脂糖电泳法[36]、SYBR Green 法[37]和 TaqMan 法[26]。从灵敏度和特异性上来讲，TaqMan 法最好，SYBR Green 次之，最后是琼脂糖凝胶电泳法。设计特异性好的探针是保证 PCR 成功的关键。我们验证了 Ivan Bièche 等设计的针对 *hTERT*(上游引物：5′-TGACACCTCACCTCACCCAC-3′；下游引物：5′-CACTGTCTTCCG-CAAGTTCAC-3′；探针：5′-ACCCTGGTCCGAGGTGTCCCTGAG-3′)和参考基因 *RPLP0*(上游引物：5′-GGCGACCTGGAAGTCCAACT-3′；下游引物：5′-CCATCAG-CACCACAGCCTTC-3′；探针：5′-ATCTGCTGCATCTGCTTGGAGCCCA-3′)的探针及引物[26]，其特异性和灵敏度都较好，准备采用 TaqMan 法检测端粒酶活性的读者可以参考使用这一套引物进行试验。我们采用这对引物和探针对 9 个不同供者来源的脐带间充质干细胞端粒酶活性的检测，在检测的样本中都不表达端粒酶活性。

基于酶活性检测的 TRAP(telomeric repeat amplification protocol)法是检测端粒酶最直接的方法，也是最具说服力的方法。理论上来讲，TRAP 阳性的样本是一定具有端粒酶活性的。但 TRAP 对样本蛋白活性要求较高，容易出现在样本保存和制备过程中，由于蛋白质活性的丧失而导致的假阴性结果。

简单地讲，TRAP 分为两个步骤：第一步，裂解细胞收集细胞提取物，如果样本中存在端粒酶活性，那么在端粒酶底物和 dNTP 存在与缓冲体系中，端粒酶就会将 TTAGGG 序列添加到其底物上；第二步，利用 PCR 扩增端粒酶延伸的产物。这个过程虽然简单，但其线性和灵敏度并不高。有许多方法致力于提高 TRAP 的性能[38~40]。例如，细胞提取液中可能存在 PCR 反应抑制剂，那么在 PCR 反应体系加入内参，就可以鉴别假阴性的发生。此外，在 PCR 中引入内参标准品，并用其将端粒酶的产物量标准化，可以增强 TRAP 的线性，并使不同样本之间的端粒酶活性的比较成为可能[38, 39]。和最初采用的 CHAPS 缓冲液[41]相比，基于 NP-40 和脱氧胆酸钠(sodium deoxycholate，NaDOC)缓冲液可以增强 TRAP 检测的灵敏度[40]。

对于 TRAP 产物的检测也有一系列的方法可以选择。例如，用非放射性标记作为端粒酶底物的引物的 5′端，当端粒酶产物在丙烯酰胺凝胶上电泳后，可以通过分析 Cy5 荧光检测端粒酶活性。也可以采用地高辛标记端粒重复序列的探针，再通过 ELISA 方法检测实验过程中端粒酶产生的端粒重复序列的数量，进而反映端粒酶的活性。当然，也可以通过比较廉价而方便的定量 PCR 方法检测 TRAP 的产物，基于 SYBR Green 和 TaqMan 的方法都可以用于 TRAP 产物的检测[42]。基于 TaqMan 的方法特异性更好，而且可以引入内参指示 PCR 反应中是否存在 PCR 抑制物。SYBR Green 不能序列特异性地区分双链 DNA 分子，因此不能通过内参来指示 PCR 抑制物的存在与否。SYBR Green 法可以通过标准曲线检测 PCR 的效率，部分弥补其这方面的不足。

第五节 展 望

围产期干细胞的遗传物质稳定性是其临床应用安全性的重要内容。稳定的基因组是其不具有致瘤性的基本保证。我们在这里介绍了一些常用的实验方法，也有部分我们实验室根据自身的实验经验提出的一些新的方法和改进，这些方法都紧紧围绕着遗传物质稳定性这个关键问题。这些方法的重要前提是对围产期干细胞进行长期传代。我们介绍的这些遗传物质稳定性的方法有的相互补充，如端粒长度和端粒酶的检测；有的又互为基础，如 STR 检测确保了长期传代的细胞未发生交叉污染，而长期传代又回答了体外培养过程是否有可能影响到 STR 的稳定性。

研究遗传物质稳定性并不局限于我们上述介绍的方法。还有外显子测序、mRNA 表达谱、microRNA 表达谱等高通量分析法。以外显子测序为例，在细胞进行体外扩增后，如果抑癌基因或原癌基因发生突变，可能导致细胞发生恶性转化，使得致瘤性的风险增加，而外显子测序的价值恰恰在于它能够发现这些已知基因的突变。但是每种方法都有其优势和局限性，读者可以酌情选择适合自己的方法进行围产期干细胞遗传物质稳定性的检测。甚至，我们可以开发一些新的检测技术，能快速、高效地检测细胞遗传物质的稳定性。例如，交叉学科的发展可能会形成新的检测技术，我们之前开发出拉曼光谱技术检测脐带间充质干细胞活率的方法[43]，这提示我们某些新技术的开发完全有可能用于检测细胞遗传物质稳定性。

考虑到遗传物质稳定性在制备供临床使用细胞时的重要作用，我们建议尽量全面地，从多个不同的角度，充分检测围产期干细胞遗传物质的稳定性，为围产期干细胞安全的用于临床提供第一道也是最重要的安全保障。

（韩之波　王有为）

参 考 文 献

1. Prockop D J，Keating A. Relearning the lessons of genomic stability of human cells during expansion in culture：implications for clinical research. Stem Cells，2012，30(6)：1051-1052.
2. Bernardo M E，Zaffaroni N，Novara F，et al. Human bone marrow derived mesenchymal stem cells do not undergo transformation after long-term *in vitro* culture and do not exhibit telomere maintenance mechanisms. Cancer Res，2007，67(19)：9142-9149.
3. Røsland G V，Svendsen A，Torsvik A，et al. Long-term cultures of bone marrow-derived human mesenchymal stem cells frequently undergo spontaneous malignant transformation. Cancer Res，2009，69(13)：5331-5339.
4. Rubio D，Garcia-Castro J，Martín MC，et al. Spontaneous human adult stem cell transformation. Cancer Res，2005，65(8)：3035-3039.
5. Wu W，He Q，Li X，et al. Long-term Cultured Human Neural Stem Cells Undergo Spontaneous Transformation to Tumor-Initiating Cells. Int J Biol Sci，2011，7(6)：892-901.
6. de la Fuente R，Bernad A，Garcia-Castro J，et al. Retraction：Spontaneous human adult stem cell transformation. Cancer Res，2010，70(16)：6682.
7. Garcia S，Bernad A，Martín M C，et al. Pitfalls in spontaneous *in vitro* transformation of human mesenchymal stem cells. Exp Cell Res，2010，316(9)：1648-1650.
8. Torsvik A，Røsland G V，Bjerkvig R. Comment to："Spontaneous transformation of adult mesenchymal stem cells from cynomolgus macaques *in vitro*" by Ren Z et al. Exp Cell Res，317 (2011) 2950-2957：Spontaneous transformation of mesenchymal stem cells in culture：facts or fiction? Exp Cell Res，2012，318(5)：441-443.
9. Torsvik A，Røsland G V，Svendsen A，et al. Spontaneous malignant transformation of human mesenchymal stem cells reflects cross-contamination：putting the research field on track-letter. Cancer Res，2010，70(15)：6393-6396.
10. Buzzard J J，Gough N M，Crook J M，et al. Karyotype of human ES cells during extended culture. Nat Biotechnol，2004，22(4)：381-382.
11. Draper J S，Smith K，Gokhale P，et al. Recurrent gain of chromosomes 17q and 12 in cultured human embryonic

stem cells. Nat Biotechnol, 2004, 22(1): 53-54.

12. Lefort N, Feyeux M, Bas C, et al. Human embryonic stem cells reveal recurrent genomic instability at 20q11. 21. Nat Biotechnol, 2008, 26(12): 1364-1366.
13. Spits C, Mateizel I, Geens M, et al. Recurrent chromosomal abnormalities in human embryonic stem cells. Nat Biotechnol, 2008, 26(12): 1361-1633.
14. Martins-Taylor K, Xu R H. Concise review: Genomic stability of human induced pluripotent stem cells. Stem Cells, 2012, 30(1): 22-27.
15. Zhang F, Gu W, Hurles M E, et al. Copy number variation in human health, disease, and evolution. Annu Rev Genomics Hum Genet, 2009, 10: 451-481.
16. Wain L V, Armour J A, Tobin M D. Genomic copy number variation, human health, and disease. Lancet, 2009, 374(9686): 340-350.
17. Jänne P A, Li C, Zhao X, et al. High-resolution single-nucleotide polymorphism array and clustering analysis of loss of heterozygosity in human lung cancer cell lines. Oncogene, 2004, 23(15): 2716-2726.
18. Lindblad-Toh K, Tanenbaum D M, Daly M J, et al. Loss-of-heterozygosity analysis of small-cell lung carcinomas using single-nucleotide polymorphism arrays. Nat Biotechnol, 2000, 18(9): 1001-1005.
19. Maitra A, Arking D E, Shivapurkar N, et al. Genomic alterations in cultured human embryonic stem cells. Nat Genet, 2005, 37(10): 1099-1103.
20. Lee J A, Carvalho C M, Lupski J R. A DNA replication mechanism for generating nonrecurrent rearrangements associated with genomic disorders. Cell, 2007, 131(7): 1235-1247.
21. Hastings P J, Lupski J R, Rosenberg S M, et al. Mechanisms of change in gene copy number. Nat Rev Genet, 2009, 10(8): 551-564.
22. de Lange T, Shiue L, Myers R M, et al. Structure and variability of human chromosome ends. Mol Cell Biol, 1990, 10(2): 518-527.
23. Harley C B, Futcher A B, Greider C W. Telomeres shorten during ageing of human fibroblasts. Nature, 1990, 345(6274): 458-460.
24. Morin G B. The human telomere terminal transferase enzyme is a ribonucleoprotein that synthesizes TTAGGG repeats. Cell, 1989, 59(3): 521-529.
25. Hahn W C, Counter C M, Lundberg A S, et al. Creation of human tumour cells with defined genetic elements. Nature, 1999, 400(6743): 464-468.
26. Bièche I, Noguès C, Paradis V, et al. Quantitation of hTERT gene expression in sporadic breast tumors with a real-time reverse transcription-polymerase chain reaction assay. Clin Cancer Res, 2000, 6(2): 452-459.
27. Cawthon R M. Telomere measurement by quantitative PCR. Nucleic Acids Res, 2002, 30(10): e47.
28. Cawthon R M. Telomere length measurement by a novel monochrome multiplex quantitative PCR method. Nucleic Acids Res, 2009, 37(3): e21.
29. Baird D M, Rowson J, Wynford-Thomas D, et al. Extensive allelic variation and ultrashort telomeres in senescent human cells. Nat Genet, 2003, 33(2): 203-207.
30. Bendix L, Horn P B, Jensen U B, et al. The load of short telomeres, estimated by a new method, Universal STELA, correlates with number of senescent cells. Aging Cell, 2010, 9(3): 383-397.
31. Canela A, Vera E, Klatt P, et al. High-throughput telomere length quantification by FISH and its application to human population studies. Proc Natl Acad Sci USA, 2007, 104(13): 5300-5305.
32. Kimura M, Stone R C, Hunt S C, et al. Measurement of telomere length by the Southern blot analysis of terminal restriction fragment lengths. Nat Protoc, 2010, 5(9): 1596-1607.
33. Feng J, Funk W D, Wang S S, et al. The RNA component of human telomerase. Science, 1995, 269(5228): 1236-1241.
34. Kanaya T, Kyo S, Takakura M, et al. hTERT is a critical determinant of telomerase activity in renal-cell carcino-

ma. Int J Cancer, 1998, 78(5): 539-543.

35. Nakayama J, Saito M, Nakamura H, et al. TLP1: a gene encoding a protein component of mammalian telomerase is a novel member of WD repeats family. Cell, 1997, 88(6): 875-884.

36. Jiang J F, Liu W J, Ding J. Regulation of telomerase activity in camptothecin-induced apoptosis of human leukemia HL-60 cells. Acta Pharmacol Sin, 2000, 21(8): 759-764.

37. Xie X Y, Yang X, Zhang J H, et al. Analysis of hTERT expression in exfoliated cells from patients with bladder transitional cell carcinomas using SYBR green real-time fluorescence quantitative PCR. Ann Clin Biochem, 2007, 44(Pt 6): 523-528.

38. Wright W E, Shay J W, Piatyszek M A. Modifications of a telomeric repeat amplification protocol (TRAP) result in increased reliability, linearity and sensitivity. Nucleic Acids Res, 1995, 23(18): 3794-3795.

39. Kim N W, Wu F. Advances in quantification and characterization of telomerase activity by the telomeric repeat amplification protocol (TRAP). Nucleic Acids Res, 1997, 25(13): 2595-2597.

40. Norton J C, Holt S E, Wright W E, et al. Enhanced detection of human telomerase activity. DNA Cell Biol, 1998, 17(3): 217-219.

41. Kim N W, Piatyszek M A, Prowse K R, et al. Specific association of human telomerase activity with immortal cells and cancer. Science, 1994, 266(5193): 2011-2015.

42. Herbert B S, Hochreiter A E, Wright W E, et al. Nonradioactive detection of telomerase activity using the telomeric repeat amplification protocol. Nat Protoc, 2006, 1(3): 1583-1590.

第二十章 围产期干细胞药物开发

第一节 干细胞治疗是临床技术还是药物？

在人们的想象中，干细胞具有近乎神话般的地位，有可能用于治疗每一种疾病。然而当公众将注意力都集中于它们在再生医学中的潜力时，干细胞已在药物开发中悄然立足——此举可能迎来极大的但却出乎意料的生物科学巨变[1]。

目前，美国、英国、法国、韩国、印度等国家的药品监督管理部门已批准了20多个干细胞制品分别进入I、II、III期临床研究。2010年5月4日，美国食品和药物管理局（FDA）批准人骨髓间充质干细胞Prochymal作为孤儿药用于1型糖尿病的临床治疗；韩国于2011年7月1日批准了国际上首例干细胞药物——自体骨髓间充质干细胞Hearticell-gram-AMI上市，用于心梗和心衰治疗；随后美国FDA批准首个脐血制品HEMACORD，用于儿童和成人异基因造血干细胞移植；2012年1月19日，韩国又批准了全球首个异基因干细胞药物——脐带血来源间充质干细胞CartiStem上市，用于治疗关节软骨缺损；2012年5月17日，加拿大卫生部批准人骨髓间充质干细胞Prochymal干细胞药物上市，用于治疗儿童移植物抗宿主病；2012年7月10日，美国FDA批准多能成体祖细胞MultiStem为孤儿药，用于治疗赫尔勒氏综合征。

2012年2月1日，美国FDA对位于科罗拉多州的“再生科学”公司的干细胞产品Regenexx的临床应用行为发出禁令，FDA声明人体中的干细胞属于药物应由其负责管辖，并和美国司法部一道提起诉讼。7月23日，美国干细胞疗法诉讼暂告一段落，华盛顿特区地方法院承认了美国FDA拥有管理干细胞疗法的权力。《自然》杂志在线报道称，这一判决主要取决于法院是否同意FDA关于干细胞是药物的论断[2]。

我国干细胞临床应用研究起步较早，20世纪60年代我国就开始了骨髓移植研究，到70年代末至80年代初，临床骨髓移植治疗血液病陆续开展；90年代以来，外周血和脐血干细胞移植也逐步普及应用于治疗血液病和肿瘤。随着干细胞应用于临床治疗不断开展，其安全性问题开始引发业内外的争议。《自然》杂志自2009年以来，几乎每年都会撰文批评中国的干细胞治疗泛滥成灾[3~5]，中国干细胞领域的专家表示，不成熟的、不安全的干细胞治疗方式不仅给人们带来健康的隐忧，也可能让公众错误的理解干细胞疗法。

相当长一段时期干细胞被作为临床技术来对待，“技术”本身就存在着探索性和不确定性，受制于人员、技能、场所、时间等条件要求，难以满足不断增加的临床需求。干细胞从获得到移植使用的过程复杂：由于干细胞组织来源多样，组织分化能力多样，供者遗传背景复杂，干细胞体外制备过程漫长且要引入多种外来成分，还可能污染致病性外源因子,特别是新鲜制备细胞,一般要求 24h(甚至更短时间)内回输,无法完成无菌检验,带来极大的急性毒性、异常毒性和病原体感染的风险;体外操作过程可能会带来干细胞的生物学特性发生改变;带来免疫毒性和致瘤风险;在保存、运输、复苏、配制过程中细胞制品处于动态变化之中。如若对干细胞制品缺乏有效的质量控制手段和标准,在临床前缺乏规范的动物实验评价,则无法实现细胞治疗临床应用的安全性和有效性。

《中华人民共和国执业医师法》规定医师"经医院批准并征得患者本人或者其家属同意"可以进行(干细胞)实验性临床医疗[6]。而眼下风靡全球的"转化医学"倡导"从实验室到病床",是一个连续、双向、开放的研究过程,意味着它可以更直接地将干细胞治疗送入一个"灰色地带"。由于独特伦理、宗教环境和人口优势,以及法规和标准的滞后或缺位,"神奇的干细胞疗法"不失时机地钻了空子。由于机构间缺乏须遵循的统一规范,各机构对于细胞来源和细胞制品无统一衡量的标准,造成临床结果无法相互认可和形成公认的结论,阻碍了干细胞研究的进程;同时,缺乏安全性、有效性依据和质量标准的细胞临床使用,有可能对人体造成伤害甚至危及患者生命。

干细胞治疗究竟是临床技术还是药物?我国至今没有明确的界定。20 世纪 90 年代初我国食品药品监督管理局(SFDA)发布了《人体细胞治疗研究和制剂质量控制技术指导原则》[7],规定干细胞作为体细胞制剂应该按药品由 SFDA 管理;而卫生部在《医疗技术临床应用管理办法》(2009)中将自体干细胞治疗技术和异基因干细胞移植技术归为第三类医疗技术[8],同时出台《脐带血造血干细胞治疗技术管理规范》,对造血干细胞移植进行规范[9]。但是在相继出台的《细胞移植治疗技术管理规范》中,却将干细胞移植技术排除在适应范围之外[10]。2012 年 1 月 6 日,中国卫生部《关于开展干细胞临床研究和应用自查自纠工作的通知》暂停受理任何干细胞申报项目,将依据现行法律法规研究并提出制度性文件草案和相关技术标准、规范,探索建立干细胞临床研究和应用监管模式和长效机制。因此,我国目前对于干细胞治疗的管理尚处在制定规范的探索期[11]。

经过数十年的发展,国际上已建立起包括 GLP、GMP、GCP、GSP 在内的相对完善的药品质量管理体系,将干细胞作为药物进行管理有利于建立起统一的规范和标准,可以对原材料采集和采购、干细胞建库、培养制备、质量检测、储存传输、药学评价、临床前评价、临床评价等程序进行社会专业化分工,只有积累足够的数据资料证明其安全性、有效性、质量可控性以及医学伦理上均通过专业评估后,有充分的证据表明干细胞药物治疗优于既有的疗法方可应用于临床。对没有达到标准要求的干细胞严格禁止使用,这样才可以遏制干细胞滥用的趋势,防止损害公众利益的事态的发生。因此,干细胞药物开发是规范干细胞临床应用的必由之路。

我国目前除造血干细胞外,尚未批准任何干细胞医疗技术或干细胞药物临床应用,亦未明确异基因干细胞治疗的管理部门,新的干细胞治疗项目申报处于停摆状态。专家建议干细胞临床研究准入途径应分类管理[12]:自体成体干细胞、供受者一对一的异体成体干细胞(未经体外扩增)可考虑按医疗技术准入由医政司管理;而一供体对两个以上受者的成体干细胞治疗应按药品准入由 SFDA 管理。

"技术优先,科学随后"是世界各国技术和科学发展的一般规律,而我国干细胞技术发展规划、计划、重大技术创新项目的选择和评价等历来是科学家的天下，企业家、工程师很少有发言权，形成了政府资助项目跟风基础研究热点的局面。同时，干细胞技术开发和临床应用研究还涉及诸多伦理学问题、规范和标准问题、工程技术问题，以及多学科学术交叉、多技术综合运用，是一项空前复杂的系统工程，其所面临的挑战不是当下干细胞主战场上的细胞学家和医师能够考虑周详的，亦非单一机构或部门能够独立解决，需要社会化、专业化的分工协作。干细胞产业决策中科学家“越位”、工程师“缺位”亦制约我国干细胞产业链的形成和发展。

中国干细胞研究几乎与发达国家同步，但面对干细胞产业整装待发，我国政府显得始料未及。其实，在现代生物医药创新领域，我国整体远落后于西方国家数十年。客观地说，过去 60 多年，我们的研发机构、企业和政府只有“仿制”的经验，尚未曾建立“新药创制”体系。从新药注册的层面上讲，只要是我国市场上没有出现过的药品就算是新药。数据显示，目前我国企业生产的化学药品 97%为仿制药，其余基本都是剂型转换、分子结构修饰或抢仿的所谓“新药”。国际上研发成功一个新药，需要 8 亿～13 亿美元、10 年左右时间。而国内从早期研究到临床试验到新药证书取得，所需费用约在 1 亿元人民币上下，去除劳动力、原材料成本因素外，新药研究规范与国际不接轨以及缺乏创新投入是我国造就不出真正意义上的原创新药的根本原因。至今我国仅有青蒿素的分子结构是得到国际认可的原创新药，其知识产权却被国外制药企业所掌控。专家指出，中国 SFDA 药品审评专家数量不及美国 FDA 的 1/20。SFDA 专业人员数量不足、基础学科分工不明确、学术支撑体系薄弱，严重影响审评工作科学、准确、及时开展，并很大程度上会导致上市药品存在潜在的安全风险。而干细胞药品的未知性、高风险更是对我国药物技术审评体系的全新挑战，专家呼吁尽快加强国家药监局审评机构的建设和功能的完善，为干细胞等技术产品的开发营造创新管理环境，在临床试验审批、市场准入等环节上采取具体的措施予以推进，保障民众健康和生命安全、国家安定和社会进步。

国家科技部门在一系列重大专项中，对以临床应用为目标的干细胞技术及产品研发给予了连续的巨额资金支持，各级地政府对发展干细胞产业的扶植，强调也达到了空前水平，但是卫生部和药监局对干细胞技术及产品的归口管理问题尚不明朗，政府部门之间的衔接是有脱节的。干细胞作为战略性新兴产业的典型代表，其自身发展特点决定着所带来的新技术、新产品、新业务在一定时期内超越现有标准和规范，“中国创造”必然要会对“中国制造”时代形成的部门管辖条块构成冲击，要求政府能够尽快作出响应。

第二节　围产期干细胞药品开发流程

干细胞药物开发的目的是从“一对一”的个体化干细胞临床应用转向“一对多”的临床治疗方案，为临床提供安全有效、质量可控、技术经济可行的标准化干细胞产品。

药物的开发需要遵循常规药物开发的流程，包括临床前研究、临床试验申请（investigational new application，IND）、临床研究、新药申请（new drug application，NDA）和批准上市等过程。

临床前评价：由新药开发机构进行的实验室和动物研究，以观察围产期干细胞针对目标疾病的量效关系，同时对围产期干细胞进行安全性评估。安全性评估必须在 GLP 实验完成，这些试验大概需要 3～5 年的时间。

新药申请：在临床前试验完成后，机构要向 CFDA 提请一份 IND。提出的 IND 需包括以下内容：先期的体外试验结果，体内的作用机制，药理、药效研究结果，安全性研究结果，后续研究的适应症和临床方案等。同时，所用围产期干细胞种子库、半成品及成品均需送中国药品生物制品检定所复核。IND 必须得到审核部门的审核和批准，批准之后才能开始进行干细胞药物的人体试验。

通过 I、II、III 期三个阶段的临床试验，制药公司将分析所有的试验数据。如果数据能够成功证明药物的安全性和有效性，公司将向 CFDA 提出新药申请。一旦 CFDA 批准了围产期干细胞新药申请，此种干细胞新药就可以被医师用于处方。

干细胞药物开发基本流程主要包括：

(1) 干细胞库建立：供者筛查、组织采集，细胞分离、纯化、培养、保藏、鉴别、效力检测，生物学特性、遗传学稳定性研究，干细胞库技术标准及工作标准建立；

(2) 干细胞规模化制备工艺开发与药学研究：大规模细胞扩增、无血清培养、制剂工艺开发，产品冻存及冷链运输技术，过程质量控制，体外操作对干细胞生物学特性的影响，干细胞药物放行标准建立；

(3) 干细胞药物分布和代谢：同种/异种干细胞在动物体内的分布、定植、分化和转归等；

(4) 干细胞药物临床前有效性评价：异种/同种干细胞在动物(鼠及大动物等)疾病模型体内有效性评价；

(5) 干细胞药物临床前安全性评价：一般毒性、特殊毒性(致瘤、促瘤、免疫毒性、生殖毒性等)、长期毒性评价试验；

(6) I/II/III 期临床评价：安全性、有效性评价，临床研究风险及应急控制预案；

(7) 新药上市与上市后再评价：GMP 设施建设，产品生产验证，新药临床应用安全性数据追踪与分析。

围产期干细胞药物包括分离后不需扩增和需要扩增两种形式的制品。分离后不需扩增的制品如脐带血造血干细胞，在细胞分离后就可直接获得终产品，此类产品目前国家按第三类医疗技术管理。而此类产品在国外已经有按药物申报的先例，并获得 FDA 的 NDA 批准。需要扩增的干细胞药物，由于需要较多的体外操作，对其安全性评价将是重点，所以国内尚无被批准的干细胞药物。以下为需要扩增的围产期干细胞药物开发流程(图 20.1)。

我国目前还没有干细胞药物被批准上市，主要是干细胞药物评审相对滞后，以及研发机构对干细胞药物安全性评价未能说服审批机构所致。尽管如此，还是有一些机构已经申报或即将申报干细胞药物。《干细胞临床试验研究管理办法(试行)》、《干细胞临床试验研究基地管理办法(试行)》和《干细胞制剂质量控制和临床前研究指导原则(试行)》三份指导性文件即将出台[13]，这将对规范我国干细胞研究起到积极作用，进一步促进干细胞药物的开发。

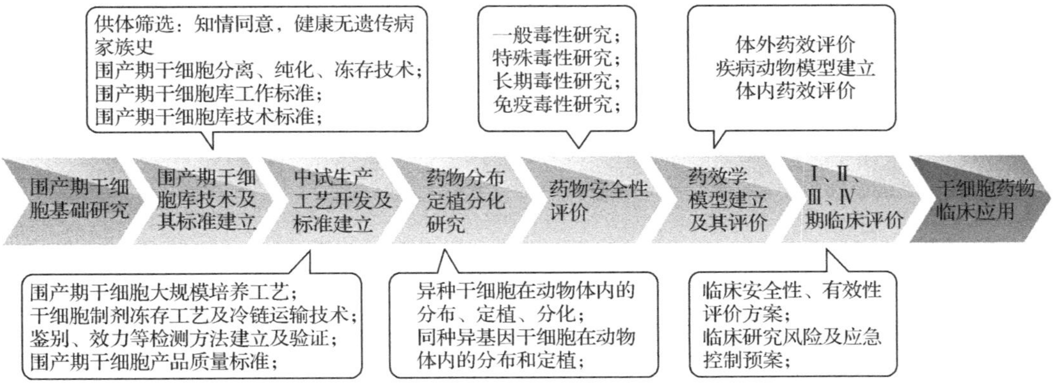

图 20.1　围产期干细胞药物开发流程

第三节　制约干细胞药物开发的技术瓶颈

干细胞临床应用是一个“黑箱”过程，干细胞植入体内后我们不知道它们去了哪里、做了些什么？只能静静观察身体出现的相关反应及不相关的“安慰剂效应”等。干细胞的黑箱过程触及生命本质问题，挑战了传统的医疗技术和药物开发一些基本思想体系，但人们有能力从伦理学、安全性、有效性、质量可控性和技术经济可行性几个方面入手，在将干细胞植入受者体内之前对其进行筛选、观察、操作、模拟和控制，从而突破制约干细胞药物开发的技术瓶颈。

一、合理的组织来源的是干细胞药物开发的起点

许多实验室发布自己在干细胞领域的研究成果，而事实上多数发表在顶级刊物上研究成果却难以重现，排除试剂、装备、操作等方面的因素，干细胞作为研究主体，其来源的差异对研究结果的判断影响不容忽视。

1. 干细胞供者遗传背景复杂难以追溯

家族史、既往病史、性别、年龄、种族、血型、组织相容性抗原、身体条件(体格、体质，以及精神、心理、生理疾病等)、生活习性(饮食习惯、工作习惯、休息习惯、运动习惯、用药习惯、吸烟和饮酒习惯等)、生存环境(大气环境、水环境、生物环境、地质和土壤环境和其他自然环境、居住环境、工作环境、交通环境、文化环境和其他社会环境等)。受各种物理、化学、生物因素的动态影响，世界上不存在两株遗传背景一致的干细胞。

2. 不同组织来源干细胞生物学特性似是而非

人体 260 多种组织均由干细胞分化而来，干细胞无处不在，有细胞活动的地方就有干细胞的身影。干细胞的组织来源非常丰富，胚胎、成体组织(骨髓、牙髓、毛囊、上皮、肌肉、

血管、脂肪、黏膜、神经等)、围产期组织(脐带、羊水、羊膜、胎盘、脐血等)、体液及分泌物(血液、淋巴液、经血、乳汁、尿液、泪液、唾液、汗液)中均含有干细胞。但是不同组织来源的同种细胞生物学特性却似是而非,例如,间充质干细胞,除了骨髓、脐带来源外,脂肪干细胞、胎盘干细胞、宫内膜干细胞、外周血干细胞、毛囊干细胞、牙髓干细胞、黏膜干细胞、羊水干细胞、羊膜干细胞、乳汁干细胞、尿液干细胞等均含有或本身就是间充质干细胞。

3. 不同种类干细胞缺乏明确界定且可相互转化

干细胞大致可以分为全能干细胞(胚胎干细胞、生殖母细胞、诱导性多能干细胞等)、亚全能干细胞(vsel 细胞、muse 细胞及胎儿、胎盘亚全能干细胞等)、多能干细胞(间充质干细胞、造血干细胞等)、寡能干细胞(血管干细胞、淋巴样干细胞等)、专能干细胞(成纤维细胞、肝细胞、神经祖细胞等)。干细胞种类包罗万象,不同种类干细胞之间是动态渐变的,并没有严格的区分界限,而且在某些条件下它们可以相互转化,甚至多数高度分化的细胞在特定条件下同样具有干细胞特性。比较细胞与干细胞的定义,几乎所有活着的细胞都可以被称为“干细胞”,区别仅在于干性的强弱。

4. 干细胞为动态活物缺乏一致性

目前临床上包括抗生素、化学小分子、生物大分子在内的药物等均为结构和成分明确并相对稳定的体系。而干细胞不但成分不确定,其大小、形态各异,处于不同的阶段,功能、行为、状态不同,等等。可以想象,在体内干细胞有的在分裂、增殖;有的在休眠,有的在迁移;有的分化;同种干细胞的在不同微环境中可以发挥不同的效应,不同种类的干细胞生物学性状又可以相互交叠。这使得目前在临床应用的干细胞难以进行规范与评价。

5. 供临床用干细胞种类(组织来源)的选择可考虑以下几个方面

①无伦理学障碍;②材料有稳定的来源;③具有明确筛选指标和理论依据;④ 符合规模化制备要求;⑤体外过程可控性;⑥安全性在可接受范围内。

围产期组织来源干细胞为 0 岁细胞,更健康、更富有活力,免疫源性低,为废物组织再利用、无伦理学障碍,易于标准化制备,很好地解决了干细胞药物开发的组织来源问题。目前,国内外正在开发多个围产期干细胞药物,以色列 Pluristem 治疗公司利用胎盘贴壁细胞开发的干细胞药物 PLX-PAD,获得了 EMA 和 FDA 批准用于治疗下肢外周动脉疾病人体临床试验,已进入 II 期临床阶段。天津昂赛细胞基因工程有限公司和中国医学科学院血液学研究所泰达生命科学技术研究中心开发的注射用间充质干细胞(脐带)根据新药研究规范和干细胞的特性建立了质量标准,并获得了完备、规范的临床前药学、安全性和有效性评价数据,等待批准开展治疗移植物抗宿主病(GVHD)和促造血干细胞共移植的人体临床观察[14,15]。

二、有效的评价技术是干细胞药物开发的关键

1. 规模化制备并非制约干细胞产业化的关键技术

一方面，目前干细胞库技术、规模化扩增技术、无血清培养技术、超低温保藏及冷链传输技术等已基本成熟，多数干细胞开发机构能够制备出足量的干细胞制品供临床前和临床研究用。另一方面，cGMP 已在国际上施行数十年，制药行业的经验积累为干细胞产业化制备提供了可以借鉴的丰富知识，国际机构和先进国家也提出了 FACT、AABB 及 GTP 等标准用于参考。

2. 质量可控性是干细胞药物安全性和有效性的基础和前提

干细胞组织来源多样，供者遗传背景复杂，体外分离、纯化、扩增、诱导和细胞制品制备过程漫长且要引入抗生素、生长因子、抗体、胶原酶、蛋白酶、动物血清等多种外来成分；还可能污染细菌、支原体、病毒等外源因子；体外操作过程可能会引起干细胞的增殖潜能、分化潜能、生物学效力、组织相容性抗原、端粒酶、核型、原癌抑癌基因等发生改变带来免疫毒性和致瘤风险；在保存、运输、复苏、配制过程中，细胞制品的存活率、生物学效力、均一性无时不在变化。在其制备过程及细胞制品缺乏有效的质量控制方法和标准的情况下，干细胞临床应用的安全性和有效性无法实现。

3. 干细胞制品普遍缺乏有效性评价指标

目前临床上一般采用活细胞计数方法决定输注干细胞数量，在个别患者身上干细胞治疗似乎显现出了“令人惊讶”的效果，而在更多患者则反映“没什么效果”。事实上，干细胞的体外操作是一个动态过程，活细胞数量并不能有效反映干细胞的生理状况的改变，有人甚至将处死的干细胞输注到动物体内获得了与输注活细胞相当的试验结果，干细胞的有效性与其分化潜能、倍增时限、分泌因子、世代数、归巢特性等如何相关联？这里需要引入一个可量化的干细胞的定义单位——生物学效力(biological potency)。

生物学效力或称“效价”是一个评价生物药物有效性的重要指标，用来测量药物产生特定生理功能的浓度或数量；生物药物的物理数量(质量)往往无法直接代表其生物学效力，如蛋白质失活后含量不变效力下降，一般需要重新定义效价单位作为金标准来衡量其生物学效力。例如，通常用抑菌试验的半数抑制微生物生长的最高稀释度测量抗生素效价单位，干扰素用细胞病变抑制法(CPE)测量能抑制 50%细胞病变或 50%病毒空斑形成效应的最高稀释度来测量干扰素活性单位。

干细胞的生物学效力的要求：①效力指标设定需要找出与临床治疗效应相关的关键机理通路，能够真实反映量效关系，要考虑到干细胞是多靶点、多通路的；②效力指标设定需要能够代表细胞制品在制备过程中与临床使用时具有一致性；③效力指标设定应是优化的，最好用体外试验来替代动物模型，要求操作便捷，能够成为制品放行标准；④效力指标设定应通过分析方法学验证线性、范围、准确度、精密度(包括重复性和重现性)、检测限、定量限和耐用性等。

细胞表面标志物虽可以用来鉴别干细胞的种类和评价干细胞的纯度，但无法直接反映细胞的生物学功能，甚至无法区分细胞死活；诱导分化试验虽然比较直接，但是很难定量，而且周期长、变异性大；细胞共培养法问题更加突出，除了周期长变动大外，供试细胞株来源差异极大，经常造成矛盾的实验结果；miRNA及因子表达直接测定难以反映体内状况。

干细胞的生物学效力测定方法建立的制定可以从以下方面入手：①考虑将干细胞置于“激活”状态，而非简单的体外培养或保存条件下，如模拟组织损伤微环境；②观测“激活”前后干细胞行为差异，研究这些差异与干细胞分化、抗炎、抗凋亡潜能之间的关系；③建立用于评估生物学活性的刺激系统，筛选与目标疾病治疗相关的关键作用因子；④最终开发出干细胞生物学效力测定方法，建立放行标准。

实验动物模型困扰干细胞临床前安全性和有效性评价：实验动物常用来评价新药的体内分布、代谢，有效性、急性毒性、特殊毒性、长期毒性等，为新药人体临床观察提供基础数据。动物模型建立的一般原则：①在动物身上复制的模型应尽可能近似于人类疾病的情况；②物模型应该是可重复的，甚至是可以标准化的；③复制的模型可特异地、可靠地反映疾病机能、代谢、结构变化和主要症状和体征；④复制动物模型时应尽量考虑到今后临床应用和便于控制其疾病的发展；⑤复制动物模型时所采用的方法应尽量做到容易执行和合乎经济原则。

但是，在动物模型是否能够为临床研究提供有效参考仍然值得怀疑：①干细胞可增殖、可转化、可被排斥，不符合一般药物代谢规律；②干细胞具有种属特异性，异种干细胞植入难以说明问题，同种植入供试品又与未来临床试验不一致；③干细胞组织配型(不相合、半相合、相合)试验难以实现；④标记后活细胞示踪试验可能造成干细胞生物特征发生改变，定植、分化、转实验归追踪困难；干细胞进入体内后组织归巢、病理性归巢的规律如何？是如何定植、分化的？⑤动物生命周期不足以体现人类干细胞长期植入后果；⑥动物生理结构、细胞周期与人类存在差异，动物干细胞制备成本相当于开发一种新来源的干细胞，开发者缺乏制备动物干细胞的积极性。

三、风险控制预案是干细胞药物临床研究的保障

干细胞药物开发与化学药物、抗生素、蛋白质药物等这些化学结构明确分子有着很大的不同，挑战了传统药物开发的一些基本理念和规律，人类对干细胞的认识尚处在十分初级的阶段。

1. 作用机理不明确

干细胞直接定植分化参与组织修复还是通过分泌细胞因子改变微环境发挥机体调节作用？激活了宿主内源性干细胞进行组织修复，还是与宿主细胞相互作用改变机体细胞状态？干细胞体外培养特性与体内生物学行为是否一致？动物试验结果能否用于预测干细胞在人体内的作用？自体干细胞与异体干细胞植入的区别？

2. 移植后体内命运不清

干细胞进入体内后组织归巢、病理性归巢的规律如何？是如何定植、分化的？还是被免疫清除？如果干细胞在体内非靶器官、靶组织“归巢”，非目的性“分化”，产生非需要生物学效应，引起持续不良后果如何终止？

3. 有效性不确定

干细胞移植疗效与患者的病种、病程、身体状况、组织配型、年龄、种族、性别、习惯、经历，以及移植细胞数量或输注途径等之间存在怎样的关系？如何确定量效关系？

4. 长期植入后果不确定

人类干细胞移植的历史不长，经验十分有限，干细胞长期植入后分化成熟是否会引起免疫毒性？是否存在致瘤、促瘤，甚至传播肿瘤的风险？是否会引发内分泌系统、免疫系统或神经系统等紊乱？是否会带来不育症或遗传性疾病？

5. 已有资料表明干细胞移植可能引起的不良反应包括

免疫系统紊乱（移植物抗宿主病、过敏反应、红斑狼疮等）、神经系统紊乱（发热、头痛、晕厥、癫痫等）、心肺血管功能紊乱（低血压或高血压、心动过缓、出血倾向、静脉阻塞病、间质性肺炎综合征）、代谢和内分泌失调（脑垂体、甲状腺和肾上腺激素分泌紊乱）、食欲问题（缺乏食欲、恶心、呕吐）、并发感染（局部或全身细菌、真菌、病毒感染）、肿瘤（致瘤、促瘤、移植性肿瘤）、其他（白内障、不育症等）。

6. 干细胞治疗病种和人群选择建议

①无有效手段控制疾病进程者；②有突破现有手段局限性的理论依据；③干细胞治疗带来可能的利益明显大于潜在风险；④非肿瘤患者或肿瘤高危人群；⑤是否明确组织HLA配型（相合、半相合）；⑥无生育愿望人群；⑦能够长期随访者。

干细胞技术让一些传统医疗手段束手无策的患者重新燃起希望，但干细胞治疗犹如开启了“潘多拉魔盒”，人们充满了好奇、期待和恐惧。恐惧源自于结果的不确定性，只有我们对最差的状况有了充分的估计和应对准备，把风险控制在可以接受的范围内，人们才能充分享受新技术和产品带来的福祉。

必须承认的是，某些特殊情况下，干细胞技术的临床应用可能先于严格的新药开发程序完成，就是所谓的“医疗新技术”，医学史上有不少这样的例子。但是，对于公众和潜在的消费者而言，在干细胞科学研究尚在进行、临床应用条件尚未成熟以及管理规则还有待制定的情况下，如何采取必要的措施保护自身的健康与经济利益，如何配合科学界与管理机构监督干细胞治疗的规范性，避免被不正当的商业手段所蒙骗，是一个值得认真考虑的问题。同时，我们必须清醒地认识到，从干细胞的研究到实际的应用还要经过漫长艰苦的研究发展过程。面对具有无限潜力的干细胞研究和应用前景，科学界、临床工作者、产业界以及广大消费公众，都需要有一个现实的态度，需要耐心与理解，需要承担各自的责任，互相配合，以保证科学研究与临床应用能够在最有利的环境中进行。

第四节　国外已上市的干细胞药物及生物制品概要

一、Prochymal——FDA 批准的首个干细胞孤儿药

药品名称：Prochymal(孤儿药)
开发机构：美国 Osiris Therapeutics(www. osiris. com)
活性成分：骨髓源间充质干细胞
适应证：I 型糖尿病
批准时间：2010 年 5 月 4 日
批准机构：美国食品药品监督管理局

二、Hearticellgram-AMI——全球首个获准上市的干细胞药物

药品名称：Hearticellgram-AMI(图 20. 2)
开发机构：韩国 FCB-Pharmicell(www. fcbpharmicell. com)
活性成分：自身骨髓间充质干细胞
适应证：急性心肌梗死
批准时间：2011 年 7 月 1 日
批准机构：韩国食品和药品监督管理局

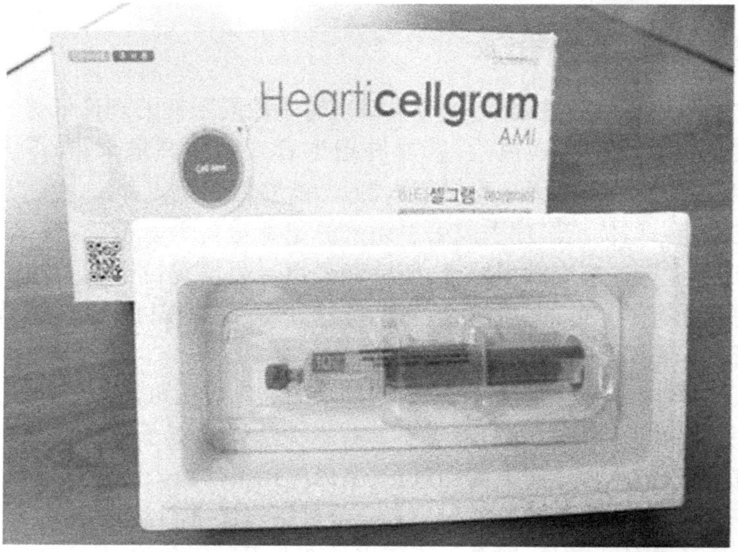

图 20. 2　Hearticellgram-AMI 外观

三、Hemacord——FDA 批准的首个干细胞制品

药品名称：Hemacord(生物制品)
开发机构：美国纽约血液中心(www. nybc. org)
活性成分：脐带血造血祖细胞
适应证：重建因先天性、后天性与化疗引起的血液与免疫系统疾病，如白血病、贺勒氏病(MPS-I)、脑白质萎缩症(Krabble disease)、X-性联肾上腺脑白质营养不良、免疫不全症、骨髓衰竭与乙型地中海型贫血等
批准时间：2011 年 11 月 10 日
批准机构：美国食品药品监督管理局

四、Cartistem——全球首个异基因干细胞药物

药品名称：Cartistem(图 20. 3)
开发机构：韩国 Medipost Inc. (www. medi-post. com)
活性成分：新生儿脐带血源间充质干细胞
适应证：退行性关节炎和受损膝盖软骨
批准时间：2012 年 1 月 19 日
批准机构：韩国食品和药品监督管理局

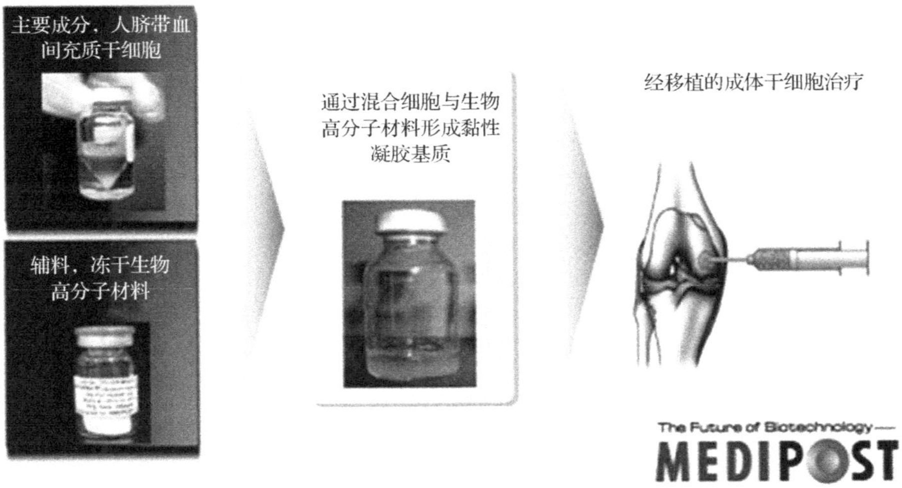

图 20. 3　Cartistem 的产品外观及使用途径

五、Prochymal——欧美首个异基因干细胞药物

药品名称：Prochymal
开发机构：美国 Osiris Therapeutics(www. osiris. com)

活性成分：骨髓源间充质干细胞
适应证：儿童移植物抗宿主病(GVHD)
批准时间：2012 年 05 月 17 日
批准机构：加拿大卫生部

六、MultiStem——FDA 批准的第二个干细胞孤儿药

药品名称：MultiStem(孤儿药)
开发机构：America Stem Cell, Inc. (www. athersys. com)
活性成分：多能成体祖细胞(骨髓或其他器官来源)
适应证：赫尔勒氏综合征(Hurler's Syndrome)，即 I 型黏多糖贮积症(MPS-I)
批准时间：2012 年 7 月 10 日
批准机构：美国食品药品监督管理局

(韩之波　张　磊)

参考文献

1. Daniel Cressey. Stem cells take root in drug development. Nature, 2012, doi:10. 1038/ nature. 2012. 10713.
2. David Cyranoski. FDA's claims over stem cells upheld. Nature, 2012, 488:14.
3. Nature. Collective responsibilities. Nature, 2009, 457:935.
4. Nature. Stem-cell laws in China fall short. Nature, 2010, 467(7316):633.
5. Cyranoski D. China's stem-cell rules go unheeded. Nature, 2012, 484:149-150.
6. 中华人民共和国执业医师法，1986 年 6 月 26 日第五号国家主席令.
7. 人体细胞治疗研究和制剂质量控制技术指导原则，国药监注〔2003〕109 号.
8. 医疗技术临床应用管理办法，卫医政发〔2009〕18 号.
9. 脐带血造血干细胞治疗技术管理规范，卫办医政发〔2009〕189 号.
10. 细胞移植治疗技术管理规范，卫医政疗便函〔2009〕116 号.
11. 关于开展干细胞临床研究和应用自查自纠工作的通知，卫办科教函〔2011〕1177 号.
12. 吴祖泽. 对规范细胞治疗临床研究和应用的建议，中国实用内科杂志，2011，31(11)：821-823.
13. 关于征求《干细胞临床试验研究管理办法(试行)》等文件意见的函，卫办科教函〔2013〕171 号.
14. 耿洁，张磊，韩之波，等. 临床用间充质干细胞的质量研究，中国医药生物技术，2013，8(3)：225-230.
15. 耿洁，张磊，王斌，等. 人脐带间充质干细胞注射液的长期稳定性研究，中国医药生物技术，2013，8(3)：230-234.

第二十一章　围产期干细胞的新成员

围产期干细胞由于其来源于胎儿生产附属物组织，是生产的“废弃物”，无伦理学问题，采集不会给供者带来额外损伤，使其成为极佳的干细胞来源。其来源广泛，如脐带、胎盘、脐带血、羊膜和绒毛膜等，从中所能获得的干/祖细胞种类也不少：脐带血造血干细胞、亚全能干细胞、间充质干细胞和上皮干细胞等。目前我们对围产期组织干细胞的开发利用还是相对初级的，作为一个与胎儿同龄的组织，我们是否还能从其中分离出更多种类的干/祖细胞？答案是肯定的，随着基础研究的深入和新技术的开发，肯定可以从围产期组织分离出更多种类的干/祖细胞。本章我们介绍几个近几年开始获得较多关注的围产期干细胞成员：胎盘组织造血干细胞、胎盘母源干细胞，以及胎盘内皮祖细胞。

第一节　胎盘组织造血干细胞

造血干细胞具有重建遭致死性放/化疗损害的人类造血和免疫系统的能力。将造血干细胞这一特性应用于患者，即在放/化疗后输注造血干细胞以重建受者造血和免疫系统来治疗疾病的方法，称为造血干细胞移植。造血干细胞临床应用最早始于 1957 年[1]，骨髓移植的鼻祖 E. Donnall Thomas 教授在纽约州库伯斯敦的玛丽·伊莫格尼·巴塞特医院成功进行了第一例人类骨髓移植手术，其发现正常人骨髓移植到患者体内，可以治疗造血功能障碍，这一研究成果使 Thomas 教授于 1990 年荣获诺贝尔生理学或医学奖。1963 年，Till 和 McCulloch 报道了部分骨髓细胞能够在接受放疗的宿主脾脏中产生类红细胞和髓样细胞克隆集落，这是第一次证实造血干细胞的存在[2]。

目前，造血干细胞的来源主要包括：骨髓、动员后外周血、脐带血。几十年来，骨髓一直是移植用造血干细胞的主要来源。随着科研的深入，现在脐带血已经成为造血干细胞的一个重要来源。脐带血造血干细胞是在 1978 年发现的[3]，动物实验证明脐带血移植后可以重建受体造血和免疫系统。1988 年，法国的 Gluckman 教授团队进行了人类第一例脐带血造血干细胞移植治疗 Fanconi 贫血，并获得成功[4]。脐带血是胎儿娩出、脐带结扎并离断后残留在胎盘和脐带中的血液，通常是废弃不用的。1992 年，纽约血液中心成立第一个公共脐带血库，1998 年国内开始建立脐带血库。造血干细胞库包括资料库和实体库：中华骨髓库属于资料库，保存的是供者 HLA 分型等资料信息；脐带血库属于实体库，存放的是从脐带血中分离出来的单个核细胞。

造血干细胞移植治疗白血病和再障等难治性血液病，自 20 世纪 50 年代开展以来已经挽救了几十万患者的生命。而每年有近 10 万人无合适造血干细胞来源因此失去生命，故此当务之急就是解决造血干细胞数量、来源和配型等问题，这些现实问题严重制约了造血干细胞在临床中的使用，这就对医学科学工作者提出了新挑战。首当其冲的需要解决的问题就是造血干细胞来源，虽然，造血干细胞资料库和多个脐带血库已经建立，但实际上存在资料库利用率低、脐带血量少、脐带血公共库资源不足等缺点。所以，寻找其他造血干细胞来源成为新的希望。在人胎儿发育过程中，在不同的发育阶段，造血会在多个胚胎组织(包括卵黄囊、胚脏壁/主动脉性腺中肾区、肝脏和骨髓)发生[5,6]。在造血干细胞发源和迁移过程中胚外组织也是重要发生器官，而胚外组织最终发育成胎盘组织，故此，部分科学家把目光聚焦到长期被遗弃的胎盘组织。

胎盘具有造血功能的观点早已有之。目前的研究表明胎盘不但是造血干细胞形成的主要器官，而且也为造血干细胞的发育分化提供重要的造血微环境。胎盘是胎儿和母亲血液交换的主要场所，主要由胚外滋养层(外胚层)、卵黄囊膜(中胚层)和尿囊膜(中胚层)组成，后两者发育融合成绒毛膜并包含胎盘主要的脉管系统，负责母婴营养、氧和物质代谢的交换。1968 年即有报道小鼠胎盘中含有造血前体细胞[7]。在胎盘的发育早期，胎盘的尿囊和绒毛膜具有造血能力，实验证明鸟类的尿囊中含有大量造血干细胞，参与造血生成[8]。在小鼠胚胎发育中，造血干细胞的表面标记也可以在尿囊和绒毛膜中检测到[9]。Rhodes 等[10]通过应用 *Runx-1-lac*Z 和 *Ncx-1* 基因敲除小鼠模型，该模型的优点是该基因敲除的胎鼠没有心跳，这就排除了胎盘中发现的造血干细胞是经由血液迁移的造血干细胞的顾虑。该研究明确地证实了小鼠胎盘不仅是造血干细胞的微环境，而且胎盘组织可以生成造血干细胞，是事实上的造血器官。

2002 年，国内学者提出胎盘组织含有造血干细胞，并对其分离、富集和生物功能进行了研究，但没有进一步证明其能在体内重建造血的能力[11]。2005 年，美国加州大学 Mikkola 教授报道胎盘是胎儿的一个主要造血器官[12]。2009 年，Serikov 等[13]发现人足月胎盘是一个造血器官，他们从人胎盘分离造血干细胞，对细胞进行冻存保存后。通过免疫荧光的方法，发现在人胎盘组织中存在有 $CD34^+CD31^-$ 的造血干细胞和 $CD34^+CD31^+$ 的内皮细胞。内皮细胞分布于血管周围，而造血干细胞却远离血管，分布于胎盘组织之中。目前的研究已证明，在胎盘组织中存在着具有造血功能的一群细胞，该细胞表达 CD34，低表达 CD45，不表达 CD38；在半固体培养基中具有形成造血克隆的能力；在免疫缺陷的小鼠体内能分化成人的血细胞。*Exp Biol Med* 杂志总编 Goodman 博士认为[14] Serikov 等的研究结果对于血液学的应用有很大的重要性，因为脐带血分离的干细胞数量少会限制它使用的有效性，只能用在一个幼儿或少年患者的移植，这一新发现证明胎盘可以提供自体干细胞足够的数量重建成年人的造血系统，可以增强脐带血为主的治疗或取代骨髓的移植，必将会深刻改变整个造血干移植治疗领域。

在用造血干细胞移植治疗造血系统恶性疾病和血液遗传病的患者时，造血干细胞的数量始终是治疗最大的挑战之一。胎盘是造血干细胞引人注目的来源是因为胎盘的获得是非侵入性的，并且胎盘是常规的产后废弃物。胎盘提供了造血干细胞的另一种来源，可以弥补脐带血中造血干细胞数量少的缺陷，通过联合脐带血采集造血干细胞和胎盘采集造血干细胞，可以为成年患者的移植提供足够的造血干细胞。人足月胎盘可以分离出大量的 $CD34^+$、$CD133^+$ 细胞以及其他原始的造血祖先细胞，适合人类移植。国内北京汉氏联合生物技术有限公司已从足月胎盘中分离出单个核细胞，将其接种在甲基纤维素集落培养基上诱导培养，发现其可以形成 CFU-GM、BFU-E 和 CFU-GEMM 等造血集落，能在免疫缺陷小鼠体内重建造血。该公司已建立了国内外第一个胎盘组织造血干细胞库。

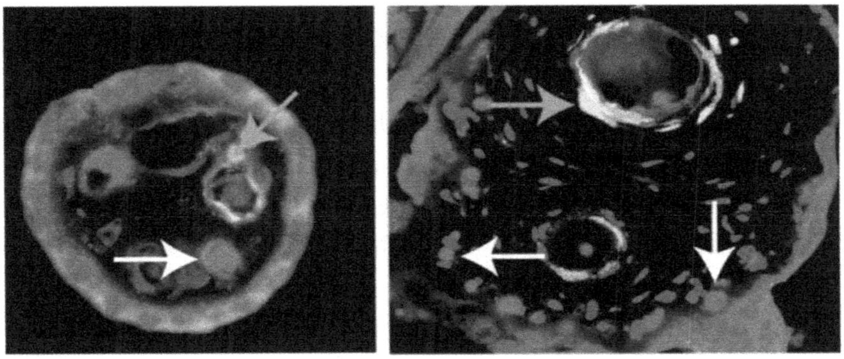

A　　　　　　　　　　B

图 21.1　$CD34^+$ 细胞在胎盘中的分布(另见图版)

红色:CD34;绿色:CD31;白色箭头:$CD34^+CD31^-$;绿色箭头:$CD34^+CD31^+$

第二节　胎盘来源母体干细胞

间充质干细胞(mesenchymal stem cell, MSC)是中胚层来源的具有高度自我更新能力和多向分化潜能的多能干细胞,广泛存在于全身多种组织中,可在体外培养扩增,并能在特定条件下分化为神经细胞、成骨细胞、软骨细胞、肌肉细胞、脂肪细胞等[15]。MSC 是多能干细胞,具有"横向分化"或"跨系分化"的能力,不仅具有免疫调节能力、造血支持能力,还可以在不同诱导条件下,在体外分化为多种组织细胞如神经细胞、成骨细胞、软骨细胞、脂肪细胞,心肌细胞等。MSC 具有广阔的临床应用前景,是细胞替代治疗和组织工程的首选种子细胞,是移植领域和自身性免疫疾病治疗的研究热点。但异体应用时细胞替代有一定难度,主要通过旁分泌机制达到治疗的目的。

如果在自体细胞没有缺陷的情况下,自体细胞比异体细胞移植更有优势,自体细胞不会发生免疫排异,在体内能存活更长的时间。现在自体细胞的主要来源是骨髓、脂肪、皮肤等部位,采集样本对人体有一定损伤。胎盘的各个部位,如脐带、羊膜、绒毛膜,以及底蜕膜均含有间充质干细胞。胎盘组织不但有来自胎儿的绒毛膜组织、羊膜组织[16],还包括来自母体的底蜕膜组织[17]。这种从底蜕膜分离的干细胞可以作为母亲来源的细胞应用于其自体细胞治疗。

我们[18]分离得到的底蜕膜间充质干细胞形态呈成纤维细胞样形态,贴壁生长,具有成骨、成脂和成软骨的分化能力。通过流式细胞术检测,发现该间充质干细胞完全符合ISCT(国际细胞治疗协会)制定的最低标准[19],同时也符合第一届国际胎盘来源干细胞工作组制定的标准[20]。通过生长曲线测定[18],发现底蜕膜间充质干细胞增殖能力强,倍增时间快于其他文献报道的骨髓、脂肪和绒毛膜来源的间充质干细胞。且细胞周期与其他来源的间充质干细胞类似。关于底蜕膜间充质干细胞的增殖能力强于其他成年来源的间充质干细胞,我们推测,这可能是母亲的细胞较长时间与胎儿细胞接触有关,因为美国斯坦福大学医学院 Conboy 等研究发现[21],用年轻鼠血液培养老年鼠细胞,老年鼠细胞行为变得像年轻细胞。我们对获得的细胞进行了短串联重复序列(short tandem repeat, STR)检测,显示其与同一胎盘来源的脐带组织检测的等位基因半相合,这可以证明所得到的胎盘细胞来自母体[18]。

与其他来源的MSC相比,胎盘来源MSC研究还偏少,但近年来有增加的趋势。在为数不多的胎盘底蜕膜MSC的研究中[22,23],目前只有Macias等极少的研究对细胞进行了鉴定,证实其分离的细胞来自于胎盘母体的底蜕膜。通过单克隆获得的底蜕膜MSC,能分化进入所有胚层,包括分化进入Ⅱ型肺泡细胞。底蜕膜间充质干细胞有良好的增殖能力,长期传代过程中没有出现基因组不稳定。

我们[18]研究发现底蜕膜间充质干细胞与其他间充质干细胞一样具有免疫调节能力,其能明显抑制PHA刺激的外周血单个核细胞分泌IFN-γ,这使得底蜕膜间充质干细胞作为一个母亲自体间充质干细胞的重要来源,能用于治疗母亲的免疫系统疾病。同时,由于其具有多向分化能力,这使得底蜕膜间充质干细胞也能用于自体或异基因的组织再生。

第三节　胎盘源内皮祖细胞

在发达国家及许多发展中国家缺血性心血管病是成年人最常见的死因。目前,冠心病的治疗仍依赖各类药物扩张血管,施行血管再通或旁路搭桥手术。但这些方法的应用受到一定的限制。随着对缺血性疾病的病理生理过程研究的深入,人们发现促进代偿性血管新生是富有前景的治疗新策略[24]。科研人员通过细胞疗法促进缺血部位血管再生,进而达到治疗缺血性疾病的目的。目前报道胚胎干细胞、诱导多能干细胞、间充质干细胞、造血干细胞、内皮祖细胞等均可以用于治疗缺血性疾病,但胚胎干细胞与诱导多能干细胞由于其致瘤性的问题在临床上尚难以应用,其他几种细胞均有治疗缺血性疾病的疗效。本节主要介绍一种新来源的内皮祖细胞(endothelial progenitor cell, EPC)——胎盘组织内皮祖细胞。

血管生成需要血管干细胞,在造血组织中,存在有血液、血管和间质三种组织的干细胞,分别称为造血干细胞(hematopoietic stem cell, HSC),血管干(母)细胞(angioblast)和间充质干细胞。HSC和血管干细胞又来自一共同的干细胞,称血液血管干细胞(hemangioblast)。我们在本章第一节提到胎盘也是一个造血器官,所以胎盘组织也可能存在血管干细胞。血管干细胞或称内皮祖细胞是直接产生血管内皮细胞的前体细胞[25]。器官和组织的血管系统由血管生成(vasculogenesis)和血管新生(angiogenesis)两种不同的过程所决定[26]。血管生成指中胚层来源的血管干细胞,在原位进行分化、聚集,形成心脏和大血管的始基,以及胚胎和胚胎外的毛细血管。血管新生是指内皮细胞的增生和迁移,从先前存在的血管发芽生成新的毛细血管。血管生成仅发生在胚胎早期,在此过程可以伴随血管新生;胚胎形成和产后组织的正常生长均需要血管新生,例如成年女性子宫内膜的反复重建。

胎盘是胎儿与母体之间进行气体交换、供应营养物质、排除代谢产物的器官,足月胎盘是高度血管化的组织。在妊娠过程中,为了满足胎儿的生长需求,胎盘发育成高度血管化的组织以保证胎儿供血量。胎盘血管形成是提高胎盘血流量以及建立胎盘屏障的基础，也是直接影响胎儿生长发育的首要因素。胎盘血管形成一般通过两种方式：血管发生和血管生成。血管发生通常始于妊娠21～22d，并且一直可持续到妊娠12周左右[27]。血管最早发生在三级绒毛小叶中，小叶多能间质细胞分化的血液血管干细胞是形成血管的原始细胞，可进一步分化形成血管内皮祖细胞和造血前体细胞，分别形成原始的毛细血管管腔以及血液。胎盘中的血液血管干细胞通常呈圆形或者条索状，这些细胞增殖、迁移、聚集形成长串，并且向中间不断填充形成紧密连接，之后细胞群中出现裂缝，细胞索排列形成原始的管状空腔。

目前很多EPC来源于脐带血、骨髓，也有部分研究人员从外周血分离EPC，外周血中的EPC含量极低，较难培养。除了上述来源，是否还有其他组织可以分离出EPC？在我们的研究中发现，胎盘组织分离的细胞含有数量丰富$CD133^+$细胞，可以推测胎盘组织中可以分离出大量的EPC。尽管目前EPC表型特点研究仍然是一个颇具争议的主题[28]，Sölder等[29]认为胎盘内皮祖细胞$CD34^+CD133^+$ $VEGFR\text{-}2^+$ $CD45^-$。通常而言，内皮祖细胞高表达CD133[30]，由于CD133在$CD34^+$ $VEGFR\text{-}2^+$的EPC上表达，而不表达于成熟血管内皮细胞，使CD133成为能排除成熟内皮细胞的富集EPC的标记。由$CD133^+$衍生的血管内皮祖细胞的移植对局部缺血有治疗作用[31]。脐带血$CD133^+$细胞在体外诱导扩增10～14天后，收集贴壁梭形细胞，检测其内皮细胞特异标志的表达。荧光标记的贴壁细胞从尾静脉移植到后肢单侧缺血的裸鼠体内后，可整合到缺血部位新生血管内。移植EPC后缺血后肢的毛细血管密度、血流灌注及坏死程度均较对照组明显改善：缺血手术后2周EPC组的缺血肢/正常肢的血流比由19.1%±3.1%恢复为77.3%±5.6%，而对照组仅恢复为40.6%±3.4%；缺血后肢的完全恢复率由对照组的1/10上升至7/12。缺血局部VEGF mRNA上调，体外VEGF对EPC具有趋化作用。上述研究证明脐带血$CD133^+$细胞能诱导成EPC，体内移植后能促进肢体缺血的恢复，而缺血局部上调的VEGF表达可能是EPC定向整合到缺血局部的关键因素。

EPC包含两种类型：克隆形成单位-内皮细胞（colony-forming unit-endothelial cell，CFU-EC）和内皮集落形成细胞（endothelial colony-forming cell，ECFC）[32]。在一项最新研究中[33]，来自美国印第安纳大学医学院的研究人员比较了来自人胎盘和来自人脐带血的内皮集落形成细胞的增殖和形成新的血管的能力，结果发现来自人胎盘的ECFC更好地产生新血管。从人脐带血分离出的循环ECFC（circulating ECFC）和从人胎盘中分离出的常驻ECFC（resident ECFC）在表型上是一样，而且拥有同样的增殖潜力。在移植之后，胎盘来源的常驻ECFC要比来自脐带血中的循环流通ECFC明显产生更加多的血管，这就表明常驻ECFC和循环流通ECFC之间存在内在性的功能差别，源自胎盘的ECFC产生更加多的新血管。

Patel等[34]建立了纯的胎盘内皮集落形成细胞关键分离技术，在原代接种培养前富集$CD45^-CD34^+CD31^{Lo}$细胞，从而从人足月胎盘分离出胎儿内皮集落形成细胞（PL-ECFC）。同时，他们分离出与供体匹配的脐带血（umbilical cord blood，UCB）来源ECFC进行比较研究。发现来源于胎儿PL-ECFC和UCB-ECFC表达了同样的细胞表面标志。最重要的是，单个足月胎盘能够获得的ECFC相当于27个供体UCB可以获得的ECFC数量。PL-ECFC和UCB-ECFC有相似的体外体内血管形成能力，有相似的恢复小鼠下肢缺血的功能，而 PL-ECFC 和 UCB-ECFC 基因表达谱只有很小的不同。

由于，从胎盘中能够获得的 ECFC 细胞量要比从脐带血中获得的数量大得多，且其来源不像骨髓来源一样对供者有创，这就使得胎盘成为 ECFC 的重要来源组织，能够提供大量用于治疗的细胞，使其在治疗缺血性疾病方面具有广阔的应用前景。

第四节 展 望

以上我们简单介绍了几种围产期组织中研究尚少的干祖/细胞成员，用多种不同的方法去鉴别，可以发现胎盘实际上含有多种干细胞。随着研究的深入，更多的围产期干细胞新成员将出现。胎盘等围产期组织作为干细胞的宝库，其将发挥更大的用途。通过建立相应的分离制备方法，可以把胎盘中的不同干细胞分离出来建成干细胞库，是胎盘真正成为干细胞的宝库，为人类的健康保驾护航。

（韩之波 韩忠朝）

参考文献

1. Thomas E D, Lochte H L Jr, Lu W C, et al. Intravenous infusion of bone marrow in patients receiving radiation and chemotherapy. N Engl J Med. 1957;257(11):491-496.
2. Till J E, McCulloch E A. Early repair processes in marrow cells irradiated and proliferating in vivo. Radiat Res. 1963;18:96-105.
3. Prindull G, Prindull B, Meulen N. Haematopoietic stem cells (CFUc) in human cord blood. Acta Paediatr Scand. 1978;67(4):413-416.
4. Gluckman E, Broxmeyer H A, Auerbach A D, et al. Hematopoietic reconstitution in a patient with Fanconi's anemia by means of umbilical-cord blood from an HLA-identical sibling. N Engl J Med. 1989;321(17):1174-1178.
5. Tavian M, Péault B. Embryonic development of the human hematopoietic system. Int J Dev Biol. 2005;49(2-3):243-250.
6. Zambidis E T, Oberlin E, Tavian M, et al. Blood-forming endothelium in human ontogeny: lessons from in utero development and embryonic stem cell culture. Trends Cardiovasc Med. 2006;16(3):95-101.
7. Dancis J, Jansen V, Gorstein F, et al. Hematopoietic cells in mouse placenta. Am J Obstet Gynecol. 1968;100(8):1110-1121.
8. Caprioli A, Jaffredo T, Gautier R, et al. Blood-borne seeding by hematopoietic and endothelial precursors from the allantois. Proc Natl Acad Sci U S A 1998;95:1641-1646.
9. Gekas C, Rhodes K E, Van Handel B, et al. Hematopoietic stem cell development in the placenta. Int J Dev Biol; 54:1089-1098. Ottersbach K, Dzierzak E: The placenta as a haematopoietic organ. Int J Dev Biol;54:1099-1106.
10. Rhodes K E, Gekas C, Wang Y, et al. The emergence of hematopoietic stem cells is initiated in the placental vasculature in the absence of circulation. Cell Stem Cell. 2008;2(3):252-263.
11. 周胜利，宋剑秋，旭日. 胎盘组织及血液中含有丰富的造血干/祖细胞. 中国实验血液学杂志. 2002;10:142-147.
12. Gekas C, Dieterlen-Lièvre F, Orkin S H, et al. The placenta is a niche for hematopoietic stem cells. Dev Cell. 2005;8(3):365-375.
13. Serikov V, Hounshell C, Larkin S, et al. Human term placenta as a source of hematopoietic cells. Exp Biol Med (Maywood). 2009;234(7):813-823.
14. Serikov V, Hounshell C, Larkin S, et al. Human term placenta a new abundant source of hematopoietic cells——

a potent alternative for cord blood and bone marrow. Exp Biol Med (Maywood). 2009;234(7):vi.
15. Pittenger M F, Mackay A M, Beck S C, et al. Multilineage potential of adult human mesenchymal stem cells. Science 1999;284:143-147.
16. In't Anker P S, Scherjon S A, Kleijburgvan der Keur C, et al. Isolation of mesenchymal stem cells of fetal or maternal origin from human placenta. Stem Cells 2004;22:1338-1345.
17. Parolini O, Alviano F, Bagnara G P, et al. Concise review: isolation and characterization of cells from human term placenta: outcome of the first international Workshop on Placenta Derived Stem Cells. Stem Cells 2008;26:300-311.
18. 韩之波,王有为,王涛,等. 人胎盘底蜕膜间充质干细胞的分离及其生物学特性研究. 中国实验血液学杂志,2013;21(3):754-759.
19. Dominici M, Le Blanc K, Mueller I, et al. Minimal criteria for defining multipotent mesenchymal stromal cells. The International Society for Cellular Therapy position statement. Cytotherapy, 2006, 8(4):315-317.
20. Parolini O, Alviano F, Bagnara G P, et al. Concise review: isolation and characterization of cells from human term placenta: outcome of the first international Workshop on Placenta Derived Stem Cells. Stem Cells, 2008;26(2):300-311.
21. Conboy I M, Conboy M J, Wagers A J, et al. Rejuvenation of aged progenitor cells by exposure to a young systemic environment. Nature. 2005;433(7027):760-764.
22. Huang Y C, Yang Z M, Chen X H, et al. Isolation of mesenchymal stem cells from human placental decidua basalis and resistance to hypoxia and serum deprivation. Stem Cell Rev,2009(5):247-255.
23. Macias M I, Grande J, Moreno A, et al. Isolation and characterization of true mesenchymal stem cells derived from human term decidua capable of multilineage differentiation into all 3 embryonic layers. Am J Obstet Gynecol, 2010;203(5):495. e9-495. e23.
24. Hamawy A H, Lee L Y, Crystal R G, et al. Cardiac angiogenesis and gene therapy: a strategy for myocardial revascularization. Curr Opin Cardiol. 1999;14:515-522.
25. Asahara T, Murohara T, Sullivan A, et al. Isolation of putative progenitor endothelial cells for angiogenesis. Science, 1997; 275:964-967.
26. Carmeliet P. Mechanisms of angiogenesis and arteriogenesis. Nat Med. 2000, 6:389-395.
27. 赵真,王凯,钱祯,等. 胎盘血管形成相关研究进展. 医学综述. 2011,17(13):1933-1935.
28. Sipos P I, Crocker I P, Hubel C A, et al. Endothelial progenitor cells: their potential in the placental vasculature and related complications. Placenta. 2010;31(1):1-10.
29. Sölder E, Böckle B C, Nguyen V A, et al. Isolation and characterization of $CD133^+CD34^+VEGFR\text{-}2^+CD45^-$ fetal endothelial cells from human term placenta. Microvasc Res. 2012;84(1):65-73.
30. Friedrich E B, Walenta K, Scharlau J, et al. $CD34^-/CD133^+/VEGFR\text{-}2^+$ endothelial progenitor cell subpopulation with potent vasoregenerative capacities. Circ Res. 2006;98(3):e20-5.
31. Yang C, Zhang Z H, Li Z J, et al. Enhancement of neovascularization with cord blood $CD133^+$ cells-derived endothelial progenitor cell transplantation. Thromb Hemost. 2004,91(6):1202-1212.
32. Piaggio G, Rosti V, Corselli M, et al. Endothelial colony-forming cells from patients with chronic myeloproliferative disorders lack the disease-specific molecular clonality marker. Blood. 2009;114(14):3127-3130.
33. Rapp B M, Reza S M, Ofstein R H, et al. Resident Endothelial Progenitor Cells From Human Placenta Have Greater Vasculogenic Potential Than Circulating Endothelial Progenitor Cells From Umbilical Cord Blood. Cell Medicine, 2012 ,2(3):85-96.
34. Patel J, Seppanen E, Chong M S, et al. Prospective surface marker-based isolation and expansion of fetal endothelial colony-forming cells from human term placenta. Stem Cells Transl Med. 2013;2(11):839-847.